Begutachtung bei Menschen mit Migrationshintergrund

2. Auflage

Dr. med. Wolfgang Hausotter, Sonthofen
PD Dr. med. Meryam Schouler-Ocak, Berlin

ELSEVIER
URBAN & FISCHER

URBAN & FISCHER München

Zuschriften an:
Elsevier GmbH, Urban & Fischer Verlag, Hackerbrücke 6, 80335 München

Wichtiger Hinweis für den Benutzer
Die Erkenntnisse in der Medizin unterliegen laufendem Wandel durch Forschung und klinische Erfahrungen. Herausgeber und Autoren dieses Werkes haben große Sorgfalt darauf verwendet, dass die in diesem Werk gemachten therapeutischen Angaben (insbesondere hinsichtlich Indikation, Dosierung und unerwünschter Wirkungen) dem derzeitigen Wissensstand entsprechen. Das entbindet den Nutzer dieses Werkes aber nicht von der Verpflichtung, anhand weiterer schriftlicher Informationsquellen zu überprüfen, ob die dort gemachten Angaben von denen in diesem Werk abweichen und seine Verordnung in eigener Verantwortung zu treffen.
Für die Vollständigkeit und Auswahl der aufgeführten Medikamente übernimmt der Verlag keine Gewähr.
Geschützte Warennamen (Warenzeichen) werden in der Regel besonders kenntlich gemacht (®). Aus dem Fehlen eines solchen Hinweises kann jedoch nicht automatisch geschlossen werden, dass es sich um einen freien Warennamen handelt.

Bibliografische Information der Deutschen Nationalbibliothek
Die Deutsche Nationalbibliothek verzeichnet diese Publikation in der Deutschen Nationalbibliografie; detaillierte bibliografische Daten sind im Internet über http://www.d-nb.de/ abrufbar.

2. Auflage 2013

Der Urban & Fischer Verlag ist ein Imprint der Elsevier GmbH.

14 15 16 17 6 5 4 3 2

Um den Textfluss nicht zu stören, wurde bei Patienten und Berufsbezeichnungen die grammatikalisch maskuline Form gewählt. Selbstverständlich sind in diesen Fällen immer Frauen und Männer gemeint.

Planung und Lektorat: Inga Schickerling, Dr. med. Constance Spring
Herstellung: Elisabeth Märtz
Satz: abavo GmbH, Buchloe/Deutschland; TnQ, Chennai/Indien
Druck und Bindung: Printforce, Alphen/NL
Zeichnungen: ©Elsevier
Umschlaggestaltung: Spiesz Design, Neu-Ulm

ISBN Print 978-3-437-31624-1
ISBN e-Book 978-3-437-31625-8

Aktuelle Informationen finden Sie im Internet unter **www.elsevier.de** und **www.elsevier.com**.

Vorwort zur 2. Auflage

Die positive Aufnahme des Leitfadens der Begutachtung von Menschen mit Migrationshintergrund zeigt, dass es nach wie vor eine Herausforderung und eine hohe Verantwortung für den Gutachter darstellt, Menschen mit Migrationshintergrund zu begutachten. Gilt es doch, Menschen mit ganz verschiedenen Biographien, andersartiger Herkunft, sehr unterschiedlichen Sprachkenntnissen und nicht zuletzt auch mit von unserer Kultur oft abweichenden Vorstellungen von Gesundheit, Krankheit, Behandlungserwartung sowie Leistungsfähigkeit zu beurteilen. Bei Menschen mit Migrationshintergrund, ob erster, zweiter oder bereits dritter Generation, müssen insbesondere migrations-, kulturspezifische und biografische Faktoren umfassend erfasst werden. Dabei sind sprach- und/oder kulturgebundene Missverständnisse auszuschließen, um so zu einer angemessenen und adäquaten Beurteilung zu gelangen.

Wir haben versucht, den Leser neben den grundlegenden Aspekten der Begutachtung mit ethnomedizinischen und transkulturellen/interkulturellen Erwägungen vertraut zu machen, auch Hinweise auf spezielle Fragestellungen wie die Begutachtung von Frauen, Jugendlichen, alternden Menschen, Asylbewerbern und speziell PTBS als besonderes Problem zu geben.

In diesem Zusammenhang war es auch geboten, in einem eigenen Kapitel die Spätfolgen traumatisierender Erlebnisse der deutschen Bevölkerung in Krieg, Nachkriegszeit und DDR-Verfolgung darzustellen, die gerade jetzt wieder verstärkt im Fokus der Aufmerksamkeit stehen.

Praktische Hinweise über rechtliche Grundlagen und den Aufbau eines Gutachtens sollen vor allem dem Anfänger den Einstieg in dieses Thema erleichtern und ihm Gelegenheit zu kurzfristigen Informationen für die alltägliche Arbeit geben.

Kasuistiken und Gesprächsprotokolle aus der Praxis der Verfasser stellen den Bezug zur praktischen Tätigkeit im gutachtlichen Alltag dar.

Der Inhalt des gesamten Buches wurde unter Einbeziehung der aktuellen Literatur und neuer Gerichtsurteile überarbeitet. Das Buch soll Gutachtern aller Fachrichtungen, die Migranten zu begutachten haben, eine kultursensible Hilfestellung für eine möglichst gerechte, sachliche und vorurteilsfreie Beurteilung geben, die zugleich von angemessener Empathie getragen wird.

Wir möchten uns abschließend bei Frau Dr. Constance Spring bedanken, die mit Fachkompetenz und Erfahrung die Neuauflage des Werkes begleitet und unterstützt hat.

Sonthofen und Berlin
September 2013

Dr. med. Wolfgang Hausotter
Priv. Doz. Dr. med. Meryam Schouler-Ocak

Inhaltsverzeichnis

1 Einleitung

1.1 Definition der Migration

Der Begriff Migration stammt von dem lateinischen Wort migrare und bedeutet wandern oder wegziehen. Die Migration umfasst inzwischen eine längerfristige bis dauerhafte Veränderung des räumlichen Wohnortes. Die Migration beinhaltet nicht nur die Zuwanderung, sondern auch die Abwanderung (Han 2000).

Mit dem Einsetzen der großen Überseewanderungen aus Europa ab etwa Mitte des 19. Jahrhunderts rückte das wissenschaftliche Interesse an der Erforschung und Erklärung solcher Wanderungsprozesse in den Fokus.

Klassische Wanderungsgründe sind Immigration, Arbeitsmigration und Fluchtmigration. Die moderne Forschung unterteilt inzwischen differenzierter. Wanderungen können national und international erfolgen. Die häufigsten Wanderungsgründe sind nach Treibel (1999) die Arbeitssuche, Vertreibung oder Schutz vor Verfolgung mit der Absicht, die eigene Lebenssituation zu verbessern. Die Wanderungsentscheidung basiert dabei auf wirtschaftlichen, politischen oder gesellschaftlichen Zusammenhängen.

Nach Treibel (1999) erklärt die Sogtheorie, dargestellt am Push-and-Pull-Modell, das Zustandekommen eines Migrationsdrucks aus dem Gefälle zwischen zwei Ländern. Im Ursprungsland beeinflussen Druckfaktoren wie Arbeitslosigkeit, niedriges Lohnniveau und Armut das Verhalten, das Aufnahmeland bietet Sogfaktoren wie Arbeitsplätze, höhere Gehälter und soziale Sicherheit. Darüber hinaus nimmt auch die Berichterstattung über das Zielland sowie der Erfahrungsaustausch mit bereits Ausgewanderten oder ihren daheimgebliebenen Verwandten Einfluss auf die Entscheidung über die Auswanderung. Diese können auch eine Gruppenmigration auslösen.

Die **Entscheidung zur Migration** kann eng verknüpft sein mit Konflikten des Auswanderungswilligen und seiner näheren Umgebung. Die Entscheidung auszuwandern kann somit auch eine Form der Konfliktlösung sein. Oft sind daran Verpflichtungen des Menschen mit Migrationshintergrund gekoppelt wie die Verpflichtung zur Rückkehr oder Zusicherung der finanziellen Unterstützung als eine Art Gleichgewichtssicherung zwischen motivationalem und kognitivem System (Dietzel-Papakyriakou 1993).

Begutachtung bei Menschen mit Migrationshintergrund. http://dx.doi.org/10.1016/B978-3-437-31624-1.00001-5

Das Paradigma des Push and Pull ist nach Kroehnert trotz der plausiblen Annahme von Sogfaktoren und Druckfaktoren auf den Einzelnen bezogen rein hypothetischer Natur (Kroehnert 2003). Der makrotheoretische Ansatz des Push and Pull kommt im mikrotheoretischen Ansatz zum Einsatz, um die individuelle Entscheidung zur Migration zu erklären.
Diese können sein u. a.:

Push-Faktoren:

- prekärer Arbeitsmarkt
- mangelnde Grundstoffe
- niedrige Löhne
- Kinder als Altersversorgung
- Möglichkeit des Umsturzes des politischen Systems
- mangelhaftes Bildungssystem
- mangelhaftes Gesundheitssystem
- starke soziale Gefälle.

Pull-Faktoren:

- bessere humanitäre Versorgung
- sicherer Arbeitsplatz
- hohe Löhne
- besseres Bildungssystem
- besseres Gesundheitssystem
- Chancen für sozialen Aufstieg
- sicheres politisches System
- finanzielle Unterstützung
- bessere Perspektiven für Kinder
- Nähe zur Heimat.

Dimensionen der Migration

Nach Han (2000) existieren **vier Dimensionen der Migration,** die einen Einfluss auf den Migrationsprozess haben.
Diese sind:

- **motivationale Dimension,** in der es um motivationale Beweggründe für die Migration geht
- **räumliche Dimension,** in der es um geographische Distanz geht, wobei es mit zunehmender Distanz zur Fremdheit der Kultur, Sprache, Normen und Werte etc. kommen kann
- **zeitliche Dimension,** in der es sich um eine dauerhafte oder vorübergehende Migration handeln kann
- **soziokulturelle Dimension,** die das gesamte neue Umfeld erfassen kann.

1.2 Angst vor dem Fremden

Die „Allgemeine Bevölkerungsumfrage der Sozialwissenschaften“ (ALLBUS), die vom Zentrum für Umfragen, Methoden und Analysen (ZUMA) 1996 in Mannheim konzipiert und durchgeführt wurde, stand unter dem Themenschwerpunkt **„Einstellungen zu ethnischen Gruppen in Deutschland und zur Immigration“.** Die Auswertung dieser Daten zeigte einige Aufschlüsse über die Meinungen und Einstellungen gegenüber „Ausländern“, die zum Zeitpunkt der Datenerhebung als weitgehend repräsentativ für die deutsche Gesamtbevölkerung angesehen wurden.

Ganter und Esser (1998) referierten **folgende Befunde:**

- Fast 30 % der Befragten gaben an, dass sie sich „durch die vielen Ausländer in Deutschland" als „Fremde im eigenen Land" fühlten (56 % nicht).
- Rund 44 % aller Befragten und mehr als die Hälfte der Befragten in Ostdeutschland waren der Meinung, „Ausländer" würden das soziale Netz belasten (36 % nicht).
- Rund 45 % der befragten Männer und Frauen führten Probleme auf dem Wohnungsmarkt auf die Anwesenheit von Ausländern zurück (35 % nicht).
- Mehr als 40 % der Interviewpersonen insgesamt, in Ostdeutschland sogar jeder zweite, meinten, dass Zuwanderer häufiger Straftaten begehen als Deutsche (36 % nicht).
- Fast 40 % aller Befragten, aber mehr als die Hälfte der Interviewpartner in den neuen Bundesländern, stimmten der Behauptung zu, dass Ausländer den Deutschen Arbeitsplätze wegnehmen (40 % nicht).
- Zur rechtlichen Gleichstellung vertrat fast jeder zweite Befragte die Auffassung, dass Ausländer keine Ermöglichung einer doppelten Staatsbürgerschaft bzw. die Einführung des kommunalen Wahlrechts erhalten sollten. Etwa ein Viertel der Befragten vertrat darüber hinaus die Meinung, dass Ausländer nicht die gleichen Ansprüche auf Sozialleistungen haben sollten wie Deutsche. Diese Aussagen brachten eine diskriminierende Haltung gegenüber Minderheiten zum Ausdruck.

Diese Ergebnisse waren vor dem Hintergrund der tatsächlichen Kontakte zu Ausländern sehr interessant. Die **Meinungsbildung** über Menschen mit Migrationshintergrund beruhte nicht unbedingt auf tatsächlichen Erfahrungen im Umgang mit ihnen. Denn nur knapp 60 % gaben an, überhaupt Kontakte zu Ausländern zu haben, wobei große Unterschiede zwischen den Befragten aus den alten und neuen Bundesländern bestanden (75 % im Westen haben Kontakte, 30 % im Osten). Die letztgenannten Daten standen möglicherweise mit dem geringeren Anteil ausländischer Einwohner in den östlichen Ländern in Zusammenhang (Ganter und Esser 1998). Von den Befragten hatten nur wenige (Westen 40 %, Osten 16 %) Kontakte im eigenen Freundeskreis, die meisten bei der Arbeit (Westen 35 %, Osten 13,5 %), einige in der Nachbarschaft (27 % Westen, 7 % im Osten) und die wenigsten in der eigenen Familie (15 % Westen, 6 % Osten).

Über die **Häufigkeit von Kontakten** zwischen deutschen und ausländischen Jugendlichen gibt auch die 13. Shell-Jugendstudie Auskunft. Auf die Frage, wie häufig sie mit ausländischen Jugendlichen zu tun hätten, antworten 22 % der deutschen Jugendlichen „überhaupt nicht" und 46,9 % „weniger häufig". Demnach hat die Mehrheit der deutschen Jugendlichen eher selten Kontakt mit ausländischen Jugendlichen (Shell-Jugendstudie 2000).

Ganter und Esser (1998) sahen in ihrer Studie einen Zusammenhang zwischen fremdenfeindlichen Tendenzen auf der einen Seite und den Faktoren Bildungsniveau, soziale Lage und persönliche Kontakte zu „Ausländern". Sie stellten fest, dass ein hohes Bildungsniveau offenbar immer noch die stärkste Barriere gegen fremdenfeindliche Orientierungen sei. Ebenso scheine eine günstige berufliche Stellung und die damit zumeist einhergehenden Privilegien der sozialen Lage eher positive Haltungen gegenüber „Ausländern" zu begünstigen. Auch persönliche Kontakte zu Menschen mit Migrationshintergrund würden dazu beitragen.

Nach Ganter und Esser (1998) sollte jedoch nicht davon ausgegangen werden, dass persönliche Kontakte auf jeden Fall diese positive Wirkung nach sich zögen. Vieles sei auch im Zusammenhang mit den spezifischen Bedingungen zu sehen, unter denen die Beziehungen aufgenommen würden. Darin stimmen sie mit früheren Forschungsergebnissen überein. Auch diese stellen fest, dass allein der Kulturkontakt nicht zu einer besseren interethnischen Verständigung führt. Bereits Amir (1969) hatte anhand der Kontakthypothese aufgezeigt, dass ein **interethnischer Kontakt** unter folgenden Bedingungen zum Spannungsabbau beitragen kann:

- wenn der soziale Status der Interaktionspartner gleichwertig ist
- wenn der Mensch mit Migrationshintergrund, zu dem der Kontakt hergestellt wird, über einen höheren Status verfügt
- wenn ein Sozialklima besteht, das den Kontakt wünscht und forciert
- wenn der Kontakt nicht nur gelegentlich stattfindet
- wenn er Spaß macht oder Vorteile bringt
- wenn bei gemeinsamen funktionellen Arbeiten ein übergeordnetes Ziel angestrebt wird.

Thomas (1994) kommt auch zu dem Ergebnis, dass sich interethnische Beziehungen durch Kontakte verbessern, wenn folgende Voraussetzungen erfüllt sind: Freiwilligkeit des Kontakts, Statusgleichheit, Intensität bzw. Dichte des Kontakts sowie institutionelle bzw. normative Unterstützung des Kontakts. Emotionale Stabilität, Offenheit für neue Erfahrungen und ein geringes Maß an ethnozentrischem Denken können den Kontakt unterstützen. Im Hinblick auf schulische Lernprozesse weist Dollase (1999) darauf hin, dass die auf Carl R. Rogers (1985) personenzentrierter Gesprächsführung basierenden Haltungen der Akzeptanz, Empathie und Kongruenz förderlich für die Entwicklung interethnischer Beziehungen sind. Interkulturelles Lernen finde insbesondere dort statt, wo das Klima entsprechend freundlich sei, wo das kooperative Lernen gefördert werde und wo ein warmherziger und freundlicher Unterrichts- und Erziehungsstil herrsche. Die Betonung der kulturellen Differenzen und die Kategorisierung von Menschen nach ethnischen Merkmalszuschreibungen ziehe eher die Ab- und Ausgrenzungen nach sich und vertiefe bereits bestehende „Gräben".

Bekanntlich ist die **Verarbeitung der Migration** ein langer, oft lebenslanger Prozess, der häufig bis in die fünfte Generation hineinwirkt.

In den unterschiedlichen Stufen der Migration sind verschiedene Erkrankungsrisiken und Verarbeitungsmöglichkeiten gegeben.

Die einzelnen Migrationsstufen seien an dieser Stelle noch einmal erinnert: Emigration oder Immigration, Integration, Assimilation, Segregation und Remigration.

Im 19. Jahrhundert und in der ersten Hälfte des 20. Jahrhunderts war Deutschland noch ein Auswanderungsland, doch seit Mitte der 50er Jahre ist es eines der wichtigsten europäischen Zielländer von Migranten geworden. Bereits 1955 wurden „Gastarbeiter" aus Italien angeworben, wenig später 1960 auch aus anderen südeuropäischen Ländern wie Spanien und Griechenland, seit 1961 auch aus der Türkei. Nach 1973, dem Jahr des Anwerbestopps veränderte sich der Zuzug von Ausländern. Nunmehr konnten nur noch Familienangehörige, die zunächst im Anwerbeland verblieben waren, ebenfalls nach Deutschland kommen.

Im Rahmen dieses Buches sollen vorwiegend Arbeitsmigranten und ihre Familien im Fokus stehen

Jeder Arbeitsmigrant musste sich vor der Einreise einer Gesundheitsuntersuchung unterziehen.

Die **medizinische Versorgung** wurde dabei instrumentalisiert, sie sollte drei Funktionen erfüllen:

- gesunde und fähige Arbeitskräfte für die Wirtschaft auszulesen
- die für das Aufnahmeland anfallenden Gesundheits- und Sozialkosten zu minimieren
- die deutsche Bevölkerung vor unterstellten seuchen- und sozialhygienischen Problemen zu schützen.

In den 1980er Jahren und später wurden Bürgerkriegsflüchtlinge und Asylbewerber aufgenommen. Seit den 90er Jahren kamen auch deutschstämmige Bürger der Sowjetunion und später der GUS-Staaten in größerer Zahl nach Deutschland (Collatz 1995).

Nach Pfeiffer (1995) werden **folgende Typen der Migration** unterschieden:

- Einwanderer/Siedler
- Arbeitsmigranten

- Vertriebene und Flüchtlinge
- Touristen/Besucher
- Remigranten/Rückkehrer.

Diese Entwicklung zeigt, dass es sich bei den in Deutschland lebenden Zuwanderern um eine sehr inhomogene Gruppe handelt, die aus unterschiedlichen Motivationen und auch mit unterschiedlicher psychischer Gesundheit in die Bundesrepublik Deutschland kamen.
Anzumerken ist, dass der einzige legale Weg, heute nach Deutschland aus den Nicht-EU-Staaten zuzuwandern, die Heiratsmigration darstellt.

1.3 Einwanderungsbewegung in Zahlen

1.3.1 Von 1950 bis 2003

Der Anteil der Menschen mit Migrationshintergrund an der Gesamtbevölkerung der Bundesrepublik Deutschland lag 1950 mit lediglich etwa 500.000 bei etwa einem Prozent. Dies hat sich bis heute nachhaltig geändert.
Nach **den Daten des Statistischen Bundesamtes** lebten Ende Juni 2004 etwa 7,16 Millionen Menschen ohne die deutsche Staatsbürgerschaft, die insgesamt 8,9 % der Gesamtbevölkerung ausmachten. Die größte ethnische Minderheit bildeten die türkeistämmigen Mitbürger mit etwa 1,9 %. Zählt man allerdings die bereits eingebürgerten Menschen mit Migrationshintergrund und die etwa 3 Millionen deutschstämmigen Mitbürger aus den ehemaligen GUS-Staaten hinzu, erreicht man eine Zahl von etwa 11,16 Millionen Menschen mit Migrationshintergrund. Demnach repräsentieren Menschen mit Migrationshintergrund mittlerweile etwa 19 % der Bevölkerung.
Es ist davon auszugehen, dass die „illegalen" bzw. „heimlichen" Menschen mit Migrationshintergrund, deren Zahl zwischen 0,5–1,5 Millionen beziffert wird, nicht in diesen offiziellen Daten erfasst sind. Somit dürfte die eigentliche Zahl der Menschen mit Migrationshintergrund noch höher liegen.
Einwanderer begegnen uns also als Arbeitsmigranten, nachziehende Familienangehörige, Spätaussiedler, Flüchtlinge, Asylbewerber, Illegale etc. Sie unterscheiden sich durch ihre Beweggründe wie Arbeitssuche, ökonomische Interessen, Verbesserung ihrer Lebensqualität und Lebenschancen, einschließlich ihrer Nachkommen, aber auch Flucht und Verfolgung. Ebenso unterschiedlich sind ihre Zukunftserwartungen, ihre Lebensschicksale, ihre bisherige Ausbildung, ihre Begabungen, ihre Schwächen und ihre individuellen Ressourcen. Des Weiteren sind Unterschiede in ihren Krankheitsvorstellungen und -konzepten, über die Behandlungserwartungen und -vorstellungen etc. zu erwarten.
Für die medizinische Behandlung und Betreuung ist es unwichtig, ob jemand eingebürgert ist oder nicht. Denn es ergeben sich für sie die gleichen Probleme in der Behandlung und Begutachtung. Für die Jahre 1997 bis 1999 vor der Reform des Staatsbürgerrechts betrug der Jahresdurchschnitt 110.990 Einbürgerungen. Im Verlauf des Jahres 2000 wurden 186.688, 2001 wurden 178.098 und 2002 wurden 154.547 Ausländer in Deutschland eingebürgert (Quelle: Statistisches Bundesamt).
Die Aufenthaltsdauer der Menschen mit Migrationshintergrund wird auf der nachfolgenden Abbildung 1.1 (➤ Abb. 1.1, Quelle: Statistische Bundesamt) wiedergegeben.
Von den am 31. Dezember 2003 im **Ausländerzentralregister** erfassten 7,3 Mio. Ausländern halten sich rund 61 % seit mindestens 10 Jahren in Deutschland auf. Ca. 34 % lebten bereits 20 Jahre

oder länger bei uns. Rund 25 % lebten seit weniger als 6 Jahren in Deutschland und rund 14 % weisen eine Aufenthaltsdauer von 6 bis unter 10 Jahren auf. Bei der Aufenthaltsdauer zeigen sich zwischen den Angehörigen verschiedener Staaten erhebliche Unterschiede.
Zum 31. Dezember 2003 besaßen 6,5 Mio. Ausländer in Deutschland einen Aufenthaltstitel oder ein sonstiges Aufenthaltsrecht, 130.000 Ausländer befanden sich in einem noch nicht rechtskräftig abgeschlossenen Asylverfahren. Ausreisepflichtig waren 450.000 Ausländer, darunter 230.000 mit einer Duldung. Das seit 1. Januar 2005 geltende Aufenthaltsgesetz kennt für Drittstaatsangehörige nur noch zwei Kategorien von Aufenthaltstiteln, die unbefristete Niederlassungserlaubnis und die befristete Aufenthaltserlaubnis. Die nach altem Recht erteilten Titel gelten je nach Aufenthaltszweck über den 1. Januar 2005 fort und werden sukzessive durch die neuen Aufenthaltstitel abgelöst.
2003 waren 3,4 Mio. der Ausländer (47 %) weiblichen und 3,9 Mio. (53 %) männlichen Geschlechts. Ausländerinnen und Ausländer sind mit einem Durchschnittsalter von 34 Jahren 8 Jahre jünger als Deutsche. 2003 kamen 39.355 Kinder mit ausländischer Staatsangehörigkeit zur Welt (6 % von allen Geburten). Von den 76.200 geborenen Kindern ausländischer Eltern erhielten 48 % aufgrund des seit dem 1. Januar 2000 geltenden Staatsbürgerschaftsrechts die deutsche Staatsbürgerschaft. Die Geburtenhäufigkeit ausländischer Frauen lag 1999 mit abnehmender Tendenz bei 1,8 (bei deutschen Frauen etwa 1,4).
Von den 6,7 Millionen im Ausländerzentralregister geführten Ausländerinnen und Ausländern wurden 1,4 Millionen, d. h. 21 % im Inland geboren. Dieser Anteil war besonders hoch bei den Türkinnen und Türken mit 35 %.

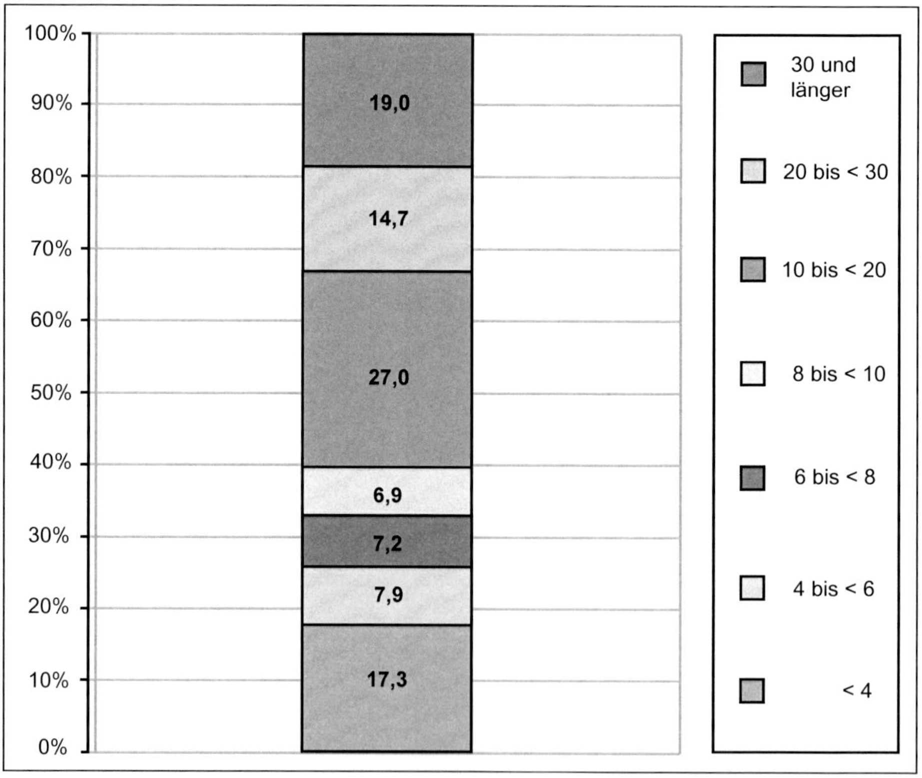

Abb. 1.1 Aufenthaltsdauer (Jahre) der ausländischen Bevölkerung in Deutschland zum 31.12.2003 in %.

1.3.2 Von 2004 bis 2013

Zum ersten Mal wurden „Personen mit Migrationshintergrund“ vom Statistischen Bundesamt im Mikrozensus 2005 erfasst, der so genannten „kleinen Volkszählung“. Es wurde ein genaueres Bild der Vielfalt der Bevölkerung in Deutschland wiedergegeben, das die ungenauen „Ausländerstatistiken“ ablöst (Statistisches Bundesamt 2006). Zu Menschen mit Migrationshintergrund zählen „alle nach 1949 auf das heutige Gebiet der Bundesrepublik Deutschland Zugewanderten, sowie alle in Deutschland geborenen Ausländer und alle in Deutschland als Deutsche Geborenen mit zumindest einem zugewanderten oder als Ausländer in Deutschland geborenen Elternteil“.
Daten zur Herkunft der Migranten für das Jahr 2008 zeigt ➤ Abb. 1.2.
Lt. Mikrozensus 2012 lag im Jahr 2011 die Zahl der Menschen mit Migrationshintergrund bei knapp 16 Millionen Menschen (Statistisches Bundesamt 2012). Dies entsprach einem Anteil von 19,6 % an der Gesamtbevölkerung der Bundesrepublik. Zur Bevölkerung mit Migrationshintergrund zählen auch die 8,6 Millionen Personen, die bereits die deutsche Staatsbürgerschaft angenommen haben, während der Rest von ca. 7,2 Millionen Personen Ausländerinnen und Ausländer bildeten. 32,5 % von ihnen kommen aus den 27 Mitgliedsländern der Europäischen Union.
Die meisten Personen mit Migrationshintergrund stammen aus der Türkei (18,5 %), gefolgt von Polen (9,2 %), der Russischen Föderation (7,7 %) und Italien (4,9 %). Kasachstan ist mit 5,8 % das einzige wichtige nicht-europäische Herkunftsland. Mit 1,4 Mio. kommen die meisten (Spät-)Aussiedler aus den Nachfolgestaaten der ehemaligen Sowjetunion – vor allem aus der Russischen Föderation (612.000) und aus Kasachstan (575.000); daneben sind Polen (579.000) und Rumänien (213.000) wichtige Herkunftsländer (Statistisches Bundesamt 2012).
Deutschland ist somit ein Einwanderungsland, daran kann kein Zweifel mehr bestehen, denn fast jeder 5. Einwohner hat einen Migrationshintergrund.
Der enorme soziale Wandel in Deutschland, der durch die Internationalisierung Europas und die Globalisierung geprägt ist, kann in seiner Bedeutung nicht hoch genug eingeschätzt werden.

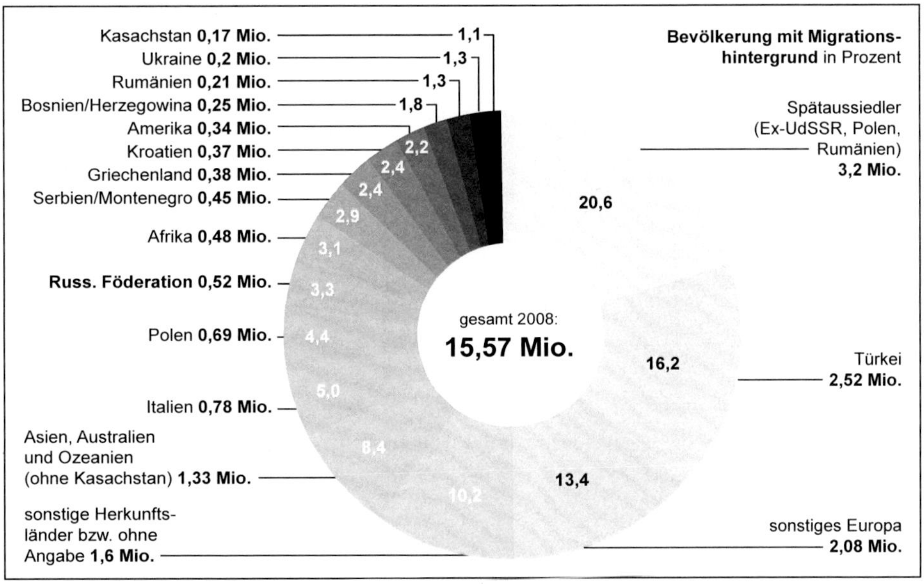

Abb. 1.2 Bevölkerung mit Migrationshintergrund 2008 (Daten des statistischen Bundesamts)

Mitbürger mit Migrationshintergrund sind naturgemäß auch bei Erwerbstätigkeit und Arbeitsmarkt zu berücksichtigen. Sie sind nicht nur als sozialversicherungspflichtige Arbeitnehmer registriert und gehen dadurch in die Beschäftigtenstatistik ein, sondern sind auch als Selbstständige, mithelfende Familienangehörige, geringfügig Beschäftigte und nicht erwerbstätige Familienangehörige bzw. Hausfrauen tätig. Von der vorübergehend schwierigen Situation auf dem deutschen Arbeitsmarkt in den zurückliegenden Jahren waren die Menschen mit Migrationshintergrund besonders stark betroffen. Seit 1990 hat sich die Zahl der nichtdeutschen Arbeitslosen mehr als verdoppelt, sie überstieg schon im Jahr 1997 die Marke von einer halben Million. Dabei spielt die geringere berufliche Qualifikation eines größeren Teils der Arbeitnehmer mit Migrationshintergrund eine Rolle, aber auch ihre häufige Beschäftigung in Wirtschaftszweigen, die vom Strukturwandel besonders betroffen sind, wie Montanindustrie, Schiffbau, Baugewerbe u. a.. Angebote zur beruflichen Qualifizierung, vor allem der jüngeren Personen mit Migrationshintergrund sind daher von besonderer Bedeutung.

Bei allen Diskussionen zu diesem Thema sind aber auch die **demographischen Prognosen** für Deutschland in den kommenden Jahrzehnten zu berücksichtigen. Ohne Zuwanderung von außen wird eine Abnahme der deutschen Bevölkerung bis 2050 um 23 Millionen Menschen erwartet. Bleibt es bei einer Zuwanderung wie bisher, wird Deutschland bis dahin um 12 Millionen abnehmen. Geht man von einer Zuwanderung von 210.000 Menschen pro Jahr aus, so wird der Anteil von Menschen mit Migrationshintergrund bei gleichzeitiger Abnahme der deutschen Bevölkerungsanteile bis 2050 bei rund 30 % liegen (Schirrmacher 2004).

Der Anteil der älteren Menschen mit Migrationshintergrund an der Gesamtzahl der 60-Jährigen und Älteren in Deutschland ist von 1,3 % im Jahre 1987 auf 2,5 % im Jahre 1995 angestiegen. Der Ausländeranteil der 60-Jährigen und Älteren an der ausländischen Bevölkerung lag 1995 bei 5,8 %, bei der deutschen Bevölkerung dagegen bei 22,5 %. Für das Jahr 2030 wird ihr Anteil bei der ausländischen Bevölkerung auf 24,1 % erwartet, die der deutschen Bevölkerung auf 36,2 % geschätzt. (Dietzel-Papakyriakou 1999).

1.4 Zusammenleben von Menschen verschiedener Ethnien

Das **Zusammenleben von Menschen der unterschiedlichsten Ethnien** ist mittlerweile in unserer Gesellschaft alltägliche Realität. Weniger deutlich ist in der Gesellschaft das Bewusstsein, dass Menschen unterschiedlicher ethnischer Herkunft natürlich auch sehr unterschiedliche Lebens- und Erlebnishintergründe haben, wozu auch ganz andere Vorstellungen von Krankheit und Gesundheit und vom eigenen Körper gehören wie auch der Umgang mit einem kranken Körper. Zudem existieren unterschiedliche Erwartungen und gegensätzliche Einstellungen und Erwartungen von Migranten und Therapeuten in Bezug auf Therapie und Begutachtung (mod. nach Pfeiffer 1995). Auch die so genannten **migrationsassoziierten Risiken** (nach Zeiler und Zarifoglu 1997) sind zu wenig bekannt oder werden nicht berücksichtigt.

In der alltäglichen medizinischen Praxis wird dieses Thema selten eingehend reflektiert, was dann naturgemäß zu Missverständnissen und eigenständigen, fehlgeleiteten Krankheitsverläufen führt. In diesem Zusammenhang wird vom „Einverständnis im Missverständnis" gesprochen (Brucks 2004). Folgen dieses Missverständnisses sind insbesondere Somatisierung psychosozialer Probleme, die durch diesen Prozess in eine Medikalisierung der sozialen Problemlagen münden, chronische Patientenkarrieren und erlernte Hilflosigkeit unterstützen. Fehlversorgung, Überversorgung mit nicht indizierten Medikamenten, Therapien und nicht indizierter Schonung bis hin zu „iatrogenen sekundären Schäden“ können als Folge zu erheblichen Kostenexplosionen im Gesundheitssystem beitragen

Die dringend erwünschte **Integration** von Migrantenpopulationen ist bis heute aus ganz verschiedenen Gründen nur unvollständig gelungen.

Ging man 1961 ursprünglich vom Konzept der „Gastarbeiter“ aus, die von der Industrie angeworben wurden, so handelt es sich mittlerweile tatsächlich längst um Einwanderer oder Menschen mit Migrationshintergrund, von denen mehr als 50 % – samt ihrer Familien – bereits über 10 Jahre in Deutschland leben. Der bekannte Satz: „Wir haben Arbeitskräfte gerufen, und gekommen sind Menschen“ (Max Frisch 1965) zeigt bereits die Problematik und auch die Hilflosigkeit unserer Gesellschaft. Diese Einwanderer der ersten Generation treten allerdings jetzt in das Rentenalter ein. Die erste Generation der Arbeitsmigranten wurde einem Gesundheitscheck unterzogen, sodass damals nur gesunde Arbeitskräfte ins Land gelassen wurden.

Der Sozialforscher Miegel (2002) vertritt die Ansicht, dass es für den Zustrom von „Gastarbeitern“ keine bevölkerungspolitische Notwendigkeit gegeben habe, sondern der Rückgang der Erwerbsbeteiligung deutscher Erwerbsfähiger durch Abbau der individuellen Arbeitszeit, kürzere Wochenarbeitszeiten, längere Urlaube, früheren Ruhestand und Rückzug der Frauen aus der Erwerbstätigkeit ausschlaggebend waren.

Für die Menschen fremdländischer Herkunft hat sich die Bezeichnung „Menschen mit Migrationshintergrund“ statt „Migranten“ etabliert, obwohl sie sprachlich korrekt eigentlich „Immigranten“, d. h. Eingewanderte und nicht „Wandernde“ heißen müssten. Andere Begriffe wie „Ausländer“ sind häufig mit negativen Vorurteilen behaftet oder zu einseitig an dem Merkmal der Staatszugehörigkeit orientiert. Allerdings sind nicht alle Menschen mit Migrationshintergrund „Ausländer“ (z. B. Aussiedler) und nicht alle Ausländer sind Menschen mit Migrationshintergrund (z. B. die 2. und 3. Generation der ehemaligen „Gastarbeiter“). Auch ist ein gemeinsames Herkunftsland nicht gleichbedeutend mit gleicher ethnischer, religiöser und sozialer sowie kultureller Zugehörigkeit oder auch gleichem Aufenthaltsstatus. Es bleibt stets die individuelle Herkunft und Biografie zu berücksichtigen.

> !
> Der Begriff des „Migranten" umfasst nach der Definition der Vereinten Nationen alle Personen, die ihren angestammten Wohnsitz über längere Zeit in andere Länder verlegen. Flucht gilt dabei als Sonderfall.

Unter pragmatischen Aspekten wird man auch Menschen mit Migrationshintergrund, vor allem die Einwanderer der zweiten Generation hier mit einbeziehen.

Migration erfolgte in der Geschichte der Menschheit ebenso wie heute aus **ökonomischen, sozialen und politischen sowie aus religiösen Gründen,** auch um bessere Entwicklungschancen für sich oder für die Nachkommen zu erreichen. Die Geschichte der Menschheit ist zugleich auch eine Migrationsgeschichte, denn solange Menschen existieren, finden auch Wanderungen statt.

Da sich der moderne Staat nicht religiös, sondern als Verfassungsstaat definiert, muss er die kulturelle und insbesondere die religiöse Verschiedenheit nicht nur zulassen, sondern auch pflegen und verteidigen. Dem steht nicht entgegen, dass von staatlicher Seite die Integration der Menschen mit Migrationshintergrund ausdrücklich gefördert, ja sogar gefordert werden muss, wobei das wichtigste Mittel der Integration das Erlernen der Sprache des Aufenthaltslandes darstellt.

Die grundsätzlichen Fragen zur Migration gelten für alle Herkunftsländer, sodass unter den transkulturellen Aspekten nur einzelne Ethnien schwerpunktmäßig dargestellt werden (➤ Kap. 7). Dies wird von englischen Autoren ähnlich gesehen (Bhugra und Bhui 2001).
Die medizinische Versorgung der in Deutschland lebenden Menschen mit Migrationshintergrund ist – auch im psychiatrischen Bereich – längst Bestandteil des klinischen Alltags geworden.
Wir alle wissen, dass **Migration als ein Stress auslösendes Lebensereignis** zu psychischen Krisen führen kann.
Sluzki (2001) entwickelte ein **Modell über den Migrationsprozess,** das einen relativ hohen Grad kulturübergreifender Validität besitzt und aus Vorbereitungsphase, Migrationsakt, Phase der Überkompensierung, Phase der Dekompensation und Phase der generationsübergreifenden Anpassungsprozesse besteht (➤ Abb. 8.1, ➤ Kap. 8).
In jeder dieser Phasen, die in der Regel unterschiedlich andauern, können Konflikte auftreten, die für die Betroffenen in dieser Situation als normal angesehen werden. Sie können jedoch auch als Belastungsfaktoren bzw. Stressoren zu psychischen Störungen bis hin zu Erkrankungen führen.
Die Phase der Dekompensation gilt dabei als die Phase, in der Menschen mit Migrationshintergrund sich an die Einrichtungen des Gesundheits- bzw. Hilfssystems wenden – häufig zu spät, manchmal auch gar nicht.
Als wesentliche Risikofaktoren werden u. a. genannt: Kulturkonflikt, soziale Marginalisierung, Instabilität durch Verlust an protektiven Faktoren wie Verlust der Heimat, Familie, Freunde u. a.
Diese Daten sind revolutionär, das bedeutet, dass man entsprechende Maßnahmen z. B. Prävention ergreifen, aber auch vor Antritt der Migration aufklärenden Einfluss nehmen könnte.
Han (2000) dagegen differenziert den Migrationsprozess in zwei große Phasen. Diese sind die **„äußere physische Migration"** und die danach beginnende viel schwierigere **„innere psychosoziale Migration".** Zugleich unterteilt er die Migration in eine Vorbereitungsphase und in die Phase der eigentlichen Migration. Die Vorbereitungsphase wiederum unterteilt er in die Phasen des individuellen Entscheidungsprozesses im Vorfeld einer Migration.
In der **1. Phase** kommt es zu einer subjektiven Wahrnehmung belastender gesellschaftlicher Umstände durch die potenziellen Menschen mit Migrationshintergrund.
In der **2. Phase** erfolgt die prozesshafte Motivbildung, in der nach und nach die gedankliche Auseinandersetzung, die Migration für sich als eine realistische und sinnvolle Problemlösung zur Verbesserung der unbefriedigenden Lebensumstände zu sehen, erfolgt.
In der folgenden **3. Phase** erfolgen Einholen und Auswerten von Informationen, die die potenziellen Menschen mit Migrationshintergrund für die Entscheidung über den Zielort benötigen.
In der letzten **4. Phase** wird die innere und mentale Bereitschaft erreicht, alle Risiken, die mit der Migration in Verbindung stehen, in Kauf zu nehmen und den Schritt in Richtung Migration zu wagen.
Die **allgemeinen Lebensbedingungen,** die das Leben von Familien mit Migrationshintergrund prägen, sind sehr unterschiedlich. Schlechte Wohnverhältnisse kommen vor, wenngleich keinesfalls obligat, gesundheitlich riskante oder von Verlust bedrohte Arbeitsplätze wurden früher eher von Menschen mit Migrationshintergrund besetzt, wobei auch dies heute sicher nicht die Regel darstellt. Auf der individuellen Ebene spielen für die Gesundheit unterschiedliche Stressoren eine Rolle, wie Lebensereignisse („life events"), Trennungserfahrungen, gelegentlich ungesicherter Aufenthaltsstatus, offene oder versteckte Diskriminierung und Ablehnung u. a. Eine entscheidende Rolle für Gesundheit oder (psychosomatische) Erkrankung spielt das Ausmaß der Integration in die neu gewählte soziokulturelle Umgebung. Diese hängt jedoch entscheidend von der Bereitschaft des Betroffenen ab, sich – gerade auch durch den Spracherwerb – überhaupt integrieren zu wollen. Gleichermaßen spielt auch die Integrationsbereitschaft des aufnehmenden Landes und

seiner Bevölkerung eine Rolle, entscheidend ist jedoch die persönliche Bereitschaft des Einzelnen, sich dieser Herausforderung zu stellen. Zugleich ist entscheidend, welche Möglichkeiten zur Integration zur Verfügung gestellt werden.

Menschen mit Migrationshintergrund, die in anderen Kulturkreisen aufgewachsen sind und dort ihre Erziehung erhalten haben, bereiten aus verschiedenen Gründen besondere **Probleme bei der Begutachtung.** Sozialmedizinische Fragestellungen ergeben sich in vielfältiger Weise. Sie stellen den Gutachter vor eine Vielzahl von Herausforderungen, um dem zu beurteilenden Probanden gerecht zu werden. Es gilt auch hier die grundsätzliche **Forderung nach Gleichbehandlung** in jeder Hinsicht neben der Notwendigkeit, individuelle Gegebenheiten adäquat zu berücksichtigen. Migration kann Chancen und Risiken sowohl im persönlichen Leben als auch in Bezug auf die Gesundheit beinhalten. Die in Westeuropa besseren technischen Möglichkeiten der Medizin und durch das Gesundheitssystem besseren Partizipationsmöglichkeiten können bei schweren Erkrankungen für den Einzelnen lebensrettend sein. Die schlechtere Gesundheitsversorgung durch sprachliche und/oder kulturelle Barrieren oder durch die psychosozialen Belastungen der Migration können zu einer ungünstigen gesundheitlichen Entwicklung beitragen. Ein eher niedriger Sozialstatus kann wie bei vergleichbaren Einheimischen zu gesundheitlichen Risiken führen. Arbeitslosigkeit oder Risikofaktoren wie Alkohol und Rauchen sind migrationsunspezifische Risiken. Es kann nicht Aufgabe des Systems der sozialen Sicherung sein, Sozialkonflikte oder soziokulturelle Besonderheiten zu entschädigen. Grundsätzlich müssen Kriterien Anwendung finden, nach denen die Gemeinschaft **aller** Versicherten zu beurteilen ist. Dies schließt auch ein, dass den Besonderheiten des Einzelnen Rechnung zu tragen ist. Eine einseitige Haltung mit Nachgiebigkeit in die eine oder andere Richtung muss unbedingt vermieden werden. Die **sozialmedizinische und besonders die sozialpsychiatrische Begutachtung** ist ohne die Berücksichtigung und kritisch-abwägende Wertung transkultureller und ethnomedizinischer Hintergründe nicht ausreichend. Um genau diesen Forderungen gerecht zu werden, ist es erforderlich, dass Sachverständige, die Menschen mit Migrationshintergrund untersuchen, über interkulturelle Kompetenz verfügen sollten. Diese beinhaltet, sich über den kulturellen Hintergrund anderer kundig machen zu können, sich über den kulturellen Hintergrund des eigenen Handelns klarer zu werden, sich der Relativität von Werten bewusst zu sein, Stereotypien nicht zu erliegen, sich ebenso verbal und nonverbal für beide Kulturen akzeptabel ausdrücken können, mit Menschen unterschiedlicher Kulturen gemeinsame Realitäten und Lösungen finden zu können und mit Dolmetschern arbeiten zu können (Hegemann 2001).

Es gibt grundsätzlich keinen Sonderweg in der Begutachtung von ausländischen Versicherten. Die Begutachtung im interkulturellen Feld ist jedoch eine Notwendigkeit, um den individuellen kulturbedingten und migrationsspezifischen Gegebenheiten gerecht zu werden.

Schließlich gilt es auch zu bedenken, dass es **den** Patienten ebenso wenig gibt, wie **den** Menschen mit Migrationshintergrund und dass es stets unser Ziel sein muss, den individuellen Gegebenheiten des einzelnen Probanden gerecht zu werden.

> !
>
> *„marginal man"*
>
> *„Der Mensch am Rande, in dessen zerrissener Seele sich zwei miteinander im Widerspruch stehende Kulturen treffen und vermischen"*
>
> *(Park, US-amerikan. Soziologe 1928)*

1.5 Gedichte

Ein Lächeln

Ein Lächeln kostet nichts aber schafft viel
Es bereichert den Angelächelten,
ohne dass der Lächelnde ärmer würde.
Es dauert nur einen Augenblick,
aber die Erinnerung daran stirbt manchmal nie.
Niemand ist reich genug, darauf zu verzichten
Es kann weder geraubt noch verkauft werden
Denn es hat nur dann einen Wert, wenn es geschenkt wird.
Ein Lächeln ist Mut für den Niedergeschlagenen
Ruhe für den Erschöpften
Es ist ein echtes Gegenmittel für alle Schmerzen.
Und wenn Euch das Lächeln verweigert wird,
Das Ihr verdient,
Seid großzügig, gebt das Eure
Denn keiner braucht ein Lächeln so sehr wie der,
Der es nicht geben kann.

(von Julien Koku Kita (Togo) aus: „Afrikanische und europäische Mentalität im Vergleich", S. 107, LIT Verlag Münster, Hamburg, London 2003)

Der Koffer

Als ich aufbrach in die Fremde zu gehen
war das einzige was ich mitnahm
er an meiner Seite so viele Jahre
und als Einsamkeit
und Bitternis schwer mir waren
immer sprach ich mit ihm
passte auf ihn auf
sorgte mich um ihn
ich liebte ihn sehr
ich behielt ihn bis zur Rückkehr
er stand dort zwischen den anderen
ein bisschen älter geworden
aber er tat noch seinen Dienst
und immerfort bot er mir
wie auch in der Fremde
das an was mir sehr fehlte
seine Kameradschaft.

(ohne Quellenangabe, Übersetzung von H. Balitsa)

Die Heimat

die türkei, papa,
sagst du,
ist unsere heimat
aber dort
sprechen sie doch nicht deutsch

wie bei uns
hier

(von Habib Bektas, in „Fremde Heimat. Eine Geschichte der Einwanderung aus der Türkei." Aytac Eryilmaz & Mathilde Jamin (Hrsg.). Klartext Verlag, Essen 1998)

Literatur

Amir Y (1969) Contact in Ethnic Relations. In: Psychological Bulletin 5

Bhugra D, Bhui K (2001): Cross-Cultural Psychiatry. London, Arnold

Brucks U (2004): Der blinde Fleck der medizinischen Versorgung in Deutschland. Migration und psychische Erkrankung. Psychoneuro 30(4):228–231

Collatz J (1995): Auf dem Wege in das Jahrhundert der Migration. Auswirkungen der Migrationsbewegungen auf den Bedarf an psychosozialer und sozialpsychiatrischer Versorgung. In: Koch E, Özek M, Pfeiffer W (Hrsg.): Psychologie und Pathologie der Migration. Deutsch-türkische Perspektiven. Freiburg, Lambertus. S. 31–45

Dietzel-Papakyriakou M (1993): Ältere ausländische Menschen in der Bundesrepublik Deutschland. In: Deutsches Zentrum für Altersfragen e. V. (Hrsg.): Expertisen zum ersten Altenbericht der Bundesregierung – III. Aspekte der Lebensbedingungen ausgewählter Bevölkerungsgruppen. S. 1–154

Dollase R (1999): Pädagogische Strategien des interkulturellen Lernens. Strategien zwischen kulturellem Essentialismus und Ethnizitätsblindheit. In: Dollase R et al. (Hrsg.): Politische Psychologie der Fremdenfeindlichkeit. Opfer – Täter – Mittäter. Weinheim/München. S. 279–292

Frisch M (1965): Vorwort. In: Seiler AJ: Siamo Italiani. Zürich

Ganter S, Esser H (1998) Ursachen und Formen der Fremdenfeindlichkeit in der Bundesrepublik. Schriftenreihe der Friedrich-Ebert-Stiftung Bonn

Han P (2000) Soziologie der Migration. Stuttgart: Lucius & Lucius

Hegemann T, Salman R (2001): Transkulturelle Psychiatrie. Bonn, Psychiatrie Verlag

Kroehnert S (2003): Migration – eine Einführung.

Miegel M (2002): Die deformierte Gesellschaft. Berlin, Propyläen

Pfeiffer W (1995): Kulturpsychiatrische Aspekte der Migration. In: Koch E, Özek M, Pfeiffer W (Hrsg.): Psychologie und Pathologie der Migration. Deutsch-türkische Perspektiven. Freiburg, Lambertus. S. 17–30

Schirrmacher F (2004): Das Methusalem-Komplott. München, Blessing

Sluzki CE (2001): Psychologische Phasen der Migration und ihre Auswirkungen. In: Hegemann T, Salman R (Hrsg): Transkulturelle Psychiatrie. Bonn, Psychiatrie Verlag

Statistisches Bundesamt (2006). Bevölkerung und Erwerbstätigkeit. Bevölkerung mit Migrationshintergrund, Ergebnisse des Mikrozensus 2005. Fachserie 1, Reihe 2.2, Wiesbaden.

Statistisches Bundesamt (2012). Bevölkerung und Erwerbstätigkeit. Bevölkerung mit Migrationshintergrund, Ergebnisse des Mikrozensus 2011. Fachserie 1, Reihe 2.2, Wiesbaden.

Thomas A (1994): Können interkulturelle Begegnungen Vorurteile verstärken? In: Thomas A (Hrsg.): Psychologie und multikulturelle Gesellschaft. Göttingen/Stuttgart. S. 227–238

Treibel A (1999) Migration in modernen Gesellschaften. Soziale Folgen von Einwanderung, Gastarbeit und Flucht. 2.Aufl. München: Weinheim

Zeiler J, Zarifoglu F (1997): Psychische Störungen bei Migranten: Behandlung und Prävention. Zeitschrift für Sozialreform 43;300–334

2 Historische Entwicklung

Migration ist ein Phänomen, welches seit Beginn der Menschheit existiert und zur Normalität zählt. Geht man vom Auftreten des Homo sapiens in Ostafrika vor etwa 60.000 Jahren aus, so war die ganze Besiedelung der Erde eine einzige Migration.

Auch die germanische Völkerwanderung in Europa zwischen dem 2. bis 8. Jahrhundert n. Chr. hat entscheidend die weitere Entwicklung Europas bis heute beeinflusst.

Europa und der Nahe Osten, der Orient und der Okzident stehen seit Jahrtausenden in enger Beziehung miteinander. Sie haben sich gegenseitig kulturell befruchtet, miteinander Handel getrieben und es kam auch immer wieder zu kriegerischen Auseinandersetzungen. Diese engen, aber durchaus wechselvollen Beziehungen prägten die Menschen in diesen sehr unterschiedlichen Regionen, die nicht zuletzt kulturell sehr eng miteinander verknüpft sind.

Goethe (1819) hat dies in seinem Alterswerk „Der west-östliche Diwan“ trefflich ausgedrückt: „Wer sich selbst und andere kennt, wird auch hier erkennen – Orient und Okzident sind nicht mehr zu trennen“.

2.1 Austausch der Kulturen

Kenntnisse in den **verschiedensten wissenschaftlichen Disziplinen** wurden auf sehr unterschiedlichem Wege zwischen West und Ost ausgetauscht, häufig über Kaufleute, allerdings ebenso häufig auch im Rahmen von Kriegszügen in beiden Richtungen.

Schnittpunkt der Kulturen war von jeher die heutige Türkei mit Byzanz bzw. Konstantinopel, aber auch Andalusien im Süden Spaniens. Die hoch entwickelten Kenntnisse der Antike gingen in Westeuropa nach dem Zusammenbruch des weströmischen Reiches im 5. Jahrhundert und in der Zeit der Völkerwanderung weitgehend unter. Sie wurden jedoch in den arabischen Ländern bewahrt und weiter entwickelt und kamen auf diesem Umweg später wieder in die westlichen und nördlichen Länder Europas.

Beschränkte sich der christliche Westen in der Wissenschaft auf religiöse Glaubensfragen, so hatten die Muslime eine sehr viel **aufgeschlossenere Haltung zur Wissenschaft.** In den arabischen Ländern wurde großer Wert auf den Erhalt der Bücher und Bibliotheken gelegt. Beispielhaft ist dafür die größte damalige Bibliothek in Alexandria in Ägypten. Es bestanden aber auch andere große arabische Bibliotheken etwa in Bagdad. Die **Araber** waren bewundernswerter Weise in der

Begutachtung bei Menschen mit Migrationshintergrund. http://dx.doi.org/10.1016/B978-3-437-31624-1.00002-7

Lage, Wissen von anderen kulturell hoch stehenden Völkern zu übernehmen. Die Leistungen in der Philosophie, der Astronomie, der Mathematik, der Musik, speziell der Medizin waren beträchtlich und gelangten im Mittelalter zunächst über das arabische Südspanien, die Region Andalusien nach Westeuropa. Viele heute noch bei uns als selbstverständlich gebrauchte Lehnworte sind arabischer Herkunft. Auch viele Themen der Literatur wurden von arabischen Vorlagen übernommen bzw. waren zumindest von dem dortigen Gedankengut inspiriert. Die **europäische Kultur** hat somit unendlich viele Einflüsse aus dem arabischen Raum übernommen, nicht nur in der Medizin und der Philosophie, in der Astronomie, in der Mathematik mit unseren „arabischen Ziffern", sondern auch im Alltag mit Teppichen und Gewürzen und vielen anderen uns vertrauten Dingen.
In späteren Jahrhunderten waren es vor allem die Kaufleute, die die Kontakte zwischen West und Ost vermittelten und natürlich auch die Kriege, von den Kreuzzügen angefangen über die Expansion der Türken bis unmittelbar vor Wien im 17. Jahrhundert. So blutig und so schrecklich für die Beteiligten diese Kriege waren, so haben diese doch zusätzlich zum **Austausch kultureller Errungenschaften** beigetragen.

2.2 Ethnisch-kulturelle Aspekte

Besonders in der Medizin hatten die arabischen Länder große Fortschritte gemacht. Die Hospitäler von Damaskus, Kairo und Bagdad waren weltberühmt und es wurden dort auch humane psychiatrische Behandlungseinheiten eingerichtet. In dieser Zeit – im Mittelalter – hing die westeuropäische Medizin bezüglich der seelischen Krankheiten noch einem Besessenheits- und Dämonenwahn an und fiel dadurch auf den Stand vor der Antike zurück. Nach Ackerknecht (1985) wurde im Mittelalter „die Uhr der Zeit um 1.000 Jahre zurückgestellt". Hexenverfolgung, Inquisition, Folter und Scheiterhaufen beherrschten die Denkweise gegenüber den in irgendeiner Art und Weise abnorm und nicht gesellschaftskonform erscheinenden Menschen. Geisteskranke wurden als vom Teufel oder von bösen Geistern besessen angesehen und entsprechend „behandelt", wobei nicht der Arzt, sondern der Inquisitor federführend war. Beobachtungen über Geisteskranke in Westeuropa findet man daher in dieser Zeit nicht in medizinischen Büchern, sondern in Handbüchern und Protokollen der Hexenverbrenner und Teufelsaustreiber.
Andere zeitgenössische Autoren wie Schott und Tölle (2006) sehen dies kritischer und verweisen einerseits auf einen bis in die Neuzeit, manchmal auch heute noch in bestimmten Regionen bestehenden **Dämonenglauben,** andererseits auf das Heilen als christlichen Missionsauftrag, zum Handeln in der Nachfolge Christi. In vormodernen Zeiten könne kein klarer Trennungsstrich zwischen religiösen und dämonologischen Vorstellungen und empirisch-rationalen Theorien der Medizin gezogen werden.
In der frühen arabisch-islamischen Heilkunde hatte die Behandlung der Geisteskranken im Gegensatz zum christlicheuropäischen Mittelalter einen hohen Rang. Sie war ebenso herausragend humanitär geprägt wie empirisch fundiert (Payk 2000). Entsprechende Vorschriften finden sich im Koran. In Europa entstanden die ersten **psychiatrischen Spitäler** erst mit der Ausbreitung des Islams im Süden Spaniens. Große Namen arabisch-türkisch-persischer Ärzte wie Rhazes, Avicenna, Maimonides (latinisierte Namen) u. a. sind in der Medizingeschichte heute noch präsent. Erst sehr viel später wurden deren Erkenntnisse auch in Westeuropa wahrgenommen und akzeptiert. Der Strom der Kultur und des Wissens ging in dieser Zeit eindeutig von Ost nach West.

Der **Pionier der Psychiatrie und der psychiatrischen Nosologie,** Emil Kraepelin (1856–1926) kann auch als einer der ersten Pioniere einer transkulturellen Psychiatrie gelten. Er veröffentliche Anfang des 20. Jahrhunderts die ersten Arbeiten auf dem Gebiet der vergleichenden soziokulturellen Psychiatrie und legte Wert auf soziokulturell bedingte Unterschiede. Er unternahm 1904 eine ausgedehnte Studienreise in außereuropäische Länder, die ihn bis nach Südostasien führte. Er bereiste auch die Türkei. Sein Vorhaben, die transkulturelle Psychiatrie auch in weiteren Ländern zu studieren, musste wegen des ersten Weltkrieges abgebrochen werden. Sein Verdienst ist es, ethnisch-kulturelle Eigenschaften und soziale Lebensbedingungen in das Verständnis mancher psychopathologischer Phänomene zu integrieren.

Ein sehr **kurzer Exkurs zur Geschichte des Landes,** aus dem die meisten unserer Probanden stammen, sei eingefügt. Als Stammheimat der **Türken** wird das mittelasiatische Gebiet angesehen, von wo sie als Nomadenstämme nach und nach in das Gebiet der heutigen Türkei eindrangen und allmählich den Islam annahmen. Das osmanische Reich erhielt im 16. Jahrhundert seine größte Ausdehnung und erreichte seine größte Blüte. Eine dauernde Folge von diplomatischen und kriegerischen Kontakten bestand mit Westeuropa, aber auch ein kultureller Austausch. Danach erfolgte der Niedergang der damaligen Weltmacht, wobei als zeitlicher Markstein die vernichtende Niederlage der Osmanen in der Schlacht am Kahlenberg bei Wien am 12.9.1683 zu nennen ist. Für die Geburt einer neuen Türkei steht der Name Mustafa Kemal Atatürk (1881–1938), der weit reichende Reformationen durchsetzte, die allerdings vor allem in den städtisch geprägten Bevölkerungsschichten und kaum in den dörflichen Regionen Akzeptanz fanden. Manche dieser modernen Ideen wird von den heutigen fundamentalistisch orientierten Muslimen in Frage gestellt.

Der streng **monotheistische Islam** sieht den Koran als unmittelbares Wort Gottes an, an dem weder eine Änderung, noch eine kritische Auseinandersetzung, wie sie die Christen in ihrer Bibelkritik kennen, erlaubt ist. Als die fünf Säulen des Islam gelten das Glaubensbekenntnis, das Ritualgebet, das Ramadan-Fasten, die Armensteuer und die Pilgerfahrt nach Mekka.

Die Auseinandersetzung mit der Religion, wie sie in Westeuropa seit der Französischen Revolution und der Aufklärung selbstverständlich geworden ist, hat bisher in der islamischen Welt nicht stattgefunden (Küng 2007).

In den letzten 200 Jahren ging der kulturelle Strom nach der Aufklärung in Westeuropa wieder mehr von Westen nach Osten und die mächtige **Sogwirkung der angloamerikanischen Zivilisation** der letzten 50 Jahre hat zunehmend auch Osteuropa und den Nahen Osten erfasst, aber auch fundamentalistische Gegenströmungen hervorgerufen. In diesem Konflikt der Kulturen leben wir in der Gegenwart. Wir werden als Ärzte, ob wir wollen oder nicht, zwangsläufig mit diesen Problemen konfrontiert, sei es als behandelnde Ärzte oder eben auch als Gutachter.

2.3 Wanderbewegungen

Unter soziologischen Aspekten gab es immer schon **Wanderbewegungen von Menschen,** die ihre angestammte Heimat freiwillig verließen, um in anderen Regionen der Welt bessere Lebensbedingungen zu suchen. Beispielhaft kann die deutsche Kolonisation der osteuropäischen Länder im Mittelalter genannt werden, mit bis zum Ende des zweiten Weltkriegs bestehenden großen deutschen Regionen und Sprachinseln von der Ostsee bis zum Schwarzen Meer, die danach durch Flucht und Vertreibung der deutschen Bevölkerung untergingen.

Zu Zeiten der österreichischen Kaiserin Maria Theresia wurden Siedler aus Deutschland für die östlichen Regionen der österreich-ungarischen Monarchie angeworben, die die Regionen der heutigen Balkanländer von Rumänien bis weit nach Russland besiedelten.
Nach den, durch den zweiten Weltkrieg erzwungenen Wanderbewegungen kam es seit 1960 im Rahmen des industriellen Aufschwunges in Deutschland zu einer bis heute anhaltenden friedlichen Wanderung von Arbeitsmigranten von Ost nach West.
Die Beziehungen zwischen Ost- und Westeuropa bzw. dem Nahen Osten reichen also Jahrtausende zurück, wobei nicht nur Ideen und kulturelle Errungenschaften ausgetauscht wurden, sondern auch viele Menschen sowohl von West nach Ost als auch umgekehrt ihren Weg suchten. Migration ist daher keinesfalls nur ein Phänomen unserer Zeit.

2.4 Migration heute

Allerdings hat die Migration gegenwärtig durch die wesentlich verbesserte und beschleunigte Mobilität ganz andere Dimensionen erreicht. Waren es früher kleinere Gruppen, die mit Pferd und Wagen in neue Regionen aufbrachen, so wechseln heute in sehr viel größerem Umfang und sehr viel schneller durch die modernen Verkehrsmittel bis hin zum Flugzeug die Menschen auch aus weit entfernten Regionen ihren Standort, um als Arbeitsmigranten oder als Asylanten bei entsprechender Verfolgung und Benachteiligung im Heimatland in einer neuen Umgebung verbesserte Lebensaussichten zu suchen.
Hof (1996) hat **vier grundlegende Typen von Wanderungen** in Europa analysiert:
- **Typ I:** Ost-West-Wanderung im Kontext der Kriegs- und Nachkriegszeit
- **Typ II:** die Gastarbeiterwanderung der 60er Jahre
- **Typ III:** den Familiennachzug nach dem 1973 erlassenen Zuwanderungsstopp für Arbeitnehmer aus Nicht-EG-Staaten
- **Typ IV:** Aussiedler- bzw. Ausländerzuzug aus Osteuropa.

Gerade die große Zahl von Menschen, die innerhalb kurzer Zeit in einem anderen Land aufgenommen werden will, erschwert es aber oft der einheimischen Bevölkerung, die Fremden zu akzeptieren. Dies wiederum fördert die Abschottung und Ghettobildung der Menschen mit Migrationshintergrund in ihrer neuen Umgebung mit allen daraus folgenden Konsequenzen, nicht zuletzt auch im medizinischen Bereich.
Xenophobie ist ebenso universell, wie die Migration es immer schon war.

Tab. 2.1 Schreibweise und Aussprache türkischer Begriffe.

â/î	Längenzeichen
c	wie in „*Dsch*ungel"
ç	tsch wie „Ku*tsch*e"
ğ	Zäpfchen-r wie in „*R*inde"
h	immer konsonantischer Hauchhaut, nicht Dehnungszeichen
ı	für das „dumpfe" i
j	wie in französisch „*j*ournal"
r	stets Zungen-r
ş	wie in „*Sch*ande"
y	wie deutsches j
z	wie in „Sand"

In diesem Zusammenhang ist von Bedeutung, dass die Migration allein durch den Prozess selbst nicht abgeschlossen ist, sondern sich bis in die 5. Generation einer Familie auswirken kann. Für den Gutachter ist es wichtig, zu erfassen, in welcher Phase der Migration sich der zu Begutachtende befindet. Diese sind die Einwanderung, Integration, Assimilation, Segregation und die Remigration (Collatz 1995).
Als Gutachter sollte man sich diesen historischen Hintergrund und das enorme Spannungsfeld, welches daraus resultiert stets vor Augen halten.
Für die Schreibweise und Aussprache von türkischen Begriffen und Eigennamen wird die moderne Orthographie verwendet. Besonderheiten der Aussprache sind in ➤ Tabelle 2.1 aufgeführt.

Literatur

Ackerknecht EH (1985): Kurze Geschichte der Psychiatrie. 3. Aufl. Stuttgart, Enke
Collatz J (1995): Auf dem Wege in das Jahrhundert der Migration. Auswirkungen der Migrationsbewegungen auf den Bedarf an psychosozialer und sozialpsychiatrischer Versorgung. In: Koch E, Özek M, Pfeiffer W (Hrsg.): Psychologie und Pathologie der Migration. Deutsch-türkische Perspektiven. Freiburg, Lambertus. S. 31–45
Goethe v JW (1998): West-östlicher Diwan. Frankfurt/M. Leipzig, Insel
Hof B (1996): Szenarien künftiger Zuwanderung und ihre Auswirkungen auf Bevölkerungsstruktur, Arbeitsmarkt und soziale Sicherung. Köln, Deutscher Instituts Verlag
Küng H (2007): Der Islam – Wesen und Geschichte. München, Piper
Payk TR (2000): Psychiater – Forscher im Labyrinth der Seele. Stuttgart, Kohlhammer
Schott H, Tölle R (2006): Geschichte der Psychiatrie. München, C. H. Beck

3 Allgemeine Grundlagen der ärztlichen Gutachtertätigkeit

Begutachtung bei Menschen mit Migrationshintergrund. http://dx.doi.org/10.1016/B978-3-437-31624-1.00003-9

Der moderne Sozialstaat mit seinem Netz der sozialen Sicherung ist darauf angewiesen, rechtliche Entscheidungen über die Gewährung von Sozialleistungen im weitesten Sinne auf ärztliche Beurteilungen zu stützen, die nicht nur Befunde und Diagnosen mitteilen, sondern auch eine differenzierte Einschätzung des Leistungsvermögens zulassen.

Das grundsätzliche Dilemma der Begutachtung besteht darin, dass der gesunde Mensch sich freut, wenn ihm Gesundheit attestiert wird, der Antragsteller auf soziale Leistungen dagegen nach der amtlichen Anerkennung von Krankheit und Behinderung strebt und dies nachdrücklich geltend macht. Ein „Gesundungswillen“, auch durch Behandlung oder Rehabilitation würde diesem Bestreben grundsätzlich entgegenstehen. Bei der Offenbarung einer unheilbaren Krankheit oder Behinderung würde ein Mensch sonst in Verzweiflung verfallen – in der Situation der Rentenantragstellung wird dies jedoch bewusst angestrebt.

Die **gesetzliche Basis der sozialmedizinischen Begutachtung** stellt das **Sozialgesetzbuch** (**SGB**) dar:

- **I. Buch** Allgemeiner Teil, soziale Grundrechte, Verwaltungsvorschriften
- **II. Buch** Grundsicherung für Arbeitssuchende (Arbeitslosengeld II/Sozialgeld)
- **III. Buch** Arbeitsförderung
- **IV. Buch** Sozialversicherung: Gemeinsame Vorschriften für Unfall, Krankenpflege und Rentenversicherung
- **V. Buch** Krankenversicherung
- **VI. Buch** Gesetzliche Rentenversicherung
- **VII. Buch** Gesetzliche Unfallversicherung
- **VIII. Buch** Kinder- und Jugendhilfe
- **IX. Buch** Rehabilitation und Teilhabe behinderter Menschen
- **X. Buch** Verwaltungsverfahren, Schutz der Sozialdaten, Zusammenarbeit der Leistungsträger
- **XI. Buch** Gesetzliche Pflegeversicherung
- **XII. Buch** Sozialhilfe

Grundsysteme der sozialen Sicherung

- **Vorsorgesysteme (Versicherung):** Einziehung eines Beitrags in eine Solidargemeinschaft zur Absicherung von Risiken (z. B. Krankheit, Rente, Pflege, Unfall, Arbeitslosigkeit u. a.)
- **Entschädigungssystem (Versorgung):** Ausgleich von Schäden in Fällen, in denen eine Vorsorge gegen das schädigende Ereignis nicht möglich ist (z. B. Krieg, Wiedergutmachung erlittenen politischen Unrechts, Opferentschädigung u. a.)
- **Ausgleichssysteme (Fürsorge):** Leistungen an Bedürftige (z. B. Sozialhilfe, Jugendhilfe, Grundsicherung für Arbeitslose u. a.)

Die Grundlagen der Begutachtung finden sich in den medizinischen Einzeldisziplinen Sozialmedizin und Arbeitsmedizin.

Sozialmedizin umfasst alle Einflüsse und Auswirkungen, welche das handelnde Individuum in seinen sozialen Bezügen bestimmen. Sie befasst sich mit der **konkreten gesellschaftlichen Wirklichkeit,** der Wechselwirkung zwischen Person und Gesellschaft, der tatsächlichen Umformung theoretischer Erkenntnisse in die gesellschaftliche Praxis und beschreibt insbesondere Verläufe chronischer Erkrankungen und daraus resultierende Behinderungen. Sie erfasst das physiologische und patho-physiologische Leistungsvermögen des Individuums und setzt es in Beziehung zu den gegebenen gesellschaftlichen Verhältnissen mit vorhandenen oder fehlenden Kompensationsmöglichkeiten des eingeschränkten Leistungsvermögens bzw. einer Behinderung. Sozialmedizin beschränkt sich nicht auf die Erfassung und Beschreibung arbeitsbezogener und betrieblicher Parameter, sondern auf die gesamte gesellschaftliche Sphäre, die auch das Freizeitverhalten mit

einbezieht. Das Gebiet der Rehabilitation ist ein paradigmatisches Feld der Sozialmedizin. Sozialmedizinische Erkenntnisse reichen in alle klassischen Fächer der Medizin hinein.
Arbeitsmedizin beschreibt und erforscht die Zusammenhänge und Bedingungen von Arbeitsverhältnissen und -situationen, welche auf das Individuum einwirken, aber auch die theoretischen und praktischen Aktivitäten des jeweiligen Individuums, welche Arbeitskonditionen begründen, verändern oder sie allgemein den individuellen Leistungsvoraussetzungen anpassen. Die Intentionen der Arbeitsmedizin zielen auf eine Humanisierung der Arbeitswelt (Hackhausen 2003).
Den **theoretischen Hintergrund** der modernen Auffassung von Krankheit und Gesundheit und damit auch der Begutachtung stellt das „Bio-psycho-soziale Krankheitsmodell" dar. In diesem Rahmen wird Krankheit (disease), Schädigung (impairment), Fähigkeitsstörung (disability) und Beeinträchtigung (handicap) unterschieden und hinsichtlich ihrer Folgen für die Leistungsfähigkeit des Individuums bewertet. Der funktionsdiagnostischen Prioritätenbildung kommt in der sozialmedizinischen Leistungsbeurteilung Vorrang zu.

3.1 Definition des Gutachtens

Unter einem **Gutachten** versteht man die Anwendung besonderer medizinischer Erkenntnisse und Erfahrungen auf einen Einzelfall im Hinblick auf eine bestimmte, zumeist aus rechtlichen Gründen gebotene Fragestellung.
Die Begutachtung kann sich auf **finale Fragestellungen** beziehen, wenn unabhängig von Kausalitätsfragen die bestehenden Gesundheitsstörungen und ihre Auswirkungen auf das berufliche oder soziale Umfeld zu erfassen sind. **Kausale Gutachten** erfordern eine Auseinandersetzung mit Fragen der Ursache der geltend gemachten Gesundheitsstörungen.

3.2 Position des Arztes als Gutachter

Sie unterscheidet sich grundsätzlich von der des behandelnden Arztes. Während der Patient in der Regel freiwillig den Arzt seiner Wahl aufsucht, wird er bei der Begutachtung fast immer zu einem ihm unbekannten Gutachter einbestellt. Damit besteht ein völlig anderes psychologisches und rechtliches Verhältnis als in der Behandlungssituation. Dies sollte auch terminologisch zum Ausdruck kommen. Es ist nicht angebracht im Gutachten vom „Patienten" zu sprechen, da ja auch kein Behandlungsvertrag zustande kommt. Korrekt sind neutrale Begriffe wie „Proband", „Untersuchter" oder „Versicherter". In der gesetzlichen Unfallversicherung wird meist vom „Verletzten" gesprochen, im Sozialgerichtsverfahren vom „Kläger".
Grundsätzlich ist der Sachverständige sowohl im Verwaltungs- als auch im Sozialgerichtsverfahren nur „Gehilfe" oder „Helfer und Berater" des Juristen bei der Wahrheitsfindung. Das schriftliche Sachverständigengutachten für das Gericht ist zwar häufig ausschlaggebendes, letztlich aber nicht alleiniges Beweismittel. Es wird vom Gericht durch einen Beweisbeschluss angeordnet. Die Entscheidung über Gewährung oder Nichtgewährung einer Rente liegt im Verwaltungsverfahren und bei Gericht grundsätzlich beim Juristen. Der Gutachter soll sich deshalb juristischer Schlussfolgerungen enthalten. Er soll sich nicht dazu äußern, ob „Erwerbsunfähigkeit" oder „Erwerbsminderung" vorliegt, da diese nicht nur von medizinischen Voraussetzungen abhängt. Seine Aufgabe ist es vielmehr, die **Minderung der Leistungsfähigkeit** im Erwerbsleben sowohl in qualitativer als auch in quantitativer Hinsicht eingehend darzulegen und zu beschreiben.

3.3 Auswahl des Gutachters

Die Auswahl des Sachverständigen obliegt stets dem jeweiligen Auftraggeber, entweder den Rentenversicherungsträgern, den Berufsgenossenschaften, den Versorgungsämtern oder den Sozialgerichten.

Der Antragsteller hat bei Gericht grundsätzlich keinen Einfluss auf die Auswahl des Gutachters. Eine Ausnahme bildet lediglich im Sozialgerichtsverfahren der § 109 SGG, wonach der Kläger die Möglichkeit hat, einmal im Rechtsstreit selbst einen Arzt seines Vertrauens als Sachverständigen auszuwählen. Aber auch dieser Gutachter wird vom Sozialgericht beauftragt. Im Bereich der gesetzlichen Renten- und Unfallversicherung müssen dem Antragsteller 3 Vorschläge an Gutachtern gemacht werden, wobei er sich für einen davon entscheiden soll. Vom Gericht wird der Sachverständige mittels Beweisbeschluss bestimmt.

Die **„Anknüpfungstatsachen"** werden dem Sachverständigen in aller Regel vom Auftraggeber vorgegeben. Eine eigene Ermittlung ist ihm nicht gestattet und müsste ihm erforderlichenfalls vom Gericht ausdrücklich aufgetragen werden. Die **„Befundtatsachen"** dagegen sind die Befunde, die er selbst zu erheben hat.

Von **„Privatgutachten"** eines behandelnden Arztes auf Wunsch und Kosten seines Patienten ist dringend abzuraten, zumal die Beweiskraft eines derartigen Gutachtens nicht immer hoch eingeschätzt wird. Hinzu kommt, dass die präzisen Fragestellungen im laufenden Verfahren häufig seinem Patienten selbst nicht bekannt sind und meist nicht das gesamte Aktenmaterial vorliegt. Die Gefahr, einseitigen Ausführungen des Patienten und dessen Wunschvorstellungen zu erliegen, ist sehr groß. Auf die Problematik der Bezahlung des Gutachtens durch den Auftraggeber, wenn seinen Vorstellungen nicht entsprochen wird, kann nur am Rande hingewiesen werden. Letztlich begibt sich der Gutachter in eine gewisse Abhängigkeit vom Auftraggeber, die auch von der Gegenseite durchaus so gesehen wird.

Grundsätzlich besteht für Ärzte nach § 407 Abs. 1 ZPO eine Begutachtungspflicht im Sozialgerichtsverfahren. Arbeitsüberlastung und vor allem Befangenheit sind jedoch Argumente, die das Sozialgericht stets veranlassen werden, den Arzt von der Begutachtungspflicht zu entbinden. Für Gutachten im Verwaltungsverfahren besteht keine Begutachtungspflicht.

3.4 Duldungspflicht

Bei der Untersuchung ist auch die Frage der **Duldungspflicht** der zu untersuchenden Person zu berücksichtigen. Für den Untersuchten besteht einerseits eine Mitwirkungspflicht, andererseits ist er berechtigt, Untersuchungen abzulehnen, bei denen im Einzelfall ein Schaden für Leben oder Gesundheit nicht mit hoher Wahrscheinlichkeit ausgeschlossen werden kann, die mit erheblichen Schmerzen verbunden sind, oder die einen erheblichen Eingriff in seine körperliche Unversehrtheit bedeuten. Im neurologischen Bereich gilt dies z. B. für die Lumbalpunktion. Dagegen sind EEG-, EKG-, Ultraschall- und EMG-Untersuchungen mit Messung der Nervenleitgeschwindigkeiten duldungspflichtig. Man wird sich aber als Gutachter einer ablehnenden Haltung des Probanden fügen müssen, wenn er derartige Untersuchungen nicht akzeptiert und dies im Gutachten in angemessener Form zum Ausdruck bringen.

3.5 Eigenverantwortlichkeit des Gutachters

Der Sachverständige hat sein Gutachten persönlich und eigenverantwortlich zu erstatten. Der Gutachtensauftrag kann daher nicht delegiert werden. Besteht Arbeitsüberlastung, fühlt sich der Sachverständige nicht kompetent oder besteht Befangenheit muss er dies dem Gericht oder den anderen Auftraggebern mitteilen. Er wird dann in aller Regel vom Gutachtensauftrag entbunden werden. Bei Hinzuziehung ärztlicher Mitarbeiter muss dies im Gutachten auch klar hinsichtlich des Umfangs der Tätigkeit zum Ausdruck gebracht werden und der beauftragte Sachverständige hat den Probanden stets auch selbst zu untersuchen und das Gutachten mit dem Vermerk „nach eigener Untersuchung und Urteilsbildung" persönlich zu unterzeichnen. Diese rechtlichen Vorgaben sind vor allem bei Begutachtungen in Kliniken zu beachten. Nicht namentlich genannte Hilfspersonen dürfen nur für untergeordnete Aufgaben herangezogen werden.

3.6 Pflichten des Gutachters

Zu einem kollegialen Verhalten den behandelnden Ärzten gegenüber gehört es, dass der Gutachter sich nicht über Sinn oder Unsinn vorausgegangener Behandlungsmaßnahmen äußert und auch nicht noch so wohlgemeinte zusätzliche therapeutische Ratschläge aus seiner Sicht gibt, und somit nicht die Grenzen zwischen begutachtendem und behandelndem Arzt überschreitet. Sollten tatsächlich einmal neue, vorher nicht festgestellte Erkrankungen bei der Begutachtung nachgewiesen worden sein, so ist dies selbstverständlich dem behandelnden Arzt mitzuteilen, ebenso dem Probanden in geeigneter Form.

Unbedingt sollten Gutachten, wenn man sie angenommen hat, baldmöglichst erstellt werden. Darauf hat nicht zuletzt der zu Begutachtende ein Anrecht. Sieht man sich dazu nicht in der Lage, sollte der Gutachtensauftrag wieder zurückgegeben werden. Als praktischer Hinweis ist anzumerken, dass man selbst Zeit und Kraft spart, wenn man das Gutachten relativ bald nach der Untersuchung diktiert. Man hat dann noch meist sehr viel mehr Einzelheiten des Probanden im Kopf, als man im Allgemeinen schriftlich notiert hat und es fällt einem sehr viel leichter, ein plastisches Bild von ihm zu entwerfen als Wochen oder Monate später.

3.7 Forderungen an den Auftraggeber

Zum Gutachtensauftrag sowohl im Verwaltungsverfahren als auch im Sozialgerichtsverfahren gehört unabdingbar eine **klare Fragestellung,** zu der sich der Gutachter äußern soll. Sehr hilfreich ist auch eine kurze Zusammenfassung der rechtlichen Situation seitens des Auftraggebers, auf Grund derer die Begutachtung erfolgen soll. Sind – was selten vorkommt – keine präzisen Fragen vom Auftraggeber gestellt worden, so sollte eine entsprechende Nachfrage vonseiten des Sachverständigen erfolgen.

Mit der präzisen Fragestellung durch die Verwaltung oder das Sozialgericht sind im Grunde schon die **juristischen Prämissen**

angesprochen, sodass der Gutachter in aller Regel keine besonderen juristischen Vorkenntnisse benötigt. Er sollte sich auf die korrekte Beantwortung der gestellten Fragen beschränken und bei Unklarheiten den Auftraggeber um eine präzisierte Fragestellung bitten.

Trotzdem ist es zweckmäßig, wenn sich der Sachverständige mit den **wichtigsten rechtlichen Grundbegriffen** vertraut gemacht hat. Es ist jedoch nicht seine Aufgabe, sich als „halbgebildeter Jurist" profilieren zu wollen, ebenso wenig wie der Jurist sich als „halbgebildeter Mediziner" betrachten sollte.

> !
> In der gegenseitigen Abgrenzung zwischen der Tätigkeit des Arztes und des Juristen, aber auch in wechselseitiger Achtung und im Verständnis füreinander liegt die Wurzel einer gedeihlichen Zusammenarbeit.

Zu berücksichtigen ist auch das unterschiedliche Wissenschaftsverständnis: Der Arzt ist gewohnt, seine Entscheidungen am Einzelfall orientiert zu treffen, d. h. induktiv-empirisch vorzugehen. Der Jurist dagegen richtet sich an den gesetzlichen Vorgaben aus und ist daher gewohnt, deduktiv-normativ zu denken und damit den Einzelfall unter eine abstrakte Norm einzuordnen.

Keinesfalls sollte der Gutachter dem Untersuchten gegenüber Äußerungen über Erfolg oder Misserfolg seiner Antragstellung oder seines Rechtsstreites machen. Die Entscheidung liegt stets beim Juristen, der nicht nur die medizinische Fragestellung, sondern auch die rechtlichen Voraussetzungen zu berücksichtigen hat. Es ist verständlicherweise für den Untersuchten höchst unerfreulich, wenn der spätere Rentenbescheid von mündlichen Äußerungen des Gutachters deutlich abweicht.

3.8 Schweigepflicht

Der Untersuchte muss sich im Klaren sein, bzw. sollte er bei Zweifeln ausdrücklich darauf hingewiesen werden, dass seine Vorgeschichte und seine Befunde an den Auftraggeber des Gutachtens weitergeleitet werden und damit nicht in vollem Umfang der Schweigepflicht unterliegen, wie diese ansonsten in der Behandlungssituation vorausgesetzt wird. Als Ausnahme gelten Fakten und Äußerungen des Untersuchten in Bereichen, die nicht den Gutachtensauftrag und die dortigen Fragestellungen tangieren. Hier gilt unverändert die ärztliche Schweigepflicht gegenüber dem Auftraggeber. Erfährt der Sachverständige z. B. bei der Begutachtung eines Karpaltunnelsyndroms von Eheproblemen oder finanziellen Schwierigkeiten, so wird dies nicht in das Gutachten aufgenommen. Soll dagegen die Leistungsfähigkeit eines neurotisch gestörten Probanden für die Rentenversicherung beurteilt werden, so sind derartige Äußerungen natürlich Bestandteil der biografischen Anamnese und damit im Gutachten zu erwähnen.

Wenn der zu Untersuchende nach entsprechender Einbestellung den Untersuchungstermin wahrnimmt, so zeigt er durch dieses konkludente, d. h. schlüssige Verhalten, dass er mit der Begutachtung und damit der Weitergabe der dadurch gewonnenen Erkenntnisse an den Auftraggeber einverstanden ist. Im Zweifelsfall sollte er ausdrücklich darauf hingewiesen werden.

> !
> Die ärztliche Schweigepflicht ist im Rahmen der Begutachtung naturgemäß eingeschränkt, aber nicht aufgehoben. Sie besteht auch gegenüber dem Auftraggeber für alle Informationen weiter, die nicht in unmittelbarem Zusammenhang mit der Fragestellung des Gutachtenauftrags stehen.

Der Untersuchte bzw. sein Rechtsvertreter hat grundsätzlich das Recht, das erstattete Gutachten einzusehen, was bei der Formulierung beachtet werden sollte. Im Sozialgerichtsverfahren ist das Gericht sogar dazu verpflichtet, den Parteien Ablichtungen des Gutachtens zuzusenden.

3.9 Urheberrechte

Gutachten genießen den Schutz des Urheberrechtsgesetzes (§§ 1, 2, 11, 15 UrhG v. 9.9.1965 BGBl. I S. 1273). Sie dürfen daher nur für den Zweck, für den sie erstellt werden, verwandt werden. Dies ist auch bei der Weitergabe einer Kopie an den Untersuchten, seinen Hausarzt oder Rechtsanwalt zu beachten. Das Gutachten darf ohne Einwilligung des Verfassers nicht zur Verfolgung sonstiger Ansprüche verwendet werden.

Es empfiehlt sich, einen entsprechenden Vermerk am Ende des Gutachtens anzufügen, da nicht selten damit ganz andere, nicht mehr kontrollierbare Ansprüche verfolgt werden und das ursprüngliche Gutachten für völlig andere Fragestellungen, die damit gar nicht erfasst wurden, verwendet wird, was wiederum nicht selten zu Missverständnissen und Differenzen mit dem Probanden führt. Im Übrigen sparen sich manche Versicherungen durch eine solche Vorgehensweise die Kosten für einen eigenen Gutachtensauftrag.

3.10 Grundhaltung des Gutachters

Sie muss durch Sachlichkeit, Objektivität, Unparteilichkeit und Neutralität geprägt sein, unabhängig davon, ob es sich um eine Begutachtung für eine Versicherung oder für ein Gericht handelt. Dieses oberste Prinzip kann nicht hoch genug bewertet werden, ist es doch die Grundlage unserer Tätigkeit und die Vertrauensbasis als medizinischer Sachverständiger für den Auftraggeber wie für den Probanden gleichermaßen. Er unterscheidet sich damit grundsätzlich vom behandelnden Arzt, der sich in der Regel als Anwalt seines Patienten versteht.

Die ansonsten **verständnisvolle Haltung des behandelnden Arztes** gegenüber seinem Patienten im Sinne des „Helfenwollens" ist hier nicht angebracht. Es gibt grundsätzlich auch kein Gutachten nach dem Motto „in dubio pro aegroto". Ein sog. „wohlwollendes Gutachten" dient in aller Regel nicht dem Versicherten, da es leicht von der Gegenseite, d. h. den beratenden Ärzten der Versicherungen angegriffen werden kann, die auf Grund ihrer Berufserfahrung sehr wohl in der Lage sind, eine einseitige und parteiische Haltung des Gutachters zu erkennen. **Sachliche Objektivität** führt zur Gleichbehandlung aller Untersuchten und verhindert überzogene Ansprüche des Antragsstellers, die nicht selten durch gut meinende Atteste seiner behandelnden Ärzte unterstützt werden, welche eben in einer ganz anderen Beziehung zu ihren Patienten stehen. Gerade dies führt jedoch nicht selten zu lang anhaltenden Rechtsstreitigkeiten bis hin zum „Rentenkampf", der häufig erst nach langen Jahren und vielfach enttäuschend für den Antragsteller endet. Der Hausarzt sollte sich daher auf die Mitteilung objektivierbarer Befunde beschränken und sich rechtlicher Aussagen enthalten, wie „mein Patient ist erwerbsunfähig" oder „mein Patient ist zu 100 % behindert". Nicht selten begnügt sich der behandelnde Arzt jedoch nur mit diesen Formulierungen und verzichtet darauf, Befunde mitzuteilen, sodass im Grunde derartige Atteste sinnlos sind, und bei den Patienten nur Begehrensvorstellungen wecken, die letztlich nicht zu befriedigen sind. Damit erweist der behandelnde Arzt seinem Patienten keinen Nutzen, sondern kann ihm eher schaden. Als medizinischer Sachverständiger wünscht man sich ärztliche Befundberichte, die in sachlicher

Form die zum jeweiligen Zeitpunkt erhobenen Befunde und die durchgeführten Behandlungsmaßnahmen mitteilen ohne überflüssige sozialmedizinische Kommentare, die in aller Regel keine entsprechende Basis haben.
Der Gutachter sollte sich aber seinerseits ebenso einer Kritik an den bisher durchgeführten diagnostischen und therapeutischen Maßnahmen enthalten – vor allem nicht dem Probanden gegenüber –, es sei denn, er wird vom Auftraggeber ausdrücklich dazu aufgefordert.
Er sollte auch nicht bestehende Gesetze oder das Sozialsystem insgesamt kritisieren, schließlich steht ihm dies nicht zu. Private Meinungen haben im Gutachten nichts zu suchen. Je sachlicher und unparteiischer das Gutachten erstellt wird, umso brauchbarer ist es für den Auftraggeber und desto weniger ist es von der Gegenseite angreifbar.
Der medizinische Sachverständige sollte sich stets bewusst sein, dass seine Unparteilichkeit, Sachlichkeit und Objektivität neben seinen Fachkenntnissen die Grundlage seiner Tätigkeit darstellen. Wäre es anders, so könnte auf ihn verzichtet werden.

3.11 Haftung des Gutachters

Der Sachverständige hat sehr wohl haftungsrechtliche Fragen zu berücksichtigen. Eine zivilrechtliche Haftung, d. h. eine Schadensersatzpflicht kann sich aus der Verletzung einer Vertragspflicht gemäß § 280 BGB oder wegen Haftung aus Delikt bzw. unerlaubter Handlung gemäß §§ 823 ff. BGB ergeben, wobei eine vorsätzliche oder fahrlässige Pflichtverletzung seitens des Anspruchstellers nachzuweisen ist. Für den gerichtlich bestellten Sachverständigen besteht seit dem 1.8.2002 in § 839a BGB eine spezialgesetzliche Haftungsgrundlage, wonach er für Vermögensschäden einzustehen hat, die durch ein vorsätzlich oder grob fahrlässig erstelltes unrichtiges Gutachten als Grundlage einer gerichtlichen Entscheidung entstanden sind.
Die strafrechtliche Verantwortlichkeit bezieht sich auf vorsätzliche Falschaussage, Verletzung der ärztlichen Schweigepflicht, vorsätzliche oder fahrlässige Körperverletzung, Betrug, Untreue, Bestechlichkeit u. a.

3.12 Wie erstelle ich ein Gutachten?

3.12.1 Orientierende Übersicht vor Einbestellung des Probanden

Vor der Einbestellung des Probanden ist eine **Durchsicht der übersandten Aktenunterlagen** unbedingt erforderlich. Es ist zunächst zu prüfen, ob die Fragestellung klar und eindeutig ist. Dies gilt für die Fragen der verschiedenen Versicherungen ebenso wie für die Beweisfragen des Gerichts. Es muss auch geklärt werden, ob die Vorinformationen ausreichend sind. Gelegentlich kommt es vor, dass eine Frage zu beantworten ist, die maßgeblich auf einen ärztlichen Vorbefund abzielt, der allerdings in den Akten gar nicht enthalten ist. Eine Durchsicht der Vorbefunde ist daher unerlässlich.
Der Gutachter muss sich auch selbstkritisch fragen, ob er für diese Fragestellung überhaupt kompetent und zuständig ist. Ebenso muss er sich über mögliche Hinderungsgründe der Begutachtung klar werden, etwa, ob zu dem Probanden irgendwelche aktuellen oder früheren Beziehungen bestanden, die einer unvoreingenommenen und neutralen Haltung entgegenstünden. Die rasche

Mitteilung etwaiger Ablehnungsgründe an den Auftraggeber erspart eine Verzögerung des Rentenverfahrens.
Auch sollte man frühzeitig klären, ob eine **Zusatzbegutachtung** notwendig ist. Dem Auftraggeber muss dies baldmöglichst mitgeteilt werden, um dessen Genehmigung einzuholen.
Zu einer eigenen **Sachermittlung** ist der Gutachter in aller Regel nicht befugt. Sollten Unklarheiten hinsichtlich der objektiven Vorgeschichte bestehen, muss der Auftraggeber um Ergänzung der Sachlage gebeten werden. Eine Rolle kann dies bei Informationen über die Art und Schwere eines Verkehrsunfalls spielen oder bei diskrepanten Angaben über eine durchgeführte ärztliche Behandlung.

3.12.2 Formaler Aufbau des Gutachtens

Die korrekte Angabe von Name und Anschrift des Gutachters einschließlich Facharztbezeichnung ist ebenso selbstverständlich wie die richtige Angabe der Personalien des zu Begutachtenden. Selbst so banale Dinge wie das Datum der Untersuchung und der Gutachtenserstellung werden gelegentlich vergessen. Die Anschrift des Auftraggebers und dessen Aktenzeichen sind essenziell. Die zitierten Akten sollten chronologisch aufgeführt werden. Bei Gerichtsgutachten ist es üblich, die Beweisfragen, die gestellt wurden, eingangs anzuführen. Am Ende des Gutachtens sind diese dann sorgfältig im Einzelnen zu beantworten.

3.12.3 Aktenvorgeschichte

Die Kenntnis der verfügbaren Aktenunterlagen und damit der „Anknüpfungstatsachen", die vom Auftraggeber vorgegeben werden, ist unabdingbare Voraussetzung für die Erstellung eines verwertbaren und schlüssigen Gutachtens. Fast stets liegen mehr oder weniger ausführliche **Befunde von Voruntersuchern** – behandelnden Ärzten oder Vorgutachtern – vor, die selbstverständlich eingehend zu würdigen sind. Der Antragsteller hat nicht nur juristisch, sondern auch menschlich ein Recht darauf, dass früher erhobene Befunde entsprechend berücksichtigt und diskutiert werden.
Es ist empfehlenswert, sich bereits vor der Einbestellung des zu Untersuchenden mit der Aktenlage vertraut zu machen. Es kann dann nicht nur die Exploration, sondern auch die Untersuchung sehr viel gezielter und damit auch fundierter erfolgen. Aus zeitökonomischen Gründen hat es sich bewährt, die Aktenvorgeschichte schon vor der Untersuchung zu diktieren. Unzureichende Aktenkenntnis kann dem Gutachter zu Recht als mangelnde Sorgfalt bei der Gutachtenserstellung ausgelegt werden. Die verfügbaren Vorbefunde sind selbstverständlich auch in der Beurteilung sorgfältig zu diskutieren und mit den eigenen Erhebungen und der eigenen Leistungsbeurteilung zu korrelieren. Abweichungen von den Vorbefunden sind sachlich zu begründen. Immer wieder wird seitens der Juristen diskutiert, welchen Umfang die Aktenzitate haben sollten. Grundsätzlich wird man die für die Fragestellung erforderlichen Akteninhalte zitieren, wobei man sich auf die wesentlichen Inhalte beschränkt, ohne sich in Details zu verlieren. Die Angabe der Blattziffern beim Aktenzitat ist zweckmäßig, um ein rasches Nachschlagen zu ermöglichen.

3.12.4 Eigene Angaben des Probanden

Am Anfang der Exploration wird stets die Frage nach **aktuellen „jetzigen Beschwerden"** in einem unstrukturierten, möglichst ungezwungenen Gespräch stehen. Die Beschwerden, die dem Untersuchten am wichtigsten erscheinen, sollten auch am Beginn der Vorgeschichte stehen. Er muss Gelegenheit haben, ohne Unterbrechung, frei, mit eigenen Worten sein aktuelles Beschwerdebild zu schildern. Es gelingt dabei am ehesten, das notwendige Mindestmaß an Vertrauen herzustellen, welches für die Begutachtung so dringend erforderlich ist. Die Angaben des Probanden sollten im Gutachten möglichst wörtlich zitiert werden. Nach der freien Schilderung sind dann meist gezielte Fragen im Sinne einer strukturierten Anamnese ergänzend notwendig.
Die **unmittelbare Vorgeschichte** der jetzt geklagten, aktuellen Beschwerden unter Einbeziehung der durchgeführten Behandlungsmaßnahmen schließt sich dann nahtlos an. Allein aus der korrekten und sorgfältigen Anamnese lassen sich viele Krankheitserscheinungen diagnostisch richtig zuordnen.
Die **Familienanamnese** sollte erhoben werden. Sie lässt eher beiläufig Rückschlüsse auf die kognitiven Fähigkeiten des Probanden zu, auch auf familiäre Interaktionen, die dabei meist spontan berichtet werden. Selbstverständlich sind auch familiär gehäufte bzw. vererbte Krankheiten zu erfragen, ohne dass dies allerdings in der Regel unmittelbare Konsequenzen für die vorliegende Fragestellung hat.
Auf **frühere Erkrankungen** wird man natürlich in Einzelheiten eingehen, wobei sich bei der Schilderung die kognitiven Leistungen widerspiegeln. Nicht nur aktuell interessierende Krankheiten sollten eruiert werden. Eine umfassende Krankheitsanamnese ist erforderlich, um auch Querverbindungen zu anderen Gesundheitsstörungen zu schaffen.
Selbstverständlich spielt in der **psychiatrisch-psychosomatischen Begutachtung** die biografische und soziale Anamnese eine entscheidende Rolle. Die frühe Kindheit einschließlich kindlicher Verhaltensauffälligkeiten (Primordialsymptomatik) sollte eingehend erhellt werden, weiterhin die Beziehung zu den Eltern, den Geschwistern, zu wichtigen Bezugspersonen, später die Schul- und Berufsausbildung, partnerschaftliche Beziehungen und Probleme, soziale und kulturelle Interessen. Die Frage nach traumatisierenden Erlebnissen jeglicher Art ist zu stellen, ergibt sich aber oft erst nach Schaffung einer gewissen Vertrauensbasis im Lauf der weiteren Exploration und kann ganz sicher nicht schematisch mittels Fragebogen abgefragt werden. Hier muss auch auf die Relevanz des jetzigen Beschwerdebildes für den Alltag eingegangen werden. Es ist zweckmäßig, die häuslichen Aktivitäten und den Tagesablauf zu besprechen, ebenso die Freizeitaktivitäten, um sich ein Bild über das Ausmaß einer tatsächlich bestehenden Behinderung und deren Bedeutung für den Alltag zu machen.
Keinesfalls fehlen sollten im Gutachten neben der Angabe der behandelnden Ärzte und deren Fachrichtungen auch eine genaue Anamnese durchgeführter **Behandlungsmaßnahmen** sowohl medikamentöser als auch physikalischer oder psychotherapeutischer Art. Die Arbeits- und Berufsanamnese muss ebenfalls in allen Einzelheiten erhoben werden, wobei eine gezielte Befragung hinsichtlich des genauen Ablaufs der beruflichen Tätigkeit notwendig ist. Auch muss erfragt werden, seit wann und aufgrund welcher Erkrankung ggf. eine Arbeitsunfähigkeit vorliegt.
Gelegentlich ist auch eine **Fremdanamnese** – etwa von begleitenden Familienangehörigen – nützlich, dazu ist aber das Einverständnis des Probanden erforderlich. Sie sollte jedoch grundsätzlich nicht in Anwesenheit des zu Begutachtenden durchgeführt werden.
Gelegentlich wünschen Probanden die **Gegenwart einer dritten Person** während der Exploration und Untersuchung. Dies stört jedoch während der Exploration erheblich, kann den psychischen

Querschnittsbefund verfälschen, stellt die Ergebnisse einer Untersuchung infrage und kann zur Nichtverwertbarkeit des Gutachtens führen (u. a. LSG Berlin-Brandenburg v. 17.2.2010 Az L 31 R 1292/09 B). Das Mindestmaß an Vertrauen, welches bei der Begutachtung erforderlich ist, wird dadurch empfindlich gestört. Der Gutachter hat das Bestimmungsrecht über die Gestaltung und den Ablauf der Untersuchung (Toparkus 2012). Es lässt schwer wiegende Verfahrensmängel bei der Begutachtung befürchten, wenn die notwendige persönliche Beziehung zwischen Untersucher und Proband durch eine weitere Person gefährdet wird, abgesehen davon, dass gerade bei der psychiatrischen Exploration kaum erwartet werden kann, dass ein Proband persönliche Angaben und Wertungen vor einer weiteren Person preisgeben wird, auch und gerade wenn diese Person ein Familienangehöriger ist. Eheprobleme werden wohl kaum thematisiert werden, wenn der Ehepartner zugegen ist. Störend ist auch, wenn die anwesende Person sich bemüßigt fühlt, ihre eigene Einschätzung in die Exploration einzubringen und dann eine unerfreuliche Diskussion in Gang setzt, die der Sachaufklärung in aller Regel nicht dient. Dem gelegentlichen Argument, einen „Zeugen" bei der Begutachtung zu wünschen, ist zu entgegnen, dass dann auch der Gutachter einen Zeugen aufbringen müsste, um die Gleichheit zu gewährleisten, was schließlich nicht zumutbar ist und auch mit der Schweigepflicht nicht in Einklang zu bringen wäre. Ein Rechtsanspruch auf die Anwesenheit einer dritten Person besteht somit für den Untersuchten nicht. Es sollte durch ein aufklärendes Gespräch versucht werden, das Misstrauen und die Angst gegenüber dem Untersucher abzubauen, sodass der Proband bereit ist, auch allein mit dem Gutachter zu sprechen. Besonders bei türkischen Frauen, die vom Ehemann begleitet werden, wünscht dieser seine Anwesenheit bei der Begutachtung. Es ist dann meist hilfreich, den Ehemann erst seinen Standpunkt und seine Vorstellungen über die Krankheit seiner Frau darstellen zu lassen, ihm damit die Möglichkeit zu geben, sich als Familienoberhaupt darzustellen und ihn dann zu bitten, im Wartezimmer zu warten, was dann auch meist akzeptiert wird, wenn „der Dampf abgelassen" ist. Wenn ein abschließendes Gespräch mit der Begleitung angeboten wird – auch im Sinne der durchaus erwünschten Fremdanamnese – oder auch ein Gespräch zu dritt, geht der Proband meist darauf ein, sich allein und unter vier Augen untersuchen zu lassen. Wird dies abgelehnt, so empfiehlt es sich, den Gutachtensauftrag zurückzugeben und vorzuschlagen, den Antragsteller von einem anderen Gutachter untersuchen zu lassen, gegen den keine Vorbehalte bestehen (Hausotter 2007).

Bei nicht Deutsch sprechenden Probanden ist ein **Dolmetscher** unumgänglich, was aber nicht immer hilfreich ist und gelegentlich zu neuen Problemen führt. Der professionelle Dolmetscher neigt oft dazu, die eher unbeholfene Sprache des Probanden nach eigenem Gutdünken in eine zusammenfassende Darstellung umzuwandeln, sodass die Unmittelbarkeit der Aussage verloren geht. Bei weiblichen Probandinnen ist eine Dolmetscherin obligat, ein fremder Mann, der noch dazu bei der Untersuchung anwesend sein müsste, ist gerade für türkische Frauen meist peinlich. Die die deutsche Schule besuchenden Kinder haben eine begrenzte sprachliche Ausdrucksmöglichkeit, die erwachsenen Kinder nehmen meist einseitig Partei für den Elternteil und neigen dazu, zusätzliche Anmerkungen nach eigenen Vorstellungen zu machen. Darüber hinaus sollte der Dolmetscher nach Möglichkeit aus der gleichen Region wie der Proband stammen, da sonst nicht selten ethnische Vorbehalte seitens des Untersuchten bestehen. Grundsätzlich ist auf eine Wort-für-Wort-Übersetzung des Dolmetschers Wert zu legen. Sehr hilfreich wäre die Rolle des Übersetzers als „Kulturvermittler", um dem nicht mit den kulturellen Gegebenheiten des jeweiligen Landes vertrauten Gutachter die Möglichkeit zu geben, manche Verhaltensweisen des Probanden besser zu verstehen (➤ Kap. 8.2.1). Es bewährt sich unter rein pragmatischen Gesichtspunkten, zu versuchen, zunächst den Probanden alleine zu explorieren und zu untersuchen und dann, falls präzise Fragen zu klären sind, die meist begleitenden Familienangehörigen um eine gezielte Übersetzung zu bitten.

Sinnvoll ist es, zu vermerken, **wie der Untersuchte zur Begutachtung gekommen ist**, z. B. selbst mit dem eigenen Pkw gefahren oder mit öffentlichen Verkehrsmitteln, evtl. mit mehrmaligem Umsteigen, oder, ob ein Taxi oder Krankenwagen erforderlich war.
Fragen zur **vegetativen Anamnese** sollten sich anschließen. Bei Frauen kann ein Vermerk über die Regelmäßigkeit der Periode, etwa im Rahmen klimakterischer Beschwerden, nützlich sein.
Obgleich sich jeder Gutachter im Klaren ist, dass die Wahrheit hier nicht immer zu erfahren sein wird, bleibt die **Suchtanamnese** unverzichtbar. Schon aus der Art, wie diese Fragen beantwortet werden, lassen sich manche Rückschlüsse ziehen. Nahtlos folgt die Frage nach dem Führerschein, die ebenfalls soziale Konsequenzen für Vergangenheit und Zukunft beinhaltet.
Die Frage nach einem evtl. vorhandenen **Schwerbehindertenausweis** hat zwar keine unmittelbaren Folgen für die Renten- oder sonstige Begutachtung, rundet aber die gesamte soziale Situation ab und ermöglicht eine Abschätzung der Beurteilung durch andere Institutionen.

3.12.5 Befund

Die vom Untersucher selbst zu erhebenden **„Befundtatsachen"** umfassen grundsätzlich einen wenigstens orientierenden internistischen Befund mit Beurteilung der Herz- und Kreislaufsituation einschließlich einer Blutdruckmessung, einen neurologischen Befund und natürlich auch einen **psychopathologischen Befund**.
Der Ablauf der üblichen **internistischen und neurologischen Untersuchung** muss als bekannt vorausgesetzt werden und ist auch in allen einschlägigen Lehrbüchern nachzulesen. Einzelheiten sollen deshalb hier nicht erneut aufgeführt werden.
Einige Anmerkungen, speziell bezogen auf die Begutachtungssituation sind jedoch angebracht. Die Ausführungen sollen auch eine **Hilfestellung zur Abgrenzung organischer von nicht-organisch bedingten Befunden** geben, ohne deshalb bereits eine Aggravation oder Simulation zu präjudizieren. Die Grundhaltung des Untersuchers bei Verdacht auf das Vorliegen einer tendenziösen Reaktion des Probanden muss ruhig und gelassen sein. Die entsprechenden Befunde und das Verhalten des Untersuchten werden im Gutachten präzise und ohne Emotionen schriftlich niedergelegt.
Zweckmäßigerweise wird man dies an den Anfang des Untersuchungsbefundes stellen.
Der **Body-Mass-Index (BMI)** lässt eine zuverlässige Einschätzung der Relation Körpergröße/Körpergewicht zu (➤ Abb. 3.1).
Zur Standarduntersuchung gehört zweifellos eine Untersuchung der **Wirbelsäule** mit Beweglichkeitsprüfung der einzelnen Wirbelsäulenabschnitte sowie der großen Gelenke. Erstaunlicherweise

$$\text{Body-Mass-Index (BMI)} = \frac{\text{Gewicht (kg)}}{\text{Größe (m)}^2}$$

Untergewicht	=	15–18,9
Normalgewicht	=	19–24,9
Übergewicht	=	25–29,9
Adipositas	=	30–39,9

Abb. 3.1 Body-Mass-Index (BMI)

fehlt selbst bei diesbezüglichen Fragestellungen nicht selten in neurologischen Gutachten ein entsprechender Befund. Die Neutral-Null-Methode hat sich seit vielen Jahren dafür fest etabliert.
Als normales Bewegungsausmaß gilt für die Halswirbelsäule für die Extension/Flexion in der Sagittalebene 45-0-35, für die Seitwärtsbeugung nach links und rechts in der Frontalebene 45-0-45 und für die Drehung nach links/rechts in Mittelstellung 60-0-60. Für die Brust- und Lendenwirbelsäule gilt als normales Bewegungsausmaß für die Extension/Flexion in der Sagittalebene 30-0-85, für die Seitwärtsbeugung nach links/rechts in der Frontalebene 30-0-30 und für die Drehung nach links/rechts 40-0-40 (jeweils in Grad).
Wird bei der gezielten Beweglichkeitsprüfung der Gelenke und der Wirbelsäule deutlich **minder- oder gegeninnerviert,** sind mehrere Kontrollen erforderlich. Man wird dies im Gutachten in sachlicher Form angeben. Manchmal zeigt sich auch eine Diskrepanz zwischen der eher geringen Verspannung der paravertebralen Muskulatur, dem beidseits negativen LasègueZeichen, dem unauffälligen knöchernen Befund und einer deutlich ausgeprägten Bewegungseinschränkung bei der Prüfung.
Wird bei der Untersuchung der **HWS** der Drehbewegung deutlicher Widerstand entgegengesetzt, so kann das Bewegungsausmaß später sehr viel besser sein, wenn der Untersuchte eher beiläufig aufgefordert wird, nach hinten zu sehen und den Kopf zu wenden.
Ähnliches gilt für die **LWS.** Während der Finger-Boden-Abstand bei Verdeutlichungstendenzen nicht selten unter heftigem Jammern und Stöhnen und beträchtlicher Gegeninnervation erheblich eingeschränkt erscheint, so kann später auf der Untersuchungsliege bei Prüfung der oberen Extremitäten beiläufig aufgefordert werden, sich in den Langsitz mit gestreckten Armen und Beinen aufzurichten, wobei es dann nicht selten zu einem deutlich geringeren Finger-Zehen-Abstand kommt.
Auch eine **auffällige Diskrepanz** zwischen einer wenig stark ausgeprägten muskulären Verspannung der paravertebralen Muskulatur und einer demonstrierten Bewegungseinschränkung der Wirbelsäule ist zu beachten. Bei Schmerzen des Rumpfes wird dieser beim Gehen möglichst ruhig gehalten. Kommt es in der Begutachtungssituation zu starken Schwankungen des Rumpfes mit Pendeln des Körpers in allen Richtungen, spricht dies gegen ein entsprechendes Schmerzsyndrom.
Die **Beobachtung des Treppensteigens** ist manchmal ebenfalls aufschlussreich. Wird mit einem als schmerzhaft angegebenen Bein zum ersten Tritt angesetzt oder steigt der Untersuchte eine Treppe unter gleichmäßiger Belastung beider Beine wechselseitig hinauf und hinab, so ist Skepsis angebracht. Insgesamt empfiehlt es sich, bei Hinweisen auf eine bewusste Minder- oder Gegeninnervation Untersuchungsabläufe mehrfach in zeitlichem Abstand zu wiederholen, möglichst nachdem man sich zwischenzeitlich einem anderen Organsystem zugewandt oder den zu Untersuchenden im Gespräch abgelenkt hat. Häufig ergeben sich dann durchaus andere Ergebnisse, etwa bei der Beurteilung eines Bewegungsausmaßes oder einer Kraftentwicklung.
Schließlich ist auch die Beobachtung des Probanden beim **An- und Auskleiden** – welches stets im Untersuchungszimmer ohne besondere Aufmerksamkeitszuwendung seitens des Untersuchers erfolgen sollte – aufschlussreich. Häufig wird der Einbeinstand, das Bücken und Drehen des Rumpfes in diesem Rahmen flüssig und ohne Schmerzäußerung durchgeführt. Bei der gezielten Untersuchung geschieht dies dann oft unter Stöhnen, Jammern und mit heftiger Gegenspannung.
Bei Prüfung der **Hirnnervenfunktion,** insbesondere nach Schädel-Hirn-Traumen, ergeben sich nicht selten Probleme beim Nachweis von Riechstörungen. Man ist dabei in Bezug auf den Alltag meist weitgehend auf die Angaben des Untersuchten angewiesen. Als objektives Messverfahren steht heute in wenigen Zentren die Ableitung olfaktorisch evozierter Potenziale zur Verfügung. Ansonsten bleibt nur die Darbietung aromatischer Substanzen, wobei das angebliche Nichtwahr-

nehmen von Trigeminusreizstoffen wie Salmiak oder auch von Chloroform als Hinweis auf eine psychogene Verhaltensweise gelten kann. Werden Trigeminusreizstoffe nicht wahrgenommen, muss der Verdacht auf eine bewusste Täuschung aufkommen.

Mit der Begutachtung von **Sehstörungen** befasst sich in erster Linie der Augenarzt, der neurologische Befund kann im Kontext die Organgenese untermauern oder – umgekehrt – unwahrscheinlich machen. Als problematisch erweist sich bei der Begutachtung nicht selten die Gesichtsfelduntersuchung, die ebenso wie die präzise Visusprüfung der Mitarbeit des Probanden bedarf. Eine röhrenförmige Einengung des Gesichtsfeldes lässt – bei Ausschluss einer objektivierbaren Augenerkrankung wie einer Retinopathie – an eine funktionelle Störung denken.

Auch die Beurteilung von **Hörstörungen** obliegt dem dafür zuständigen Facharzt. Auch hier ist die Mitarbeit des Probanden von Bedeutung und die normale Untersuchungssituation mit vorauszusetzender Motivation des Untersuchten liegt bei der Begutachtung eben nicht vor. Der **Tinnitus** lässt sich letztlich nur aus den Angaben des Betroffenen erschließen.

Erhebliche Probleme bereitet häufig die Beurteilung von angegebenem **Schwindel und Gleichgewichtsstörungen.** Eine alte Faustregel lautete: „Wer alleine in eine Stadt zum Arzt kommen kann, leidet kaum an einem organisch bedingten Schwindel". Eine Aggravation von Schwindel durch eine vorgetäuschte Fallneigung im Romberg-Versuch ist nicht selten. Meist tritt schon Schwanken auf, noch ehe die Augen geschlossen sind, manchmal muten derartige Verhaltensweisen durchaus grotesk an, kaum je kommt es zu einem tatsächlichen Sturz. Lenkt man den Probanden ab, indem man etwa eine auf die Stirn geschriebene Zahl erkennen lässt, vergisst er häufig das Schwanken. Empfohlen wird auch, bei der Prüfung des Romberg-Versuches den Probanden rückwärts zählen zu lassen. Wartenberg führte dazu aus, dass normalerweise beim Stehen versucht wird, die Knie unbeweglich zu halten, um das Gleichgewicht nicht zu verlieren. Dabei wird der M. quadriceps innerviert, wodurch sich die Kniescheibe nach oben verschiebt. Im Gegensatz dazu schwanke der Simulant, ohne zu versuchen, dem vorzubeugen. Es wird daher empfohlen, die Patella des Probanden während der Untersuchung zu beobachten.

Psychogene Sturzanfälle wirken oft theatralisch-appellativ und ereignen sich in der Regel vor Zuschauern. Dabei findet sich meist ein aktiver Lidschluss bzw. ein Zukneifen der Lider bei der Untersuchung.

Ein **psychogener Tremor** verschwindet bei der Prüfung in Hocke und Kniebeugung unter entsprechender Anspannung und Konzentration des Probanden nicht selten vollständig.

Bei der Prüfung der **Sensibilität,** die ja ganz entscheidend von der Mitarbeit des Untersuchten abhängt, bewährt es sich, den Probanden aufzufordern, die Richtung anzugeben, in der man über eine bestimmte Körpergegend streicht. Nicht selten kann er dann in einem vorher als anästhetisch bezeichneten Bereich diese zutreffend angeben. Eine Anästhesie der Fingerspitzen lässt sich dadurch überprüfen, dass man den Untersuchten auffordert, Knöpfe auf- und zuzuknöpfen bzw. ihn beim An- und Auskleiden beobachtet. Gelingt dies flott und problemlos, lässt sich eine tatsächliche Anästhesie der Fingerspitzen weitgehend ausschließen. Schließlich sollte auch – bei einschlägiger Fragestellung – der Hinweis auf eine entsprechende Beschwielung der Handinnenflächen oder der Fußsohlen sowie auf Arbeitsspuren nicht fehlen.

Der **präzisen Angabe einer Hypästhesie,** die einem Dermatom oder dem Ausbreitungsgebiet eines peripheren Nerven entspricht, vor allem übereinstimmend bei Kontrollen, kommt erheblicher Wert in der Bestätigung einer Organgenese zu. Bei mehrfach wechselnden Angaben unscharfer Abgrenzbarkeit oder gar Einbeziehung einer ganzen Extremität bei der Prüfung von Gefühlsstörungen, auch bei auffallend langsamer und zögerlicher Antwort sollte jedoch erheblicher Zweifel aufkommen. Am Rumpf findet sich grundsätzlich eine paramediane Begrenzung der Sensibilität, die Angabe einer Grenze genau in der Mittellinie ist unphysiologisch, da sich die sensible Versor-

gung am Rumpf überlappt. Entsprechende Angaben sind nicht als organisch begründbar anzusehen. Eine Analgesie selbst für stärkste Schmerzen ohne gleichzeitige Störung des Temperaturempfindens spricht ebenso gegen eine organische Genese wie die Angabe ausgeprägter Sensibilitätsstörungen ohne gleichzeitige sensible Ataxie oder Störung der Feinmotorik.
Bei der Prüfung der **Motorik** wird man zunächst auf entsprechende Muskelatrophien achten, die allerdings bei sehr adipösen Untersuchten schwer abzuschätzen sind. Besondere Bedeutung kommt evtl. vorhandenen trophischen Störungen zu.
Die Beurteilung von **Gangstörungen** basiert auf sorgfältiger und mehrfacher Beobachtung, wobei der Untersuchungsraum zur Beurteilung des Gehvermögens ausreichend groß sein sollte. Gerade der Wechsel in der Ausprägung eines Hinkens und das Fehlen normaler kompensatorischer Bewegungen ist von Bedeutung. Wird eine Stockstütze benutzt, so ist eine entsprechende Beschwielung der Handfläche auf der gleichen Seite zu erwarten, ebenso wird das Schuhwerk bei einseitigem Gangbild auch eine einseitige Abnutzung von Sohle und Absatz erwarten lassen. Ein angeblich paretisches Bein kann im Liegen dadurch überprüft werden, dass man das gesunde Bein gegen Widerstand anheben lässt. Das andere Bein wird normalerweise gegen die Unterlage gedrückt, was dann gegen eine Parese spricht. Bei Verdacht auf eine Peronäusparese wird man im Stehen die Sehnen am Fußrücken beobachten. Sie werden beim Gesunden bei Rumpfbewegungen angespannt, um nicht zu fallen. Bei einer echten Parese ist dies naturgemäß nicht möglich. Beim Vorhalteversuch der Arme kommt es bei einer echten Parese zu einem allmählichen Absinken bei gleichzeitiger Pronation, bei einer nicht-organisch begründeten Schwäche dagegen zu einem raschen Fallen ohne Pronationstendenz.
Schließlich ist bei **Schmerzen am Rumpf** zu erwarten, dass dieser beim Gehen und Stehen möglichst ruhig gehalten wird. Kommt es bei der Untersuchung dagegen zu starkem Schwanken und Pendeln des Körpers in allen Richtungen, so spricht dies gegen ein entsprechendes Schmerzsyndrom.
Insgesamt erweist es sich als hilfreich, den zu Untersuchenden eher beiläufig beim An- und Auskleiden zu beobachten, vor allem beim Ankleiden, wenn der Untersuchte der Meinung ist, die Untersuchung sei abgeschlossen. Auch der Gang beim Betreten und beim Verlassen des Sprechzimmers sollte sorgfältig beobachtet werden.

> !
> Ein „Überlisten" des Probanden und der Nachweis nicht organisch begründbarer Untersuchungsergebnisse sagt nichts über die zugrunde liegende Ursache aus. Es kann sich sehr wohl um eine krankheitswertige seelische Störung handeln und nicht per se um eine bewusste Aggravation oder Simulation.

Psychischer Befund

Die Erhebung des psychischen Befundes beginnt bereits bei der Anamnese, wobei je nach Fragestellung des Gutachtens auch ein strukturiertes Gespräch erforderlich sein kann. Dabei bewährt sich die Erweiterung der Krankheitsgeschichte zur Lebensgeschichte unter Berücksichtigung der Familienanamnese, der frühen Kindheit, der Beziehung zu den Geschwistern und den Eltern, kindlicher Verhaltensauffälligkeiten wie Bettnässen, Nägelkauen, Angstzustände im Kindesalter u. a., der Schul- und Berufsausbildung, der späteren beruflichen Stellung, Partnerbeziehung, Ehe, Lebensgewohnheiten, Freizeitgestaltung, sozialer und kultureller Interessen. Besondere Bedeutung hat bei der Begutachtung von ausländischen Untersuchten die Migrationsanamnese, auf die unten noch näher eingegangen wird.

Kernstück des eigentlichen psychischen Befundes ist die **präzise Beschreibung einzelner psychopathologischer Symptome.** Schon das äußere Erscheinungsbild mit Verhalten und Ausdruck kann wegweisend sein. Bewusstseins- und Orientierungsstörungen sind an erster Stelle zu nennen. Die Beurteilung des Bewusstseinszustands ergibt sich bereits aus dem Verhalten des Untersuchten. Es werden **quantitative von qualitativen Bewusstseinsstörungen** unterschieden. Eine Verminderung der Bewusstseinslage in den üblichen Zwischenstufen Benommenheit, Somnolenz, Sopor und Koma, aber auch qualitative Bewusstseinsstörungen wie Verwirrtheit, Delir- und Dämmerzustand sind in der Begutachtungssituation eher selten. Orientierungsstörungen sind gezielt zu erfragen. Gedächtnisstörungen betreffen häufiger das Kurzzeitgedächtnis, das Langzeitgedächtnis ist weniger störanfällig. Auch hier ist eine gezielte Befragung, evtl. ergänzt durch testpsychologische Untersuchungen erforderlich.

Hinweise auf das **intellektuelle Niveau** des Untersuchten ergeben sich meist schon aus der Lebensgeschichte und aus der Berufsausbildung. Orientierende Fragen zum allgemeinen Wissen mit einfachen Rechenaufgaben sowie zum Abstraktionsvermögen mit den üblichen Unterschiedsfragen (Kind/Zwerg, See/Fluss u. a.) sind zweckmäßig.

Gefühlsstörungen bezogen auf den eigenen Körper oder Wahrnehmungsstörungen der Umgebung sind zu eruieren. Störungen des Antriebs und der Psychomotorik fallen häufig schon vom äußeren Erscheinungsbild her auf. Dabei ist nicht nur eine gesteigerte oder verminderte Psychomotorik von Bedeutung, sondern auch qualitativ abnorme psychomotorische Abläufe wie Stereotypien, Automatismen u. a.

Denkstörungen werden in formal oder inhaltlich differenziert, formal im Sinne einer Denkhemmung oder Verlangsamung, aber auch als zerfahrenes Denken, Haften, Perseverieren oder Beschleunigung der Denkabläufe bis hin zur Ideenflucht. Zu den inhaltlichen Denkstörungen zählen Zwangsphänomene, Phobien, aber auch Wahngedanken, Wahnwahrnehmungen oder ein ausgestaltetes Wahnsystem mit unterschiedlich ausgeprägter Wahnüberzeugung. Die Beurteilung ergibt sich oft aus der Art der Begründung des Wahns. Nicht selten sind in diesem Zusammenhang hypochondrische Ideen bis hin zu Krankheitswahn. Ich-Störungen mit Depersonalisation und Derealisation und Wahrnehmungsstörungen qualitativer oder quantitativer Art bis hin zu illusionären Verkennungen und Halluzinationen sind von erheblicher Bedeutung, wobei vor allem optische Halluzinationen häufig eine somatisch fassbare Ursache haben.

Affektive Störungen, insbesondere die depressive Verstimmung mit Bewegungsarmut, Facies depressiva, schleppendem Gang, traurig bedrückter Grundstimmung, Freudlosigkeit, Grübelzwang, Schuldgefühlen, nicht selten auch ängstlicher Unruhe, vor allem aber häufigen körperlichen Beschwerden mit Schlafstörungen, Appetitlosigkeit, Kopfdruck, Schwindel, Beklemmungsgefühlen spielen eine große Rolle in der Begutachtung.

Die manische Verstimmung ist dagegen selten Gegenstand der Begutachtung in diesem Zusammenhang.

Schließlich sollte auch zur Primärpersönlichkeit und zu einer eventuellen **Persönlichkeitsstörung** Stellung genommen werden.

Der psychopathologische Befund sollte daher die Beurteilung:

- der Bewusstseinslage mit Orientierung,
- des äußeren Erscheinungsbildes mit Verhalten und Ausdruck,
- der Affektivität,
- des Antriebs und der Psychomotorik,
- des Denkens und der kognitiven Leistungen,
- der Gedächtnisfunktion,
- der Wahrnehmung des Ich-Erlebens,

- der intellektuellen Leistungsfähigkeit und auch
- der Mitarbeit und Motivation des Probanden enthalten.

3.12.6 Technische Zusatzuntersuchungen

Sie sind nicht nur bei der neurologischen Begutachtung, sondern auch in anderen Fachgebieten im Grunde unerlässlich, und sei es letztlich auch nur zum Ausschluss zusätzlicher Gesundheitsstörungen zur rechtlichen Absicherung gegen mögliche Behauptungen zu einem späteren Zeitpunkt. Schließlich erwartet dies auch der Antragsteller unter dem Aspekt einer eingehenden Untersuchung und Abklärung seines Beschwerdebildes. Sie sind auch bei unklaren Vorbefunden und bei Widersprüchen in der vorausgehenden Diagnostik angebracht.

Ein ganz wesentlicher Punkt ist, dass der Versicherte damit einverstanden sein muss. Eine Duldungspflicht besteht nur für wenig belastende Eingriffe ohne Gesundheitsgefahren, ohne erhebliche Schmerzen und ohne erheblichen Eingriff in die körperliche Unversehrtheit. Als beispielhaft gelten EKG, EEG, EMG mit Nervenleitgeschwindigkeiten, evozierte Potenziale und Ultraschalldiagnostik.

Der **Neurologe** wird sich – je nach Fragestellung – auf die Ableitung von EEG, EMG mit motorischen und sensiblen Nervenleitgeschwindigkeiten, der evozierten Potenziale einschließlich der transkraniellen Magnetstimulation, der Doppler- und Duplex-Sonografie stützen. Röntgenbefunde, CT- und MRT-Befunde werden häufig vom Untersuchten selbst mitgebracht oder sind bereits in den Akten enthalten. Falls erforderlich, wird man diese Untersuchungen – nach Absprache mit dem Auftraggeber – ergänzen.

Der **Internist oder Orthopäde** wird auf die im jeweiligen Fachgebiet erforderlichen Untersuchungen zurückgreifen. Grundsätzlich sollte der Gutachter die technische Zusatzdiagnostik zur Verfügung haben, die einer modernen Fachpraxis entspricht.

Die zur Beantwortung der im Gutachtensauftrag gestellten Fragen erforderlichen Zusatzuntersuchungen müssen selbstverständlich durchgeführt oder veranlasst werden. Es sollte jedoch kritisch abgewogen werden, welche Untersuchungen tatsächlich notwendig sind, und auf welche im Einzelfall verzichtet werden kann, sowohl um den Untersuchten nicht übermäßig zu belasten als auch um entstehende Kosten möglichst gering zu halten. Es bleibt aber auch zu bedenken, dass der medizinische Sachverständige meist eine differenziertere Fragestellung vor sich hat und eine **dringendere Notwendigkeit einer diagnostischen und differentialdiagnostischen Abklärung** sieht als der behandelnde Arzt. Ein erweitertes diagnostisches Spektrum ist daher bei der Begutachtung häufig erforderlich.

Der Gutachter sollte sich jedoch auch der Grenzen der jeweiligen technischen Zusatzuntersuchung bewusst sein.

Grundsätzlich gilt, dass – etwa nach einem Unfall – nicht ein pathologischer Befund im CT, MRT oder EEG, sondern eine **tatsächlich nachweisbare Funktionsstörung und Leistungsminderung** zu entschädigen ist. Ebenso ist nicht die Schwere des Traumas, sondern der verbleibende Folgezustand zu beurteilen.

Es ist medizinisches Allgemeingut, dass Befunde bildgebender Verfahren wie CT und MRT kritisch mit dem klinischen Bild und dem Ergebnis der neurophysiologischen Untersuchungen korreliert werden müssen.

Dies gilt vor allem für die Abgrenzung prämorbider Krankheitserscheinungen von später geltend gemachten Unfallfolgen.

Bei **psychogenen Lähmungen** ist die EMG-Ableitung nützlich, am zweckmäßigsten in der Mehrkanalableitung, wobei etwa eine gleichzeitige Anspannung von Agonisten und Antagonisten objektiviert werden kann. Auch die transkranielle Magnetstimulation ist in diesem Rahmen wertvoll. Finden sich normale Leitungszeiten und Amplituden bei ausgeprägten „Lähmungserscheinungen", spricht dies gegen eine organische Genese.
Insgesamt gilt – wie überall in der Medizin –, dass ein einzelner pathologischer Laborwert bzw. eine Normabweichung in einer technischen Zusatzuntersuchung ohne entsprechenden klinischen Befund äußerst zurückhaltend bewertet werden sollte und zumindest einer Kontrolle bedarf.
Ergänzende Untersuchungen anderer Fachgebiete, etwa augenärztliche, HNOärztliche, orthopädische oder internistische, werden meist vom Auftraggeber des Gutachtens selbst veranlasst oder sind dem Auftraggeber vorzuschlagen, sofern es für die Fragestellung erforderlich ist. Im Sozialgerichtsverfahren muss das Zusatzgutachten stets vom Gericht veranlasst und in Auftrag gegeben werden.
Insgesamt sollten Exploration und Untersuchung in möglichst ungestörter Atmosphäre stattfinden. Ein ruhiger Raum ohne Störungen durch Telefon oder andere Personen ist für die Begutachtung unbedingt erforderlich.
Am Ende der Untersuchung sollte der Proband gefragt werden, ob aus seiner Sicht alles Wesentliche und ihm Wichtige angesprochen und erörtert worden sei oder ob er noch etwas hinzufügen möchte. Ein entsprechender Vermerk sollte in das Gutachten aufgenommen werden.

3.12.7 Testpsychologische Untersuchungen

Sie sind in Abhängigkeit von der Fragestellung manchmal ergänzend hilfreich. Der nicht als klinischer Psychologe tätige Gutachter wird sich aus der unübersehbaren Fülle angebotener Testverfahren einige wenige heraussuchen, mit denen er im Sinne eines „Screening-Verfahrens" einen gewissen Überblick über einzelne Bereiche kognitiver Leistungen erhält.
Für spezielle und weitergehende Fragestellungen ist ein **neuropsychologisches Zusatzgutachten** erforderlich. Als praktikabel erwiesen sich im gutachtlichen Alltag neben dem klassischen, aber zeitaufwändigen Hamburg-Wechsler-Intelligenztest für Erwachsene (HAWIE) der Mehrfach-Wortschatz-Intelligenztest (MWT-B), der Kurztest für Allgemeine Intelligenz (KAI) mit der Abgrenzung kristallisierte versus fluide Intelligenz, der Benton-Test, der Syndrom-Kurztest (SKT), der c. I.-Test, der Zahlen-Verbindungstest (ZVT), der Aufmerksamkeits-Belastungstest (Test d2 nach Brickenkamp) und andere. Tests zur Beurteilung der Persönlichkeitseigenschaften und Befindlichkeitsskalen können die Palette ergänzen.
Der Problematik von testpsychologischen Untersuchungen bei Probanden, die Deutsch nicht als Muttersprache sprechen, wird man sich in der Auswahl der Tests stets bewusst sein.
Zunehmende Bedeutung haben Beschwerdenvalidierungstests zur Überprüfung der Authentizität der vom Probanden gemachten Angaben. Sie sind allerdings stets im Kontext des gesamten Befundes zu berücksichtigen, keinesfalls können sie alleine als Begründung für Aggravation oder Simulation gelten.

3.12.8 Diagnose

Das Gutachten muss eine Diagnose enthalten und sie muss zwingend gemäß den Klassifikationskriterien der ICD-10 oder des DSM 5 verschlüsselt werden. Sie spielt zwar für die allein entscheidende Leistungsbeurteilung nicht die maßgebende Rolle, dient aber als Verständigungsbasis für alle Beteiligten und für später nachuntersuchende Ärzte. Die Diagnose sollte so präzise wie möglich als Funktionsdiagnose angegeben werden, nicht als „Zustand nach ..." oder „Verdacht auf ...". Es ist wenig sinnvoll von „Schlaganfall" oder „Schädel-Hirn-Trauma" zu sprechen, sondern z. B. von „armbetonter Halbseitenlähmung mit Aphasie und Hemianopsie nach zerebral-ischämischem Insult". Dem Begriff „Zustand nach" kann nicht entnommen werden, worin denn der vorliegende Zustand besteht. Es kann eine völlige Ausheilung ebenso wie eine schwere Defektsymptomatik vorliegen.

3.12.9 Grundsätzliche Überlegungen zur Motivation

In sehr vielen Begutachtungsfällen, bei denen eine somatoforme Störung, eine psychoreaktive Störung, eine Depression oder eine Persönlichkeitsstörung im Vordergrund stehen, ist im Grunde die **Leistungsmotivation** beeinträchtigt. Es ist dabei nicht so sehr – bei Fehlen eines organischen Substrats – die Leistungsfähigkeit gestört, sondern sehr viel mehr die Bereitschaft, sich weiterhin beruflich einzubringen. Bei längerem Betreiben des Rentenwunsches über mehrere Instanzen hinweg kommt der Antragsteller letztlich doch in den meisten Fällen an sein Ziel der vorzeitigen Berentung. Köhler führte in diesem Zusammenhang den Begriff der **psychosozialen Desintegration** ein.

Er betont dabei das Missverhältnis zwischen Erfolg und Misserfolg im Arbeitsleben. Während Erfolg motivierend wirkt und dabei durchaus auch erhebliche Belastungen und „Stress" in Kauf genommen werden, wirkt Misserfolg demotivierend und führt zu einer Kettenreaktion von körperlichen Befindlichkeitsstörungen, attestierter Arbeitsunfähigkeit, mehr oder weniger offener Arbeitsverweigerung und schließlich, zweifellos gefördert durch unser Gesundheits- und Sozialsystem, schließlich zu einer zunehmenden Anspruchshaltung. Die Situation am Arbeitsmarkt mit häufigen Kündigungen und schwieriger Vermittelbarkeit spielt dabei eine wichtige Rolle. Die Forderung „Rehabilitation vor Rente" ist dann nur noch utopisch. Viele dieser Patienten kommen mit nur geringen körperlichen Schäden, aber offensichtlichem Misserfolg im beruflichen und/oder privaten Bereich unter einer somatischen Diagnose zur stationären medizinischen Rehabilitation. Gefördert wird diese Haltung durch den Hausarzt, der vom Wohlwollen seines Patienten abhängig ist, von der Tendenz, sich absichern zu müssen gegen Klagen seines enttäuschten Patienten, von in der Öffentlichkeit vertretenen Denkmodellen wie „Arbeit macht krank", „unbarmherzige Arbeitswelt", oft mit dem griffigen Terminus „Mobbing" umschrieben, gefördert durch soziale Gratifikationen wie Krankengeld, Arbeitslosengeld und schließlich Frührente. Der Begriff „Erschöpfung" wird auch dann noch geltend gemacht, wenn schon über Jahre hinweg Arbeitsunfähigkeit attestiert wurde und Reha-Maßnahmen vorausgingen. Das Wort von Friedrich Nietzsche „Sage mir ein „Warum" und ich ertrage jedes „Wie" hat auch hier seine besondere Bedeutung. Sieht der Betroffene jedoch keinen Sinn im Weitermachen, so sind auch alle Therapiemaßnahmen vergebens. Schließlich kann kein Mensch gegen seinen Willen rehabilitiert werden.

Nach Köhler sollten dem Probanden die **folgenden Fragen** gestellt werden:

- Hat weitere Erwerbstätigkeit in Ihrem Fall noch einen Sinn?
- Auf welche beruflichen Fähigkeiten waren/sind Sie mit Recht stolz?
- Wer braucht Sie? Wie wird es diesen Menschen gehen, wenn Sie finanziell schlechter gestellt sind?
- Wie stellen Sie sich ein Leben ohne Erwerbstätigkeit vor?
- Welche Ziele würden Sie anstreben, wenn Ihre Gesundheit verbessert werden kann?
- Welche eigenen leistungsverbessernden Maßnahmen führen Sie bereits jetzt regelmäßig durch?
- Sind Sie bereit, für eine Leistungsverbesserung, auf ungünstige Gewohnheiten oder Genussmittel zu verzichten?

- Wie werden Sie von Partner/Hausarzt/Rechtsanwalt zur Frage der weiteren Erwerbstätigkeit beraten?

Diese Fragen helfen, zu differenzieren, ob tatsächlich die Kompetenz oder eher die Leistungsmotivation gestört ist.

Umgekehrt kann die Frage gestellt werden, was eigentlich einen Menschen motiviert, trotz Beschwerden erwerbstätig zu bleiben:

- für einen nahestehenden Menschen, der seine Unterstützung benötigt
- für Ziele, die noch zu verwirklichen sind (Hausbau, Reisen, Hobbys)
- um Grenzen mit sozialen Vorteilen zu erreichen (Betriebsjubiläum, volle Rente)
- für eine gute Familientradition (Eltern und nahe Verwandte waren auch bis zur Altersgrenze berufstätig)
- um länger jung zu bleiben (Herausforderungen am Arbeitsplatz, Mithalten können)
- um eine Vorbildfunktion auszuüben (Kinder, Verwandtschaft, Umgebung)
- bei Migranten, um zu zeigen, dass die Migration doch ein Erfolg war.

3.12.10 Gutachtliche Beurteilung

Das Herz des Gutachtens ist die Beurteilung. Hier gilt es, die Anknüpfungstatsachen in den Akten mit den eigenen erhobenen Befundtatsachen zu korrelieren und Abweichungen zu diskutieren. Es sollten zunächst die vorliegenden Gesundheitsschäden dargelegt werden. Danach ist es erforderlich, je nach Fragestellung zu diskutieren, welche Ursache zugrunde liegt und welche resultierenden Funktionseinschränkungen daraus abzuleiten sind.

3.12.11 Beantwortung der gestellten Fragen

Sie ist essenziell, denn der Auftraggeber will natürlich vom Gutachter die Fragen beantwortet haben, die ihm wichtig sind und die ihn veranlassten, den Gutachtensauftrag überhaupt zu erteilen. Trotzdem staunt man immer wieder, wie wenig Wert manche Gutachter gerade auf diesen Punkt legen. Die Fragen müssen ausführlich und erschöpfend, aber nicht ausufernd beantwortet werden. Man sollte es dringend vermeiden, abzuschweifen oder sich in Belanglosigkeiten zu verlieren. Je präziser die Fragen beantwortet werden, desto besser ist die Qualität des Gutachtens.

Literaturzitate in einem Gutachten sind dann sinnvoll, wenn ein besonders schwieriges und nicht alltägliches Thema mit differierenden wissenschaftlichen Meinungen zu bearbeiten ist. Als selbstverständlich vorauszusetzendes Lehrbuchwissen bedarf keiner Zitate. Sinnlos ist die routinemäßige Auflistung von Literaturangaben am Ende des Gutachtens ohne Bezug auf die vorliegende Fragestellung.

3.12.12 Häufige Fehler

(in Anlehnung an Groß und Löffler):

- Untersuchung zu kurz und unter Zeitdruck
- unzureichende Anamnese, Befunderhebung und Aktenkenntnis
- keine klare Trennung zwischen Aktenlage und eigenen Angaben des Probanden
- nicht beweiskräftige Untersuchungen

- Verwendung einer nicht allgemein üblichen Nomenklatur ohne Bezug auf die ICD-10
- persönliche, nicht dem Allgemeinwissen entsprechende Ansichten
- unzureichendes Eingehen auf die Fragestellung
- mangelnde Kenntnis grundlegender gesetzlicher Bestimmungen
- zu weit gefasster Ermessensspielraum
- Unsicherheit bei unklaren Zuständen
- fehlende Quantifizierung des Schweregrades mit direkten Schlussfolgerungen von Angaben des Untersuchten oder der Diagnose auf die Beantwortung der Beweisfragen
- unkritische Pauschalierungen
- Ableitung ursächlicher aus rein zeitlichen Zusammenhängen
- unbegründete Begünstigungen
- unzureichende Berücksichtigung von Übertragungs- und Gegenübertragungsphänomenen
- Selbstüberschätzung der eigenen Kompetenz
- Vorspiegelung falscher Sicherheit der gutachtlichen Entscheidungen
- fehlerhafte Verwendung juristischer Begriffe und Stellungnahmen zu ausschließlich juristischen Aspekten
- verärgerte oder abfällige Bemerkungen
- Fristversäumnisse oder Zeitverlust bei Nichtannahme des Gutachtenauftrags.

Leichte Verweistätigkeiten

Beispiele für leichte Verweistätigkeiten auf dem allgemeinen Arbeitsmarkt mit allgemein bekanntem Anforderungsprofil (Rauschelbach et al. 2000):

- Nachtportier in einem Hotel oder einer Kurklinik
- Lagerist, Werkzeugausgeber
- Hausmeister in einer Wohnanlage
- Wächter/in in einer Tiefgarage
- Kassierer/in in einem Hallenbad
- Kassierer/in in einer Tankstelle
- Botendienst für Arzneimittel
- Verkäufer/in in Tabakladen oder Kiosk
- Beratertätigkeit in einem Baumarkt oder Möbelhaus
- Aufsicht über Putzkolonne in einem Büro oder Krankenhaus
- Telefonvermittlung in einer Firma
- Poststelle (sortieren und frankieren).

Klassifikation der körperlichen Beanspruchung am Arbeitsplatz

- **Leichte Arbeit:** Handhabung leichter Werkstücke, Bedienen leichtgehender Steuerhebel, Kontrollarbeiten u. a.
- **Leichte bis mittelschwere Arbeit:** der Anteil mittelschwerer Arbeit auf höchstens 50 % begrenzt
- **Mittelschwere Arbeit:** Handhabung etwa 1–3 kg schwergehender Steuereinrichtungen, unbelastetes Begehen von Treppen und Leitern, Heben und Tragen von mittelschweren Lasten in der Ebene (bis 15 kg), leichte Arbeiten mit zusätzlicher Ermüdung durch Haltearbeit mäßigen Grades wie Arbeiten am Schleifstein, mit Bohrwinden und Handbohrmaschinen u. a.
- **Schwere Arbeit:** Tragen von bis zu 40 kg schweren Lasten in der Ebene oder Steigen unter mittleren Lasten und Handhaben von Werkzeugen über 3 kg Gewicht, Schaufeln, Graben, Hacken, auch mittelschwere Arbeiten in gebückter, kniender oder liegender Stellung

Checkliste für Gutachten

Vor Beginn klären

- Fragestellung klar und eindeutig?
- Vorinformationen ausreichend?
- Bin ich kompetent und zuständig?
- Hinderungsgründe?
- Zusatzbegutachtung erforderlich? Auftraggeber anfragen!

Gutachtenkopf

- Adresse des Auftraggebers
- Aktenzeichen
- Personalien
- Untersuchungsdatum und Datum der Fertigstellung des Gutachtens
- zitierte Akten
- Fragestellung

Aktenvorgeschichte (Anknüpfungstatsachen)

Eigene Angaben des Probanden

- Familienanamnese
- frühere Erkrankungen
- soziale und Berufsanamnese
- biografische Anamnese
- unmittelbare Vorgeschichte und jetzige Beschwerden
- vegetative Anamnese
- Suchtmittelanamnese
- Führerschein? Schwerbehindertengrad?

Befund (Befundtatsachen)

- internistischer Befund
- neurologischer Befund
- psychischer Befund
- technische Zusatzdiagnostik
- testpsychologische Untersuchungen

Diagnosen

Gutachtliche Beurteilung

- Welche Gesundheitsschäden?
- Worauf zurückzuführen? Gegebenenfalls Diskussion des Kausalzusammenhanges
- Welche resultierenden Funktionseinschränkungen?
- Korrelieren die Beschwerden mit den eigenen und den Vorbefunden?

Beantwortung der gestellten Fragen

3.13 Beurteilung von GdS/GdB nach dem sozialen Entschädigungsrecht und/oder nach dem Schwerbehindertenrecht

Tab. 3.1 GdS/GdB nach dem sozialen Entschädigungsrecht und/oder nach dem Schwerbehindertenrecht.

Erkrankung/Störung	Beispiele, Symptome	GdS bzw. GdB
Neurosen, Persönlichkeitsstörungen, Folgen psychischer Traumen		
leichtere psychovegetative oder psychische Störungen		0–20
stärker behindernde Störungen mit wesentlicher Einschränkung der Erlebnis- und Gestaltungsfähigkeit	z. B. ausgeprägtere depressive, hypochondrische, asthenische oder phobische Störungen, Entwicklungen mit Krankheitswert, somatoforme Störungen	30–40
schwere Störungen mit mittelgradigen sozialen Anpassungsschwierigkeiten	z. B. schwere Zwangskrankheit	50–70
schwere Störungen mit schweren sozialen Anpassungsschwierigkeiten		80–100
Ohrgeräusche (Tinnitus)		
Tinnitus ohne nennenswerte psychische Begleiterscheinungen		0–10
Tinnitus mit erheblichen psychovegetativen Begleiterscheinungen		20
Tinnitus mit wesentlicher Einschränkung der Erlebnis- und Gestaltungsfähigkeit	z. B. ausgeprägte depressive Störungen	30–40
Tinnitus mit schweren psychischen Störungen und sozialen Anpassungsschwierigkeiten		mindestens 50
Gleichgewichtsstörungen		
Normabweichungen in den apparativ erhobenen neurootologischen Untersuchungsbefunden bedingen für sich allein noch keinen GdS/GdB-Grad!		
Gleichgewichtsstörungen ohne wesentliche Folgen	allenfalls Gefühl der Unsicherheit bei alltäglichen Belastungen, leichte Unsicherheit mit Schwindelerscheinungen bei höheren Belastungen, stärkere Unsicherheit erst bei außergewöhnlichen Belastungen, keine nennenswerten Abweichungen bei den Steh- und Gehprüfungen	0–10
Gleichgewichtsstörungen mit leichten Folgen	leichte Unsicherheit und geringe Schwindelerscheinungen bei alltäglichen Belastungen, stärkere Unsicherheit bei höheren Belastungen, leichte Abweichungen bei den Steh- und Gehversuchen erst auf höherer Belastungsstufe	20

Tab. 3.1 GdS/GdB nach dem sozialen Entschädigungsrecht und/oder nach dem Schwerbehindertenrecht. (Forts.)

Erkrankung/Störung	Beispiele, Symptome	GdS bzw. GdB
Gleichgewichtsstörungen mit mittelgradigen Folgen	stärkere Unsicherheit und Schwindelerscheinungen mit Fallneigung bereits bei alltäglichen Belastungen, heftiger Schwindel bei höheren und außergewöhnlichen Belastungen, deutliche Abweichung bei den Geh- und Stehversuchen bereits auf niedriger Belastungsstufe	30–40
Gleichgewichtsstörungen mit schweren Folgen	heftiger Schwindel und erhebliche Unsicherheit bereits bei alltäglichen Belastungen, teilweise Gehhilfe erforderlich	50–70
Unfähigkeit, ohne Unterstützung zu gehen oder zu stehen		80
Wirbelsäulenschäden		
Anhaltende Funktionsstörungen infolge Wurzelkompression mit motorischen Ausfallserscheinungen – oder auch intermittierende Störungen bei der Spinalkanalstenose – sowie Auswirkungen auf die inneren Organe (z. B. Atemfunktionsstörungen) sind zusätzlich zu berücksichtigen!		
Wirbelsäulenschäden ohne Bewegungseinschränkung oder Instabilität		0
Wirbelsäulenschäden mit geringen funktionellen Auswirkungen	Verformung, rezidivierende oder anhaltende Bewegungseinschränkung oder Instabilität geringen Grades, seltene und kurz dauernd auftretende leichte Wirbelsäulensyndrome	10
Wirbelsäulenschäden mit mittelgradigen funktionellen Auswirkungen in einem Wirbelsäulenabschnitt	Verformung, häufig rezidivierende oder anhaltende Bewegungseinschränkung oder Instabilität mittleren Grades, häufig rezidivierende und Tage andauernde Wirbelsäulensyndrome	20
Wirbelsäulenschäden mit schweren funktionellen Auswirkungen in einem Wirbelsäulenabschnitt	Verformung, häufig rezidivierende oder anhaltende Bewegungseinschränkung oder Instabilität schweren Grades, häufig rezidivierende und Wochen andauernde ausgeprägte Wirbelsäulensyndrome	30
Wirbelsäulenschäden mit mittelgradigen bis schweren funktionellen Auswirkungen in zwei Wirbelsäulenabschnitten		30–40
Wirbelsäulenschäden mit besonders schweren Auswirkungen	z. B. Versteifung großer Teile der Wirbelsäule; anhaltende Ruhigstellung durch Rumpforthese, die drei Wirbelsäulenabschnitte umfasst (z. B. Milwaukee-Korsett); schwere Skoliose (ab ca. 70° nach Cobb)	50–70
Wirbelsäulenschäden bei schwerster Belastungsinsuffizienz bis zur Geh- und Stehunfähigkeit		80–100

3.13.1 Berücksichtigung von Schmerzen im sozialen Entschädigungsrecht und nach dem Schwerbehindertenrecht

Die in der GdS/GdB-Tabelle angegebenen Werte schließen die üblicherweise vorhandenen Schmerzen mit ein und berücksichtigen erfahrungsgemäß auch besonders schmerzhafte Zustände. In den Fällen, in denen nach dem Sitz und dem Ausmaß der pathologischen Veränderungen eine über das übliche Maß hinausgehende, eine spezielle ärztliche Behandlung erfordernde Schmerzhaftigkeit anzunehmen ist, können höhere Werte angesetzt werden. Dies gilt insbesondere bei Kausalgien und bei stark ausgeprägten Stumpfbeschwerden nach Amputationen (Stumpfnervenschmerzen, Phantomschmerzen); ein Phantomgefühl allein bedingt keine zusätzliche GdB/GdS-Bewertung.

3.13.2 Wirbelsäulenschäden

Bei außergewöhnlichen Schmerzsyndromen können auch ohne nachweisbare neurologische Ausfallserscheinungen (z. B. Postdiskotomiesyndrom) GdB/GdS-Werte über 30 in Betracht kommen.

3.14 Klassifikation der somatoformen Störungen

3.14.1 DSM-IV-TR

- 300.81. Somatisierungsstörung.
- 300.81. undifferenzierte somatoforme Störung.
- 300.11. Konversionsstörung (mit oder ohne motorische oder sensorische Symptome, mit Anfällen oder Krämpfen oder mit gemischtem Erscheinungsbild).
- 307.xx. Schmerzstörung.
- 307.80. in Verbindung mit psychischen Faktoren.
- 307.89. in Verbindung mit psychischen Faktoren wie einem medizinischen Krankheitsfaktor – akut oder chronisch.
- 300.7. Hypochondrie.
- 300.7. körperdysmorphe Störung.
- 300.81. nicht näher bezeichnete somatoforme Störung.

3.14.2 ICD-10

- F 43.0 akute Belastungsreaktion.
- F 43.1 posttraumatische Belastungsstörung.
- F 43.2 Anpassungsstörungen.
- F 44.0 dissoziative Amnesie.
- F 44.1 dissoziative Fugue.
- F 44.2 dissoziativer Stupor.
- F 44.4 dissoziative Bewegungsstörungen.

- F 44.5 dissoziative Krampfanfälle.
- F 44.6 dissoziative Sensibilitäts- und Empfindungsstörungen.
- F 45.0 Somatisierungsstörung.
- F 45.1 undifferenzierte Somatisierungsstörung.
- F 45.2 hypochondrische Störung.
- F 45.3 somatoforme autonome Funktionsstörung.
- F 45.4 anhaltende somatoforme Schmerzstörung.
- F 48.0 Neurasthenie (Erschöpfungssyndrom).

3.15 Berufliches Leistungsvermögen bei somatoformen Störungen

Tab. 3.2 „Indizienliste" zur Beurteilung des beruflichen Leistungsvermögens von Probanden mit somatoformen Störungen (nach Widder und Aschoff 1995)

Allgemeine Indizien

- unbeobachtetes Gangbild: Schnelligkeit und Ablauf der Bewegungen, Mitschwingen der Arme
- Spontanmotorik: spontane Kopfdrehungen und Greifbewegungen
- Fähigkeit zum Stillsitzen: entlastende Körperbewegungen, Aufstehen während der Exploration?
- An- und Auskleiden: Flüssigkeit des Bewegungsablaufs, im Stehen oder Sitzen, Bückfähigkeit, Benutzung beider Hände
- Handverschwielung: Hinweise auf körperliche Aktivitäten

Indizien anhand des Tagesablaufs

- Schlaf: Einschlafen, Dauer, Häufigkeit des nächtlichen Aufstehens, Schlaf tagsüber?
- Aufstehen: wann, wer macht Frühstück?
- Körperpflege: Haare waschen ohne Hilfe, wie oft?
- Tätigkeiten im Haushalt: Größe der Wohnung, wer kocht, putzt, kauft ein, Treppensteigen erforderlich?
- Hobbys: Briefmarken sammeln, Gartenarbeit, Stricken, Kreuzworträtsel lösen usw.
- soziale Aktivitäten: Vereinsleben, Stammtisch, Skatabende, Chor usw.
- sexuelle Aktivitäten: wann zuletzt, wie oft?
- Sport: Radfahren, Kegeln, Wandern usw.
- Urlaub: wann zuletzt, wo, Beförderungsmittel, benötigte Fahrtpausen?
- Spaziergänge: wie lange, wohin, mit wem?
- Behandlungen: Häufigkeit von Besuchen bei Ärzten und Therapeuten, wie dorthin gekommen?
- Autofahren: selbst Auto fahrend, welche Strecken?

Indizien anhand der Schmerzschilderung

- Schilderung: adäquat, vage, distanziert, zönästhetisch?
- Lokalisation: umschrieben, segmental, diffus?
- Häufigkeit: dauernd, bereits beim Aufwachen, schmerzfreie/-arme Zeiten?
- Intensität: stechend, drückend, dumpf, bohrend?
- Körperhaltungsabhängigkeit: im Sitzen, Stehen, Gehen, Liegen?
- Tätigkeitsabhängigkeit: bei der Arbeit, am Wochenende, im Urlaub?
- Schmerzmitteleinnahme: was, wie oft, wie lange, Besserung unter Medikation (bzw. Alkohol)?

Tab. 3.2 „Indizienliste" zur Beurteilung des beruflichen Leistungsvermögens von Probanden mit somatoformen Störungen (nach Widder und Aschoff 1995) (Forts.)

Ergänzende Indizien zum Ausschluss einer hirnorganischen Störung
• Konzentrationsfähigkeit während der Exploration: Diktieren falscher anamnestischer Angaben im Beisein des Probanden • Merkfähigkeit für Altbekanntes: Geburtsdatum, Straße und Hausnummer, Telefonnummer, Hochzeitstag, Vornamen der Eltern und Geschwister, Geburtsnamen der Mutter • Merkfähigkeit für Wichtiges: Höhe derzeitiger Einkünfte, Einkünfte bei erwarteter Rentengewährung • Merkfähigkeit für Routinedinge: was zum Frühstück gegessen • "Simulationstests"

3.16 Prognosebeurteilung somatoformer Störungen (Foerster 1992)

Relevante Fragen:

- Liegt eine im rechtlichen Sinne „erhebliche Störung" vor?
- Handelt es sich um einen mehrjährigen Verlauf?
- Ist der Verlauf durch eine kontinuierliche Chronizität charakterisiert oder sind zwischenzeitliche Remissionen – ggf. nach therapeutischen Maßnahmen – zu beobachten?
- Bestand bzw. besteht noch eine regelmäßige ambulante Therapie?
- Haben stationäre Behandlungsversuche, auch mit unterschiedlichen therapeutischen Ansatzpunkten, stattgefunden?
- Sind Rehabilitationsmaßnahmen gescheitert? (nach Foerster 1992)

Sind diese Fragen bezüglich des Verlaufs zu bejahen und liegt eine im rechtlichen Sinne „erhebliche Störung" vor, so dürfte mit der Wiederherstellung der vollen Erwerbstätigkeit kaum zu rechnen sein, falls dies im Verlauf der Erkrankung zu einem Problem geworden ist.

Literatur

Bundesministerium für Arbeit und Soziales (2009) Versorgungsmedizin-Verordnung – VersMedV – Versorgungsmedizinische Grundsätze, Bonn

Foerster K (1992): Psychiatrische Begutachtung im Sozialrecht. Nervenarzt 63:129–136

Groß R, Löffler M (1997) Prinzipien der Medizin. Springer, Berlin

Hackhausen W (2003): Sozialmedizin und ärztliche Begutachtung – Kompendium für Ärzte und Juristen. Landsberg, Ecomed

Hausotter W (1995): Aggravation und Simulation in der neurologischen Begutachtung. Med Sach 91:10–13

Hausotter W (1999): Ärztliche Gutachten – Eine elementare ärztliche Aufgabe. Dt. Ärtebl.96:A 1.481–1.484

Hausotter W (2000): Aufgaben und Stellung des ärztlichen Gutachters. Gesundheitswesen 62:468–472

Hausotter W (2001): Ärztlicher Gutachter – Berufsbild und Selbstverständnis. Dt. Ärztebl.98:A 735

Hausotter W (2007): „Beistände" bei Begutachtungen – aus Sicht des medizinischen Sachverständigen. Med Sach 103;27–29

Hausotter W (2010): Begutachtungen bei Migrationshintergrund: Besondere Aspekte der Begutachtung von Personen mit Migrationshintergrund. Med Sach 106:110–116

Hausotter W (2013) Begutachtung somatoformer und funktioneller Störungen. 3.Aufl. München, Jena, Elsevier Urban & Fischer

Kater H (2011) Das ärztliche Gutachten im sozialgerichtlichen Verfahren. 2. Aufl.
Berlin, Erich-Schmidt-Verlag

Köhler S (1999): Psychosoziale Desintegration und Bewertung der Leistungsfähigkeit. In: Collatz J, Hackhausen W, Salman R (Hrsg.): Begutachtung im interkulturellen Feld. Berlin, Verlag für Wissenschaft und Bildung

Rauschelbach HH, Jochheim KA, Widder B (Hrsg.) (2000): Das neurologische Gutachten. 4. Aufl. Stuttgart, Thieme

Schneider W, Henningsen P, Dohrenbusch R et al. (Hrsg.) (2012): Begutachtung bei psychischen und psychosomatischen Erkrankungen. Autorisierte Leitlinien und Kommentare. Bern, Huber

Thomann K-D, Losch E, Nieder P (2012): Begutachtung im Schwerbehindertenrecht. Frankfurt Referenz Verlag

Toparkus K (2012) Typische Fehler in der Begutachtung aus sozialrichterlicher Sicht. Med Sach 108; 230–235

Wartenberg R, hrsg. v. Köbcke H (1958): Neurologische Untersuchungsmethoden in der Sprechstunde. 3. Aufl. Stuttgart, Thieme

Widder B, Aschoff JC (1995):Somatoforme Störung und Rentenantrag: Erstellen einer Indizienliste zur quantitativen Beurteilung des beruflichen Leistungsvermögens. Med Sach 91:14–19

Widder B (2001): Vermeidbare Fehler bei neurologischen Begutachtungen. Nervenarzt 72:755–763

Widder B, Gaidzik PW (Hrsg.) (2011): Begutachtung in der Neurologie. 2. Aufl. Stuttgart, Thieme

4 Häufige gutachtensrelevante Begriffe und Definitionen

4.1 Krankheit

Bemerkenswerterweise ist der Begriff „Krankheit" in der medizinischen Wissenschaft nicht eindeutig festgelegt. Er wird aber dennoch in der Gesetzgebung verwendet und ist in der Rechtsprechung wie folgt definiert: „Krankheit ist ein regelwidriger Körper- oder Geisteszustand, der eine Heilbehandlung erforderlich macht oder Arbeitsunfähigkeit zur Folge hat" (BSG-Urteil vom 12.11.85–3 RK 45/83). „Eine Heilbehandlung ist dann erforderlich, wenn sich Schmerzen einstellen oder die Gefahr der Verschlimmerung des Zustands droht" (BSG-Urteil vom 13.10.78–3 RK 81/77). Krankheit ist aber auch schon dann anzunehmen, wenn „der Zustand zwar noch keine Schmerzen oder Beschwerden bereitet, durch ärztliche Behandlung aber eine wesentliche Besserung oder gar Beseitigung des Leidens und damit eine günstige Wirkung auf die spätere Erwerbsfähigkeit erreicht werden kann" (BSG-Urteil vom 28.10.60–3 RK 29/59).
„Die Regelwidrigkeit eines Körper- oder Geisteszustands ist bereits mit der Abweichung von der durch das Leitbild des gesunden Menschen geprägten Norm gegeben" (BSG-Urteil vom 28.4.67–3 RK 12/65).
Von der WHO wird **„Gesundheit"** als ein Zustand völligen körperlichen, seelischen und sozialen Wohlbefindens definiert, nicht nur als das Freisein von Krankheit und Gebrechen.
In der Gesetzgebung und in der Rechtsprechung wird dieser sehr weit gefasste Begriff jedoch nicht verwendet.

Begutachtung bei Menschen mit Migrationshintergrund. http://dx.doi.org/10.1016/B978-3-437-31624-1.00004-0

4.2 Erwerbsminderung bzw. Erwerbsunfähigkeit

In der gesetzlichen Rentenversicherung war diese früher nach SGB VI § 44 Abs. 2 wie folgt definiert: „Erwerbsunfähig sind Versicherte, die wegen Krankheit oder Behinderung auf nicht absehbare Zeit außerstande sind, eine Erwerbstätigkeit in gewisser Regelmäßigkeit auszuüben oder Arbeitsentgelt oder Arbeitseinkommen zu erzielen, das 1/7 der monatlichen Bezugsgröße übersteigt. Erwerbsunfähig ist nicht, wer eine selbstständige Tätigkeit ausübt". Der Gutachter sollte sich grundsätzlich nicht dazu äußern, ob Erwerbsfähigkeit besteht oder nicht, sondern eine **Minderung der Leistungsfähigkeit im Erwerbsleben** quantitativ und qualitativ beschreiben, d. h. resultierende Funktionseinbußen, deren Auswirkungen auf die Leistungsfähigkeit im Erwerbsleben (negatives Leistungsbild), die verbliebenen Leistungsmöglichkeiten (positives Leistungsbild), die noch verwertbare Arbeitszeit (vollschichtig – unter vollschichtig – unter halbschichtig – unter zweistündig) und auch Beginn und Dauer einer Leistungseinschränkung. Dies trifft heute noch für die vor dem 2.1.1961 geborenen Versicherten zu.

Seit 1.1.2001 ist dieser Begriff durch den der **vollen oder teilweisen Erwerbsminderung** ersetzt worden. Entscheidend ist jetzt, ob der Antragsteller mehr als 6 Stunden, 3–6 Stunden oder weniger als 3 Stunden täglich leistungsfähig ist, letzteres entspricht einem aufgehobenen Leistungsvermögen. Maßstab ist grundsätzlich nicht mehr der ausgeübte Beruf, sondern die Fähigkeit, jede denkbare Tätigkeit auf dem allgemeinen Arbeitsmarkt unter den üblichen Bedingungen zu verrichten.

Es ist essenzielle Aufgabe des Gutachters, ein positives und ein negatives Leistungsbild und damit das verbliebene individuelle oder Restleistungsvermögen herauszuarbeiten.

4.3 Berufsunfähigkeit

Nach SGB VI § 43 Abs. 2 war diese wie folgt definiert: „Berufsunfähig sind Versicherte, deren Erwerbsfähigkeit wegen Krankheit oder Behinderung auf weniger als die Hälfte derjenigen von körperlich, geistig und seelisch gesunden Versicherten mit ähnlicher Ausbildung und gleichwertigen Kenntnissen und Fähigkeiten gesunken ist. Der Kreis der Tätigkeiten, nach denen die Erwerbsfähigkeit vom Versicherten zu beurteilen ist, umfasst alle Tätigkeiten, die ihren Kräften und Fähigkeiten entsprechen und ihnen unter Berücksichtigung der Dauer und des Umfangs ihrer Ausbildung sowie ihres bisherigen Berufes und der besonderen Anforderungen ihrer bisherigen Berufstätigkeit zugemutet werden können. Zumutbar ist stets eine Tätigkeit, für die die Versicherten durch Leistungen zur beruflichen Rehabilitation mit Erfolg ausgebildet oder umgeschult worden sind."

Damit spielten Ausbildung, bisheriger Beruf und bisherige Berufstätigkeit, letztlich außermedizinische Fragen, eine wesentliche Rolle. Von besonderer Bedeutung war hier die Erstellung eines positiven und negativen Leistungsbildes, aber auch z. B. welche Wegstrecke eines Arbeitsweges der Betroffene noch zurücklegen konnte. Gerade hier zeigte sich, dass die medizinische Beurteilung nur eine Teilkomponente darstellte. Die Gesamtwertung oblag der Verwaltung oder dem Gericht.

Die Kategorien „Erwerbsunfähigkeit" und „Berufsunfähigkeit" haben im Rahmen der Übergangsregelungen und des Bestandschutzes noch über Jahre hinaus Bedeutung für die Jahrgänge von Rentenantragstellern vor dem 2.1.1961 und damit auch für den medizinischen Sachverständigen, obgleich sie rechtlich überholt sind.

Der Begriff „Berufsunfähigkeit" spielt heute noch eine Rolle bei der privaten Berufsunfähigkeits (Zusatz)-Versicherung, allerdings in anderem Zusammenhang und mit anderer Definition.

4.4 Arbeitsunfähigkeit

Der Begriff „Arbeitsunfähigkeit" wird in der gesetzlichen Krankenversicherung und im Arbeitsrecht verwendet. Man versteht darunter einen Gesundheitszustand, in dem der Versicherte nicht mehr in der Lage ist, die **zuletzt verrichtete Arbeit** auszuüben, ohne dabei den Gesundheitszustand zu verschlimmern. Der Begriff Arbeitsunfähigkeit bezieht sich somit ausdrücklich auf die zuletzt ausgeübte Tätigkeit, wobei allenfalls noch eine sehr eng auszulegende „ähnlich gelagerte Tätigkeit" in Betracht kommt.

4.5 Minderung der Erwerbsfähigkeit (MdE) und Grad der Behinderung (GdB) bzw. der Schädigungsfolgen (GdS)

In der **Unfallversicherung** gilt die MdE als Maßstab für die bestehende Leistungsminderung bezogen abstrakt auf den **allgemeinen Arbeitsmarkt.** Sie bestimmt die Höhe der Rente. Im *sozialen* **Entschädigungsrecht und im Schwerbehindertenrecht** wird vom Grad der Schädigungsfolgen GdS und vom Grad der Behinderung GdB gesprochen, wobei dies abstrakt auf Auswirkungen von Funktionsbeeinträchtigungen **in allen Lebensbereichen** bezogen wird.

Die **Höhe der MdE** ist in der Unfallversicherung für die jeweiligen Schädigungsfolgen nicht gesetzlich festgelegt. Sie ist Tabellen aus der Literatur zu entnehmen, die auf langjährigen medizinischen und gutachtlichen Erfahrungen beruhen.

Bei der Begutachtung in der gesetzlichen Unfallversicherung ist zu berücksichtigen, dass grundsätzlich erst ab einer MdE von 20 % Rente gewährt wird. Eine MdE von 10 % hat aber insofern Bedeutung, als sie als „Stützrente" zusammen mit anderen Unfallrenten doch zu einer Rentengewährung führen kann. Ein vorläufiger Rentenanspruch wird während der ersten 3 Jahre festgestellt. Die erste Feststellung des Anspruchs auf Rente auf unbestimmte Zeit setzt grundsätzlich keine Änderung der Verhältnisse, etwa eine Besserung oder eine Verschlimmerung voraus und ist damit unabhängig von einer früheren Einschätzung. Die Rente auf unbestimmte Zeit kann jedoch nur in Abständen von mindestens 1 Jahr nach der letzten Bescheiderteilung geändert werden, wenn entscheidende Änderungsmerkmale nachweisbar sind.

Für das soziale Entschädigungsrecht und das Schwerbehindertenrecht – und nur dort! – sind die **„Versorgungsmedizinischen Grundsätze" der Anlage zu § 2 Versorgungsmedizin-Verordnung (VersMedV)** maßgeblich. Sie haben die früheren „Anhaltspunkte für die ärztliche Gutachtertätigkeit im sozialen Entschädigungsrecht und nach dem Schwerbehindertenrecht", zuletzt 2004 abgelöst. Sie haben jetzt rechtlich bindenden Charakter.

Sie finden **Anwendung bei der Begutachtung** nach

- dem Schwerbehindertenrecht (SchwbR)
- dem Bundesversorgungsgesetz (BVG)
- dem Soldatenversorgungsgesetz (SVG)
- dem Zivildienstgesetz (ZDG)
- dem Opferentschädigungsgesetz (OEG)
- dem Infektionsschutzgesetz (IfSG).

Ein Rentenanspruch besteht im sozialen Entschädigungsrecht erst ab einem GdS von 25. Der **Schwerbehindertenstatus** wird ab einem GdB von 50 erreicht.

Zur Abgrenzung gegenüber der MdE werden GdS und GdB grundsätzlich nicht mit einer Prozentangabe versehen. Die Angabe erfolgt in Zehnergraden.

4.6 Beweismaße

Der Gutachter sollte sich auch mit den rechtlichen Beweismaßen Vollbeweis und Wahrscheinlichkeit vertraut machen. Dabei bedeutet **Vollbeweis,** Feststellungen mit einem Grad von Wahrscheinlichkeit zu treffen, der praktisch der Gewissheit gleichkommt. Der Vollbeweis gilt als Regelbeweismaß, welches überall dort anzuwenden ist, wo nicht aus besonderen Gründen als Abweichung davon eine geringere Beweisstärke vorgeschrieben ist. Es bedeutet dies, Feststellungen mit „an Sicherheit grenzender Wahrscheinlichkeit" zu treffen. Nach der Formulierung des Bundesgerichtshofes ist dies „ein für das praktische Leben brauchbarer Grad von Gewissheit, der den Zweifeln Schweigen gebietet, ohne sie völlig auszuschließen". Dabei muss der Sachverständige sein Gutachten auf gesicherten Erkenntnissen der medizinischen Wissenschaft und der ärztlichen Erfahrung aufbauen, darf aber auch nicht verschweigen, wo Grenzen verlaufen und Ungewissheiten bestehen. Abweichend vom Vollbeweis, dem Regelbeweismaß, sind auf den Gebieten der Unfallversicherung und der sozialen Entschädigung Beweiserleichterungen im Sinne der **„Wahrscheinlichkeit"** vorgesehen, weil die Aufgabe, Kausalzusammenhänge aufzuklären, leicht an die Grenzen naturwissenschaftlich-medizinischer Erkenntnis stoßen kann. Eine bloße Möglichkeit reicht jedoch nicht aus.

4.7 Kausalität

Sie bezeichnet den Ursachenzusammenhang **zwischen Bedingungen und bestimmten Erfolgen. Im Strafrecht gilt die Äquivalenztheorie,** auf sie braucht hier nicht näher eingegangen zu werden. Im Zivilrecht, d. h. im Haftpflichtrecht und in der privaten Unfallversicherung gilt **die Adäquanztheorie,** wonach ein Ereignis im Allgemeinen und nicht unter besonders eigenartigen, unwahrscheinlichen und nach dem gewöhnlichen Verlauf der Dinge außer Betracht zu lassenden Umständen geeignet sein muss, einen Erfolg der eingetretenen Art herbeizuführen. Im Bereich der gesetzlichen Unfallversicherung und im Versorgungsrecht gilt die **„Theorie der wesentlichen Bedingung",** wonach zu erwägen ist, welchen Ursachen nach der Anschauung des täglichen Lebens die wesentliche Bedeutung für den Eintritt des Ereignisses zukommt. Konkret ist zu prüfen, welche von verschiedenen Ursachen einen Körperschaden wesentlich bewirkt hat, wobei dafür der Vollbeweis zu fordern ist. Im Bereich der gesetzlichen Unfallversicherung sind die Begriffe „haftungsbegründende" und „haftungsausfüllende Kausalität" von Bedeutung. Entscheidend ist zunächst, ob es sich tatsächlich um eine versicherte Tätigkeit gehandelt hat und somit die haftungsbegründende Kausalität als Voraussetzung einer Haftung der Unfallversicherung vorliegt. Es ist dann Inhalt der medizinischen Beurteilung, ob die schädigende Einwirkung mit dem eingetretenen Gesundheitsschaden in ursächlichem Zusammenhang steht, d. h. ob eine haftungsausfüllende Kausalität besteht.

- **haftungsbegründend** = ursächlicher Zusammenhang zwischen der versicherungsrechtlich geschützten Tätigkeit und dem Unfall (Verwaltung)
- **haftungsausfüllend** = ursächlicher Zusammenhang zwischen Unfall und dem entstandenen Schaden (medizinischer Gutachter)

4.8 Conditio sine qua non

Ursache ist jede Bedingung, die nicht hinweggedacht werden kann, ohne dass gleichzeitig der Erfolg entfiele. Wäre der Gesundheitsschaden auch ohne den Unfall eingetreten, so ist dieser keine Ursache für den Eintritt des Schadens.

> !
> Grundsatz in der gesetzlichen Unfallversicherung: Der Versicherte ist in dem Gesundheitszustand (auch dem psychischen) geschützt, in dem er sich zum Zeitpunkt des Unfalls befunden hat.

Ein **Vorschaden** muss im Vollbeweis nachgewiesen werden, bloße Vermutungen und Hinweise auf eine möglicherweise vorbestehende „psychische Labilität" genügen nicht. Lässt sich das Vorliegen unfallfremder Faktoren nicht sicher feststellen, darf sich laut BSG „gar nicht erst die Frage stellen", ob sie ursächlich im Rechtssinn sein könnten.
Alles-oder-Nichts-Prinzip: In der gesetzlichen Unfallversicherung ist der unfallbedingte Gesundheitsschaden stets in vollem Umfang zu entschädigen, auch wenn das Unfallereignis nur eine Teilursache neben anderen Ursachen darstellt. Klinisch stumme vorbestehende Organveränderungen sind rechtlich unerheblich, solange sie nicht zu nachweisbaren Funktionsbeeinträchtigungen geführt haben.

4.9 Berufskrankheiten

Berufskrankheiten werden in der Beurteilung Arbeitsunfällen gleichgestellt, wobei nach dem Gesetz jedoch nur Krankheiten in Betracht kommen, die in der **Berufskrankheitenverordnung (BKVO)** bezeichnet sind, und die der Versicherte in Ausübung einer versicherten Tätigkeit erleidet. Sie können in einem veröffentlichten Verzeichnis der Berufskrankheiten nachgelesen werden. Gleichgestellt sind Erkrankungen, die nach bestimmten Kriterien „wie eine Berufskrankheit" anerkannt werden können. Es sind dies solche, die trotz neuer medizinischer Erkenntnisse noch nicht in die offizielle Liste der Berufskrankheiten eingegangen sind. Die Anerkennung und Entschädigung erfolgt durch die Träger der gesetzlichen Unfallversicherungen.

4.10 Stützrente

In der gesetzlichen Unfallversicherung wird ein Unfallschaden mit einer MdE erst ab 20 % berentet. Ist die Erwerbsunfähigkeit durch mehrere vorausgehende Arbeitsunfälle gemindert, die einen Folgeschaden mit einer MdE von 10 % hinterließen, so kann ausnahmsweise eine MdE von 10 % dann berentet werden, wenn die gesamte MdE der durch die einzelnen Arbeitsunfälle verursachten Folgeschäden eine Höhe von 20 % erreicht.

4.11 Vorschaden – Nachschaden – Folgeschaden

In der gesetzlichen Unfallversicherung und im sozialen Entschädigungsrecht sind diese Begriffe von Bedeutung.
Unter **Vorschaden** versteht man vorausgehende Krankheiten bzw. nachweisbare Funktionsbeeinträchtigungen oder auch Unfall- und Schädigungsfolgen aus früheren Unfällen. Sie müssen allerdings im Vollbeweis nachgewiesen sein.
Eine **Schadensanlage** hat bislang noch zu keinen klinisch manifesten Symptomen geführt, damit lag noch keine Krankheit vor.
Kommen zu verbliebenen Schädigungsfolgen später durch andere Unfälle oder Krankheiten oder auch degenerative Vorgänge weitere Gesundheitsstörungen hinzu, so spricht man von einem **Nachschaden.**
Von einem **Folgeschaden** wird dann gesprochen, wenn eine weitere Gesundheitsschädigung vorliegt, bei der wahrscheinlich ist, dass die anerkannte Schädigung oder Unfallfolge bei der Entstehung wesentlich mitgewirkt hat.
In der **privaten Unfallversicherung** gilt der Grundsatz (nach AUB 88): Haben Krankheiten oder Gebrechen bei der durch ein Unfallereignis hervorgerufenen Gesundheitsschädigung oder deren Folgen mitgewirkt, so wird die Leistung entsprechend dem Anteil der Krankheit oder des Gebrechens gekürzt, wenn dieser Anteil mindestens 25 % beträgt.

4.12 Rehabilitation

Die Rehabilitation hat in den vergangenen Jahren zunehmende Bedeutung erlangt. Ihr Ziel ist es, körperlich, geistig oder seelisch Behinderte über die ärztliche Akutbehandlung hinaus mit Hilfe medizinischer, beruflicher und sozialer Maßnahmen in die Lage zu versetzen, ihre Fähigkeiten und Kräfte zu entfalten, einen angemessenen Platz in der Gemeinschaft zu finden und **dauerhafte berufliche Eingliederung** zu erreichen. Unterschieden wird der Begriff der medizinischen Rehabilitation von den Leistungen zur Teilhabe am Leben in der Gemeinschaft oder der Teilhabe am Arbeitsleben, Letzteres früher als berufliche Rehabilitation bezeichnet. Dabei gilt grundsätzlich: „Rehabilitation vor Rente". Die Durchführung der medizinischen Rehabilitation obliegt den gesetzlichen Krankenkassen, der gesetzlichen Rentenversicherung, der gesetzlichen Unfallversicherung, auch den Organen der sozialen Entschädigung und der Sozialhilfeverwaltung, die berufliche Rehabilitation in erster Linie der Bundesanstalt für Arbeit, aber auch den Unfall- und Rentenversicherungsträgern. Letztere betrifft nicht nur **„Umschulung"**, sondern auch **Hilfen am Arbeitsplatz** u. a. Maßnahmen der medizinischen Rehabilitation sind möglich, wenn die Erwerbsfähigkeit eines Versicherten infolge von Krankheit oder körperlicher, geistiger oder seelischer Behinderung erheblich gefährdet oder gemindert ist und wenn voraussichtlich durch eine Rehabilitationsmaßnahme eine wesentliche Besserung erwartet werden kann. Eine Sonderform der medizinischen Rehabilitation ist die Anschlussrehabilitation (früher Anschlussheilbehandlung), immer noch abgekürzt „AHB", im unmittelbaren Anschluss an einen akut erforderlichen Krankenhausaufenthalt in einer besonders spezialisierten Rehabilitationsklinik, z. B. nach Hirninfarkt, Schädel-Hirn-Traumen, auch bei Wirbelsäulensyndromen mit radikulärer Symptomatik. Die psychosomatische Heilbehandlung erfolgt ebenfalls in spezialisierten Rehabilitationskliniken und die Suchtbehandlung in entsprechenden Fachkliniken, dabei kommt jeweils der Motivation des Versicherten besondere Bedeutung zu. Hauptleistungsträger ist die gesetzliche Rentenversicherung.

4.13 Verschiebung der Wesensgrundlage

Ein bisher unfallbedingter Leidensgrund fällt weg und wird durch eine andere Ursache ersetzt, wobei der eigentliche Leidenszustand nach außen hin unverändert bleibt. Beispiel: Eine zunächst organisch bedingte Armlähmung bessert sich, infolge einer hinzutretenden psychogenen Parese ändert sich an der Lähmung des Armes aber nichts.

4.14 Grundsatz der freien Beweiswürdigung

Das **Gericht** entscheidet nach freier Überzeugung und Beweiswürdigung. Es ist nicht an feste Beweisregeln gebunden, auch nicht an den Inhalt von Zeugenaussagen oder von Sachverständigengutachten.

Kasuistik

58-jähriger Türkei-stämmiger Facharbeiter, zuhause Schneider, mit seiner 20 Jahre jüngeren Ehefrau seit 22 Jahren in Deutschland, hatte rasch Arbeit in einer Strumpffabrik gefunden, zwei gemeinsame Kinder, seit 2½ Jahren krankgeschrieben wegen Rückenbeschwerden ohne organisches Korrelat, zunehmend depressiv. Vorrangig wird bei der Begutachtung die Arbeit als „zu schwer" geschildert (objektiv leichte Fabrikarbeit), bei eingehender Exploration ergibt sich eine anhaltende Eheproblematik: er vorgealtert, Potenzprobleme, Diabetes mellitus (gut eingestellt), sie lebenslustig gepflegt, westlich orientiert, Kontakt zu anderen Menschen suchend, er enttäuscht, früher durch guten Verdienst imponierend, jetzt Arbeitslosengeld, deshalb von ihr verachtet, links liegen gelassen. Migration gelang problemlos, Integration gut, Sprache wird gut beherrscht, adäquater Kontakt zu deutschen Hausbewohnern. Problem ist das individuelle Lebensschicksal, nicht die Migration. Psychopathologisch ausgeprägtes depressives Syndrom.
Rente wegen voller Erwerbsminderung war zu empfehlen.

Literatur

Hausotter W (2013) Begutachtung somatoformer und funktioneller Störungen. 3. Aufl. München, Jena, Elsevier Urban & Fischer

Ludolph E (Hrsg.) (2013) Der Unfallmann. 13. Aufl. Springer Berlin

Mehrhoff F, Ekkernkamp A, Wich M (Hrsg.) (2012): Unfallbegutachtung. 13. Aufl. Berlin, de Gruyter

Widder B, Gaidzik PW (Hrsg.) (2011) Begutachtung in der Neurologie. 2. Aufl. Stuttgart, Thieme

5 Ethnomedizinische Grundlagen

Medizin ist ebenso wie Sprache, Religion oder Sozialstruktur als eine kulturelle Leistung anzusehen, die sehr stark von der Gesellschaft und auch vom Zeitgeist geprägt wird, sieht man von den unmittelbar naturwissenschaftlich fassbaren Erkenntnissen ab, die nur z. T. das Wesen der praktischen Medizin ausmachen.

Auch was man gemeinhin als Krankheit ansieht, ist im Wesentlichen durch die Gesellschaft definiert und hat sich immer wieder im Laufe der Jahre und Jahrzehnte geändert. Ganz besonders gilt dies für seelisch bedingte oder doch wesentlich psychisch geprägte Krankheitsbilder. Schließlich ändert sich auch immer wieder die Vorstellung, was an äußeren Faktoren krankheitsauslösend zu werten ist.

Die Medizin ist eingebettet in ein kulturelles System, das die **Evidence based medicine** und die **Culture based medicine** nebeneinander in unterschiedlichen kulturellen Kontexten beheimatet. Die Evidence based medicine beinhaltet das Bemühen, diagnostisches und therapeutisches Vorgehen auf Verfahren mit nachgewiesener und nachvollziehbarer Wirksamkeit zu konzentrieren. Die Culture based medicine meint dagegen das Bemühen, diagnostisches und therapeutisches Vorgehen (a) auf Kulturabhängigkeit hin zu überprüfen und (b) unter Berücksichtigung der Kulturabhängigkeit gesundheits- und krankheitsbezogenen Verhaltens und Erlebens zu modifizieren. Diese beiden Systeme stehen gleichberechtigt nebeneinander. Sie spielen je nach Kontext eine bedeutende Rolle.

5.1 Klassifikationssysteme psychischer Störungen

Vor diesem Hintergrund ist die Frage zu diskutieren, ob die existierenden Klassifikationssysteme ICD-10 und DSM-IV die kulturelle Diversität abbilden. In der 4. Auflage des US-amerikanischen Klassifikationssystems psychischer Störungen, dem Diagnostic and Statistical Manual of Mental Disorders, DSM-IV (APA 1994), wurden erstmals kulturelle Faktoren in einem Diagnosemanual

Begutachtung bei Menschen mit Migrationshintergrund. http://dx.doi.org/10.1016/B978-3-437-31624-1.00005-2

berücksichtigt. In dem in Europa eingesetzten International Classification of Diseases, ICD-10 ist dies nicht der Fall. Im DSM-IV wurde in speziellen Abschnitten im Begleittext auf kulturspezifische Aspekte bei den jeweiligen Störungsbildern eingegangen. Zudem enthielt DSM-IV im Anhang F einen kultursensiblen Anamneseleitfaden (APA 1994, Anhang F: p. 948; Mezzich et al 2009; Saß et al., 2003). Mezzich hat diesen integrativen Ansatz des person-centered integrative diagnosis (PIP) bei der Entwicklung des ICD-11 zu einem umfassenden Konzept ausgebaut (Mezzich und Salloum, 2008). Bei Drucklegung dieses Textes stand die DSM 5 erst vor der Veröffentlichung. In die internationalen Klassifikationssysteme können die kulturabhängigen Syndrome nicht eingeordnet werden, denn unter kulturabhängigen Syndromen werden Abweichungen im Erleben und Verhalten, deren Vorkommen nur auf bestimmte soziale Gemeinschaften und kulturelle Kontexte beschränkt ist, subsummiert. Bislang sind über 10 kulturabhängige Syndrome erfasst worden (Petrilowitsch, 1967; Didtrich und Scharfetter, 1987; Pfeiffer, 1994; Jilek und Jilek-Aal, 2000; Calliess et al., 2007; Kutalek und Prinz, 2011). Ihre Nomenklatur und Klassifizierungen beruhen auf traditionelle Krankheitsvorstellungen in entsprechenden kulturellen Bedeutungssystemen. Innerhalb dieser Bedeutungssysteme existieren Erklärungsmodelle, Umgangs- und Behandlungsansätze, wie z. B. die Abwendung des bösen Blicks oder die Austreibung eines bösen Geistes (Pfeiffer, 1994; Calliess et al., 2007; Kutalek und Prinz, 2011). Im Rahmen der Migrationsbewegungen können auch in westlichen Bereichen kulturabhängige Syndrome auftreten. Die ICD-11 ist noch nicht eingeführt und wird gerade erst von den Experten kontrovers diskutiert. Nach wie vor ist ICD-10 in Deutschland das gültige Klassifikationssystem, sodass bei Unkenntnis der kulturanhängigen Syndrome und dem Nichtberücksichtigen des kultursensiblen Anamneseleitfadens durchaus Fehldiagnosen, -behandlungen und -begutachtungen stattfinden können (Cooper, 2010; Sakamoto et al., 2005). Zu den kulturgebundenen Syndromen zählen u. a. Koro oder Souyang, Susto, Dhat, Brain-fag-Syndrom, Latah.

5.2 Migration als prägender Lebensabschnitt

Deutschland ist seit 2001 nach der „Zuwanderungskommission" ein Einwanderungsland, in dem lt. Mikrozensus 2012 im Jahr 2011 die Zahl der Menschen mit Migrationshintergrund bei knapp 16 Millionen (Statistisches Bundesamt 2012) lag. Dies entsprach einem Anteil von 19,6 % der Gesamtbevölkerung in Deutschland. Hinter dieser „Bevölkerungsgruppe" verbergen sich vielfältige heterogene Gruppen, also Menschen aus unterschiedlichen kulturellen Kontexten in verschiedenen Ländern, aus verschiedenen Generationen, mit unterschiedlichen Bildungsniveaus, und sozioökonomischen Lebensumständen.

Migration, d. h. die Verlegung des Wohnsitzes in andere Länder, aus welchen Gründen auch immer, ist seit den letzten 70 Jahren zu einem **Massenphänomen** geworden. Unter sozialmedizinischen und damit gutachtlichen Aspekten interessiert uns in Deutschland vor allem die Situation der Arbeitsmigranten, aber auch die Migration aus den ehemaligen Ostblockländern sowie Flüchtlinge und Asylbewerber. Die Probleme der Betroffenen sind im Grunde recht ähnlich, unabhängig von den kulturellen und sprachlichen Unterschieden. Die **Lebensveränderungen der Auswanderer** sind zweifellos einschneidend und stellen hohe Anforderungen an die Anpassung des Einzelnen an die neue Lebenssituation und damit an die Integrationsfähigkeit.

Die Determinanten sind einerseits die äußeren Gegebenheiten, die der Betroffene mit Migrationshintergrund an seinem neuen Wohnort vorfindet, andererseits aber auch seine eigene Flexibilität und Bereitschaft zur Eingliederung in die neue Kultur. Beides ist im Einzelfall in sehr unterschied-

licher Form gegeben. Es ist auch nach den Motiven der Migration zu fragen. Es ist ja im Allgemeinen keinesfalls extreme Armut, die zur Auswanderung zwingt – jedenfalls nicht bei der Mehrzahl der Arbeitsmigranten – sondern überwiegend das Gefühl, selbst und auch im Hinblick auf die Nachkommen im Heimatland keine Chancen für eine bessere Lebensgestaltung zu haben, letztlich das Fehlen einer erstrebenswerten Zukunftsperspektive.
In unserer Zeit mit einer **weltweit hohen Mobilität** sind es gerade die aktiven jüngeren Menschen, die bereit sind, ihr gewohntes kulturelles Umfeld zu verlassen und die woanders bessere Chancen für sich sehen. Die alltägliche ärztliche Arbeit mit diesen Menschen zeigt aber, dass für viele von ihnen der – freiwillig gewählte – Verlust ihrer kulturellen Bindungen, dessen was man „Heimat" nennt, durchaus nicht immer durch die besseren finanziellen Möglichkeiten und den erhöhten Lebensstandard aufgewogen wird, sondern mit „Kränkungen" bis hin zum psychosomatischen „Kranksein" bezahlt wird.

5.3 Auswirkungen der Migration auf die sozialen Sicherungssysteme

In einer alternden Gesellschaft wie in Deutschland nimmt die Kinderzahl ständig ab. Die Auswirkungen auf das System der sozialen Sicherung sind eklatant. Es kann kein Zweifel daran bestehen, dass der Kinderreichtum der Menschen mit Migrationshintergrund zunächst für die Gesellschaft eher günstig ist. Allerdings bleibt abzuwarten, inwieweit sich das Verhalten der nachfolgenden Generationen mit Migrationshintergrund an die westeuropäischen Gepflogenheiten anpassen wird. Heute gehören ältere Arbeitnehmer aus den Ländern der EU oder aus der Türkei eher selten zur Gruppe der Sozialhilfeempfänger, da sie ihren Lebensunterhalt hauptsächlich aus Erwerbsarbeit und daraus abgeleiteten Rentenansprüchen beziehen. Menschen aus dem ehemaligen Jugoslawien, aus Osteuropa, Afrika oder Asien, die zu einem beträchtlichen Anteil zur asylsuchenden Bevölkerung zu zählen sind, sind dagegen häufiger Sozialhilfeempfänger.
Die Diskussion, ob Menschen mit Migrationshintergrund eher die sozialstaatlichen Ausgaben belasten und deutsche Arbeitnehmer verdrängen oder ob sie zum Wachstum von Arbeitsplätzen beitragen und mehr in die einzelnen Sozialversicherungssysteme einzahlen als sie bekommen wird kontrovers geführt. Für die Arbeitsmigranten ist die günstige, weil jüngere Altersstruktur und die überdurchschnittlich hohe Bereitschaft zur Mobilität als gesamtwirtschaftlich günstiger Faktor anzusehen. Etwas anders ist die Situation bei den Aussiedlern, die einen eher höheren Anteil an älteren Menschen aufweisen.
Natürlich werden Menschen mit Migrationshintergrund im Rahmen ihres Alterungsprozesses zunehmend – wie die einheimische Bevölkerung auch – Krankenkassen- und Pflegekosten verursachen und die Aspekte der pflegerisch-sozialen Versorgung von Menschen mit Migrationshintergrund werden in Zukunft intensiv zu diskutieren sein.

5.4 Medizinische Konsequenzen

Für den behandelnden und den begutachtenden Arzt zeigt sich ein weites Spektrum von äußeren Faktoren und in der Persönlichkeit liegenden Reaktionsweisen, die bestimmen, ob und wenn ja, in welcher Form Krankheit bis hin zur Leistungsminderung auftritt. Man muss sich aber als Arzt auch darüber im Klaren sein, dass wir die erfolgreichen, optimal angepassten und integrierten Menschen nur selten zu Gesicht bekommen, sodass einmal mehr betont werden muss, dass Migration per se nicht krank macht.

Bis in die Jahre um 1970 wurden für Krankheitsprozesse in der Migration häufig psychodynamische Erklärungsmodelle favorisiert, danach dominierten stresstheoretische Ansätze mit der Bewertung von Bewältigungsstrategien (coping) und sozialer Unterstützung (social support), um **Gesundheit und Krankheit von Menschen mit Migrationshintergrund** zu erklären.

Der Krankheitsbegriff der modernen Psychosomatik (von Uexküll u. a. 2002) beschreibt Gesundheit und Krankheit als Anpassungsleistung in biologischer, psychischer, sozialer und kultureller Dimension, die gelingen, aber auch scheitern kann. Nach stresstheoretischen Ansätzen kommt den Einflüssen von Bewältigungsstrategien (coping) und sozialer Unterstützung (social support) besondere Bedeutung zu. Vielfältige Überforderungssituationen prägen meist die Migration mit rechtlicher Unsicherheit, Diskriminierungen, Unüberschaubarkeit und Unplanbarkeit der zukünftigen Lebensgestaltung, geringen Kontrollmöglichkeiten mit dem Gefühl des Ausgeliefertseins und nicht zuletzt dem Verlust der bisher prägenden Bindungen. Dies gilt für alle Formen der Migration, unabhängig von der Nation und der Herkunft. Menschen mit Migrationshintergrund sind mit einem **deutlich höheren Morbiditätsrisiko** behaftet als Einheimische (Collatz et al. 1997).

Die Kerngruppe psychischer Störungen, die man als „endogen" bezeichnen kann, zeigt unabhängig von der sprachlichen Kompetenz der Betroffenen die typischen Merkmale, die mit den vertrauten psychiatrischen Kriterien zu erfassen sind. Problematisch sind dagegen die psychoreaktiven oder im weitesten Sinne psychosomatischen Störungen, die sich im Kontext der Migration manifestieren können.

Wie sich eine dadurch bedingte Krankheit äußert, hängt vom Individuum ab, vor allem von seiner Erziehung, seinem kulturellen Hintergrund und dem dadurch geprägten Umgang mit „Stress" und mit äußeren Belastungen. Die südeuropäische Mentalität unterscheidet sich bekanntlich deutlich von der in West- und Nordeuropa – auch und besonders im Schmerzempfinden und im Umgang mit Trauer und Entwurzelung.

Peseschkian (1998) beschreibt in seiner transkulturellen Betrachtung den Unterschied zwischen Orient und Okzident zum Krankheitsverhalten:

„Erkrankt jemand im Orient, wird das Bett ins Wohnzimmer gestellt, er steht im Mittelpunkt, wird von Angehörigen, Freunden und Bekannten besucht. Ein Ausbleiben würde als Beleidigung und mangelnde Anteilnahme aufgefasst werden.

Im Okzident will der Erkrankte seine Ruhe haben, erhält nur Besuch von den nächsten Angehörigen und würde Besuche auch als soziale Kontrolle empfinden."

Als Gutachter sehen wir zudem überwiegend einfach strukturierte Menschen aus unteren sozialen Schichten, die eine Regression auf **präverbale körpernahe Formen der Konfliktbewältigung** bevorzugen und meist nicht in der Lage sind, ihre Probleme adäquat zu verbalisieren. Die Präsentation unspezifischer körperlicher Symptome dominiert und führt meist zu einer überproportionalen technischen Diagnostik, die zudem von den Betroffenen auch eingefordert wird. Gerade Patienten aus dem mediterranen Raum erleben sich meist als Ganzes von der Krankheit ergriffen. So werden häufig Äußerungen wie „alles kaputt" gemacht. Ete (1995) teilte mit, dass Türken ihre Beschwerden ganzheitlich erleben und sie deshalb nicht genau beschreiben können. Sie geben daher ein Ganzheitsgefühl, Ganzheitsschmerz oder Halbseitenschmerz an. Sie benutzen häufiger Organchiffren wie z. B. der Magen falle, die Leber zerfalle, womit sinngemäß mitgeteilt wird „Ich halte es nicht mehr aus, die Belastung wird mir zu viel".

Diese **Organchiffren können als Krankheitskonstrukte** angesehen werden, indem einerseits Belastung signalisiert wird, andererseits je nach körperlichem Symptom eine psychologische Erklärung innerhalb der kulturellen Gruppe impliziert wird, die außerhalb dieses Kreises in ihrer emotionalen Dimension nicht verstanden wird. Zum Beispiel entsprechen Herzschmerzen bei Iranern dem kulturellen Krankheitskonstrukt, mit dem Verlust und seelisches Leid zum Ausdruck gebracht werden. So werden im gesamten mittleren Osten mit dem Herzen assoziierte Symptome nicht nur als ein potenzielles Zeichen von Krankheit, sondern auch als Metapher für das Ausmaß an Emotionalität angesehen.

Eine ähnliche Symbolik lässt sich auch im z. B. türkisch-griechischen Kulturkreis finden. Ein ausgeprägtes Engegefühl im Brustkorb (gr. stenochoria) beschreibt sowohl seelische Belastung als auch Trauer. Das Wort nervös (gr. nerva) stellt eine somatisierte Ausdrucksform von Angst und Depression dar.

Bei **fehlender Sprach- und/oder Kulturmittlung** kann es sich in der Begutachtungssituation als äußerst schwierig gestalten, den Betroffenen mit Migrationshintergrund zu verstehen und entsprechend zu bewerten.

Erwähnt werden sollte auch, dass das ärztliche Gespräch häufig nicht gewürdigt wird; „er hat ja nur mit mir geredet“ und wenigstens „eine Spritze“ oder eine Infusion wird als Behandlung erwartet. Hier kommen die bereits in der Einleitung erwähnten gegensätzlichen Einstellungen und Erwartungen von Patient mit Migrationshintergrund und Arzt zum Tragen. Der Zugang zum Psychogeneseverständnis ist bei diesen Menschen häufig abhängig vom Bildungsstand und von Krankheitsverständnis und Erklärungsmodellen erschwert. Dieser Zugang ist häufig auch durch die durch „Einverständnis im Missverständnis“ in Gang gesetzte Fixierung auf eine somatische Schiene der Beschwerden versperrt. Gerade auch die Neigung der Hausärzte, geklagte Beschwerden ihrer Patienten mit Migrationshintergrund primär als körperlich einzuordnen und seelische Faktoren nicht weiter zu hinterfragen, unterstützt diesen Prozess.

Damit ist auch nicht selten eine stationäre medizinische Rehabilitationsmaßnahme wenig erfolgreich, wenn nicht gerade eine eindeutige körperliche Erkrankung vorliegt.

Schließlich gehört zur ethnomedizinischen Orientierung auch die Frage nach **volksmedizinischen Heilmethoden** und Heilern, die oft verschwiegen werden und doch erhebliche Bedeutung haben, stellen sie doch eine Brücke zur kulturellen Herkunft dar. Außerdem haben diese Heiler – wie bei uns die Heilpraktiker – den Vorteil, sich einer volkstümlichen einfachen Sprache und einfach zu verstehender Kausalzuschreibungen zu bedienen und damit für einfache Menschen verständlicher und weniger „abgehoben“ zu wirken. Viele deutsche Patienten beklagen sich darüber, vor allem die Fachärzte und deren Diagnosen nicht zu verstehen.

Für die Begutachtung ist die Kenntnis und Einbeziehung ethnomedizinischer Aspekte, d. h. der Lebenssituation und der kulturellen Hintergründe zu fordern, um den einzelnen Probanden zu verstehen und ihm gerecht zu werden, allerdings auch stets vor dem Hintergrund der ebenso zu fordernden Gleichbehandlung aller Versicherten.

5.5 Psychische Störungen bei Menschen mit Migrationshintergrund

Die Studien aus den 70er und 80er Jahre ergaben, dass Migranten, damals „Gastarbeiter“ genannt, im Vergleich zur einheimischen Bevölkerung gesünder waren (Häfner et al. 1977, 1980). Dieses Phänomen wurde **Healthy migrant effect** bezeichnet. Nach Kizilhan (2011) sind Migranten, die aus eigenem Antrieb auswandern, in der Regel **motivierte, robuste, belastbare** Menschen. Dabei ist die **Selektivität** umso geringer, je kleiner die räumliche und ökonomische Distanz zwischen Herkunfts- und Aufnahmeland ist. Offenbar entsteht ein geringeres Risikopotenzial für die Betroffenen durch die Auswanderung. Auch neuere Untersuchungen bestätigen diesen Effekt.

Obwohl viele Latinas wenig gebildet und im US-amerikanischen Gesundheitssystem medizinisch unterversorgt sind, haben die **wenig akkulturierten** mexikanischen Einwanderinnen (der sog. 1. Generation) eine relativ **geringe** perinatale Komplikationsrate im Vergleich zu einheimischen weißen Amerikanerinnen und zu Migrantinnen der 2. und 3. Generation. Dieses Phänomen wird als „Latina Paradox" bezeichnet. (Heyman & Dussault Can. J. Publ. Health. 1996/Zlot et al. Mat. Child. Health 2005/Ray et al. CMAJ 2007). Diese Daten zeigen, dass offenbar im Laufe des Migrationsprozesses dieser Effekt verloren geht.

Bereits seit den 1990er Jahren wurden Barrieren zum und im Gesundheitswesen, die eine qualitativ gleichwertige Versorgung von Menschen mit Migrationshintergrund behindern, beschrieben. Es wurde unter anderem eine zahlenmäßig meist verringerte Inanspruchnahme durch Menschen mit Migrationshintergrund[1] dokumentiert (Lindert et al. 2008; Koch 2000). Verantwortlich für diese Versorgungssituation wurden unterschiedliche Faktoren wie fehlende Information bezüglich des Gesundheitssystems, Konflikte im aufenthaltsrechtlichen Bereich (Grüsser et al. 1999), Verständigungsschwierigkeiten und „kulturelle" Missverständnisse (Wohlfart und Zaumseil 2006; Schouler-Ocak 2011) gemacht, die zu Unter-, Über- und Fehlversorgung von Menschen mit Migrationshintergrund mit dadurch z. T. erheblich erhöhten Kosten für Therapie und Pflege führen (Brucks & Wahl 2003). Darüber hinaus spielt der Einfluss von Diskriminierungserfahrungen auf die subjektive Gesundheit von Migranten auch eine bedeutsame Rolle. Denn Personen mit Diskriminierungserfahrungen sind nach einer Untersuchung von Igel et al. (2010) signifikant schlechter in ihrer Gesundheit. Stigmatisierung und Scham bilden weitere Ursachen für eine Unterversorgung zumindest von einigen Gruppen von Menschen mit Migrationshintergrund mit psychischen Störungen (Schomerus 2009).

In zahlreichen Studien wird berichtet, dass kulturelle Aspekte, psychosoziale und migrationsspezifische Faktoren die Prävalenz, die Manifestation und den Verlauf seelischer Erkrankungen bei Menschen mit Migrationshintergrund beeinflussen (Veling 2013; Van Os et al. 2010; Bermejo et al. 2010; Aichberger et al. 2008; Morgan et al. 2010; Veling et al. 2008; Selten et al. 2007; Cantor-Graae & Selten 2005; Bhugra & Mastrogianni 2004). Cantor-Graae & Selten (2005) Selten et al. (2007), Morgan et al. (2010) und Van Os et al (2010) sowie Veling (2013) berichten sogar, dass Belastungsfaktoren im Rahmen des Migrationsprozesses wichtige Risikofaktoren für die Ätiologie schizophrener Störungen darstellen. Veling et al. (2008), van Os et al. (2010) und Morgan et al. (2010) teilen sogar mit, dass neben den bekannten psychosozialen Risikofaktoren auch die Erziehung und das Leben in städtischen Regionen zu den Risikofaktoren für die Entstehung einer Schizophrenie zu zählen sind. Zudem wird berichtet, dass die ethnische Dichte der Stadtteile, in denen Menschen mit Migrationshintergrund leben, ebenfalls als ein Risikofaktor betrachtet wird. So stellten Veling et al. (2008) fest, dass Stadtviertel Den Haags mit nur einer geringen Zahl von Menschen mit Migrationshintergrund signifikant höhere Schizophrenieraten aufwiesen als Bezirke mit hoher ethnischer Dichte.

[1] „Menschen mit Migrationshintergrund" meint heutzutage in Deutschland alle Menschen, die nach 1949 in das heutige Gebiet der Bundesrepublik Deutschland zugezogen sind, sowie alle in Deutschland geborenen AusländerInnen und alle in Deutschland als Deutsche Geborenen mit zumindest einem zugezogenen oder als AusländerIn in Deutschland geborenen Elternteil (Statistisches Bundesamt 2011).

Die Datenlage bezüglich der psychischen Gesundheit von Menschen mit Migrationshintergrund ist uneinheitlich und heterogen (Bermejo et al. 2010; Glaesmer et al. 2009). Die Reanalyse des Bundesgesundheitssurveys 1998/1999 hatte ergeben, dass bei Ausländern im Gegensatz zu Einheimischen eine insgesamt signifikant höhere Prävalenzrate von psychischen Störungen dokumentiert wurde (Bermejo et al. 2010). Insbesondere wurden signifikant höhere Lebenszeitprävalenzen psychischer Störungen (gesamt), für affektive Störungen und somatoforme Störungen gefunden (Bermejo et al. 2010). Postuliert wurde, dass unter besonderen Bedingungen das Erkrankungsrisiko besonders hoch ist. Zu diesen zählen z. B. Asylverfahren, Bildungsferne, Armut und Ethnic Density, d. h. ethnischer Dichte in Wohnbezirken, in denen die Betroffenen leben (Veling et al. 2008; Tagay et al. 2008; Igel et al. 2010). Bei bestimmten Subgruppen wie z. B. alkoholabhängigen Menschen mit Migrationshintergrund aus der ehemaligen UdSSR und Flüchtlingen aus Bürgerkriegsregionen wird zudem berichtet (Koch et al. 2008; Schouler-Ocak & Haasen 2008; Laban et al. 2008), dass auch sie offensichtlich ein höheres Erkrankungsrisiko haben (Assion 2005).

5.6 Interkulturelle Kompetenz

Pfeiffer beschreibt in seinem Buch über Transkulturelle Psychiatrie (1994, S. 10) Kultur als einen „Komplex, der überlieferte Erfahrungen, Vorstellungen und Werte umfasst sowie gesellschaftliche Ordnung und Verhaltensregeln". Herbrand (2002, S. 16) umschreibt die Kultur als „ein Orientierungssystem, das innerhalb der Gruppe eine reibungslose und effektive Interaktion, Kooperation und Kommunikation erlaubt und es ermöglicht, das Verhalten und die Reaktion anderer Gruppenmitglieder vorherzusehen". Tseng (2004, S. 1) schildert, dass sich die Kultur in einem ständigen Veränderungsprozess befindet. In diesem Zusammenhang beeinflussen sich Kultur und Menschen gegenseitig. Kumbruck & Derboven (2009, S. 8) diskutieren, dass die Kultur sich in einem sozialen Diskurs um Bedeutungen bewegt, in der kulturelle Traditionen, Praktiken und Erfahrungen entwickelt werden. Dieser Ansatz erklärt auch, dass interkulturelle Kompetenz einen wesentlichen Aspekt der sozialen Kompetenz darstellen muss, da Wahrnehmen, Urteilen und Handeln immer auch von der Kultur geprägt sind. Oestereich & Hegemann (2010) sehen in Offenheit, Interesse und respektvolle Neugier auf Ungewohntes die Grundpfeiler der interkulturellen Kompetenz. Diese setzt auch Fähigkeiten voraus, mit Sprach- und Kulturvermittlern1 (1Kultur- und Sprachmittler sind professionell ausgebildete Übersetzer von Sprache und Kultur. In Berlin stellt z. B. der Gemeindedolmetschdienst Kultur- und Sprachvermittler für zahlreiche Sprachen zur Verfügung.) zu arbeiten, Idioms of distress (lokaltypische Symptommuster) zu erkennen und zu erfassen das Krankheitsverständnis und die Behandlungserwartungen der Patienten sowie das Ausarbeiten kulturell passender Erklärungen und Behandlungsangebote (Kirmayer et al., 2008; Eiser et al., 2007) zu beachten.

Um überhaupt zu Begutachtende mit Migrationshintergrund vor dem Hintergrund dieser Ausführungen dort abzuholen, wo sie sind, bedarf es wesentlicher Veränderungen im gesamten Begutachtungssystem. Das heißt, dass alle Professionellen wie Ärzte und andere Sachverständige, Richter und Mitarbeiter der Administration entsprechend sensibilisiert und in der interkulturellen Kompetenz geschult sein sollten.

5.7 Interkulturelle Öffnung

Die interkulturelle Öffnung von Regelversorgungsangeboten wie auch der Medizin im Begutachtungswesen zielt darauf ab, für zu Begutachtende mit Migrationshintergrund einen gleichwertigen und gleichberechtigten Zugang zum Begutachtungssystem, insbesondere eine kultursensible Diagnostik zu gewährleisten. Die Qualifizierung der Professionellen im Begutachtungssystem stellt eine wesentliche Voraussetzung für die interkulturelle Öffnung dar.
Eine nachhaltige und alltagstaugliche Verbesserung der Begutachtung der zu Begutachtenden mit Migrationshintergrund im Bereich der Medizin kann demnach nur erreicht werden, wenn die entsprechenden Institutionen verbindliche Aktivitäten zur interkulturellen Öffnung entwickeln und diese personell zuordnen. Die Implementierung z. B. eines Migrations-/Migranten- oder Integrationsbeauftragten kann ein Schritt zur Umsetzung in diese Richtung darstellen. Die interkulturelle Öffnung, die eine Leitungsaufgabe darstellt, ist als eine Top-down-Maßnahme zu verstehen. Sie beinhaltet auch eine gezielte Einstellung von Mitarbeitern mit Migrationshintergrund.

5.8 Einsatz von Dolmetscher (Sprach- und Kulturvermittlern)

Die interkulturelle Begutachtung kann nur gelingen, wenn auch für zu Begutachtende mit geringen Kenntnissen der deutschen Sprache ein angemessener Zugang zur Begutachtung gewährleistet werden kann. Denn nicht alle Menschen mit Migrationshintergrund verfügen über ausreichende Deutschkenntnisse im Bereich von Körper, Psyche, Gesundheit, Befinden und Sexualität (Razum et al. 2008). Diese Zugangsbarriere lässt sich durch Hinzuziehung von professionellen Sprach- und Kulturvermittlern überwinden. Die Arbeit mit professionellen Sprach- und Kulturvermittlern setzt voraus, dass die Gutachter und Dolmetscher das Setting des gedolmetschten Gesprächs beherrschen. Geschulte professionellen Sprach- und Kulturvermittlern sind z. B in Berlin über den Gemeindedolmetscherdienst (http://www.gemeindedolmetschdienst-berlin.de/ letzter Zugriff 11.8.2013) rekrutierbar. In anderen größeren Städten wie Hannover, Hamburg und München stehen ebenfalls professionelle Dolmetschdienste zur Verfügung. Daher sollten Leitfäden für den professionellen Einsatz von Sprach- und Kulturvermittlern nicht nur von diesen, sondern von allen Gutachtern verinnerlicht werden. Dadurch können die Möglichkeiten einer dolmetschergestützten Begutachtung genutzt werden (Morina et al. 2010). Die Bezeichnung Sprach- und Kulturvermittler beinhaltet in diesem Zusammenhang eine terminologische Unklarheit in Abgrenzung zu dem gängigeren Begriff des Dolmetschers (Penka et al. 2012). Hierbei wird davon ausgegangen, dass es eine Ebene der Verständigung in interkulturellen Kontexten gibt, die über das Verbale hinausgeht (Penka et al. 2012; Qureshi et al. 2008, 2011). So kommt es darauf an, mithilfe von diesen, kulturelle Differenzen, die den Sprachdifferenzen immanent sind, zu erkennen und sie einer Bearbeitung zugänglich zu machen. Nach Penka et al. (2012) wird dabei darauf zurück gegriffen, dass Sprach- und Kulturvermittler über ein kulturelles Wissen verfügen, dass sie in das Begutachtungssetting einbringen und auftretende kulturelle Differenzen und daraus resultierende Missverständnisse klären können. Die Aufgabe der Gutachter besteht darin, dieses Wissen in den Begutachtungsprozess zu integrieren (Penka et al. 2012; Qureshi et al. 2008, 2011). Dies setzt auch eine Offenheit und Neugier gegenüber anderen Symbolisierungen voraus (Kluge und Kassim 2006).

In diesem Setting ist es demnach unzutreffend, den Dolmetscher rein als mechanischen Sprachvermittler anzusehen (Qureshi et al. 2008, 2011; Hsieh 2008; Haenel 2001), da auch er wie die Gutachter in die Übertragung der zu Begutachtenden mit einbezogen wird und seinerseits auch Gegenübertragungsphänomene auslösen kann. Hierauf zu achten ist deshalb äußerst wichtig, da sonst entscheidende, den Gutachtenverlauf beeinflussende Faktoren unbemerkt bleiben. Der Begutachtungsprozess kann gestört sein und stagnieren, wenn Asymmetrien in dem Beziehungssystem Gutachter, zu Begutachtenden mit Migrationshintergrund und Dolmetscher entstehen. In einem solchen Setting befinden sich nicht zwei Personen, sondern drei Personen im Begutachtungsraum. Sie kommunizieren in mindestens zwei verschiedenen verbal gesprochenen Sprachen. Es entsteht ein komplexes Gefüge aus emotionalen, kognitiven und Interaktionsebenen, die ein solches Setting schwer überschaubar erscheinen lassen können (Qureshi et al. 2008, 2011; Hsieh 2008; Kluge 2011).

5.9 Paramedizin

In vielen Ethnien, vorzugsweise aus ländlichen Regionen, ist der Glaube an Geister, „schwarze Magie" und den „bösen Blick" als Krankheitsursache weit verbreitet. So betrachten mediterrane Patienten die Krankheit häufig als etwas, das in den Körper eindringt und Besitz von ihm ergreift. **Übernatürlich orientierte Erklärungs- und Handlungsmuster** sind bei ihnen nicht selten anzutreffen. Magische Vorstellungen bilden Erklärungsmodelle für Störungen im Verhältnis zu den Mitmenschen. So können z. B. Böser Blick, Verzauberung, Verwünschung mit dem Gefühl der Bedrohung einhergehen. Zudem können sie die Unfähigkeit aufzeigen, sich gegen andere abzugrenzen.

Das Tragen von blauem Auge bzw. blauem Stein (tr.: nazarboncugu) oder Amuletten sind Versuche, den Bösen Blick, die Verzauberung oder die Verwünschung aufzulösen, abzuwenden oder diesen vorzubeugen.

Während die moderne westliche Medizin eine Trennung von Psyche und Soma vollzieht, existiert hier ein ganzheitliches Krankheitskonzept. Die körperlich-seelischen Unbehaglichkeiten äußern sich in Form von u. a. ganzheitlichen Befindlichkeitsstörungen. Bei einem sozio-kulturell-ganzheitlichen Krankheitsgefühl fällt es schwer, klar abgrenzbare Symptome anzugeben. Es werden daher häufig allgemeine Umschreibungen wie Erschöpfungs- und Verstimmungszustände oder Schmerzsyndrome vorgetragen.

Koptagel-Ilal (1999) weist darauf hin, dass sich neurotische Störungen und Reaktionen häufig mittels körperlicher Symptome manifestieren. Besonders für Frauen und Mädchen, die mehr unter sozialem Druck stehen und keine Möglichkeit haben, gegen viele der ihnen unangenehmen Lebenssituationen effektiv zu werden, bleibe der eigene Körper das einzige Reaktionsmittel.

Wir sollten aber als aufgeklärte Gutachter nicht überheblich sein und uns klar machen, dass ganz ähnliche Vorstellungen auch in Deutschland, nicht nur bei der ländlichen Bevölkerung, sondern auch in den Großstädten in unterschiedlicher und immer wieder neuer Form verbreitet sind.

Eigentlich verbietet die offizielle Lehrmeinung des **Islam** die Auseinandersetzung mit magischen, übernatürlichen oder außerirdischen Vorstellungen. Allein Gottes Wille soll die einzige Erklärung für Krankheit sein, in die es sich zu fügen gilt. Trotzdem ist die Volksheilkunde vielfältig vertreten. Parallelen zur christlichen Lehre und den tatsächlich auch bei uns ausgeübten magischen Praktiken sind augenfällig.

Der Einfluss volkstümlicher Heilmethoden und Laienheiler, bei den **Muslimen**

etwa des Hodschas (türk. Hoca: der Korankundige, im weitesten Sinne der Heilkundige) ist nicht zu unterschätzen. Es handelt sich dabei um religiöse Bezugspersonen, die gleichzeitig Autorität in medizinischen Fragen beanspruchen. Amulette, Beschwörungen, diätetische Empfehlungen u. a. sind gebräuchliche Praktiken, die sich im Übrigen auch in anderen Religionen finden.
Es muss bedacht werden, dass diese Laienheiler für viele Menschen mit Migrationshintergrund noch die Verbindung zur Kultur ihres Heimatlandes darstellen und aufrechterhalten, was gerade bei Krankheit und Befindlichkeitsstörungen eines Menschen eine elementare emotionale Rolle spielt und auch als eine Ressource gesehen werden und durch die technisch geprägte Medizin Westeuropas nicht ersetzt werden kann.

Literatur

Aichberger MC, Schouler-Ocak M, Rapp MA, Heinz A. (2008) [Transcultural aspects of depression]. Bundesgesundheitsblatt Gesundheitsforschung Gesundheitsschutz;; 51(4):436–42.

APA 1994

Assion HJ (Hrsg.)(2005) Migration und seelische Gesundheit, Springer, Berlin.

Bermejo I, Mayninger E, Kriston L, Härter M. Psychische Störungen bei Menschen mit Migrationshintergrund im Vergleich zur deutschen Allgemeinbevölkerung. Psychiat Prax 2010;37:225–232.

Bhugra D, Mastrogianni A. (2004) Globalisation and mental disorders. The British Journal of Psychiatry;;184:10–20.

Brucks U, Wahl WB. (2003) Über-, Unter-, Fehlversorgung? Bedarfslücken und Strukturprobleme in der ambulanten Gesundheitsversorgung für Migrantinnen und Migranten. In: Borde T, David M (Hrsg): Gut versorgt? Migrantinnen und Migranten im Gesundheits- und Sozialwesen. Mabuse, Frankfurt; :pp. 15–34.

Calliess IT, Schmid-Ott G, Akguel G, Jaeger B & Ziegenbein M. (2007) Einstellung zu Psychotherapie bei jungen türkischen Migranten in Deutschland. Psychiatr Prax 34:343–348.

Cantor-Graae E, Selten JP. Schizophrenia and Migration (2005): A Meta-Analysis and Review. Am J Psychiatry;162:12–24.

Collatz J, Koch E, Salman R et al. (1997, Hrsg.): Transkulturelle Begutachtung. Berlin: Verlag für Wissenschaft und Bildung

Cooper R. (2010) Are culture-bound syndromes as real as universally-occurring disorders? Stud Hist Philos Biol Biomed Sci 41(4):325–32.

Didtrich A, Scharfetter C(Hrsg.) (1987): Ethnopsychiatrie. Enke-Verlag, Stuttgart,

Eiser AR, Ellis G. Viewpoint (2007): Cultural competence and the African American experience with health care: The case for specific content in cross-cultural education. Acad Med ;82(2):176–83.

Ete E (1995): Ethnomedizinische Aspekte der Interaktion mit türkischen Patienten. In: Koch E, Özek M, Pfeiffer W M (Hrsg.): Psychologie und Pathologie der Migration – Deutsch-türkische Perspektiven, Band 1 der Schriftenreihe der Deutsch-Türkischen Gesellschaft für Psychiatrie, Psychotherapie und Psychosoziale Gesundheit e. V., 209–216.

Glaesmer H, Wittig U, Brähler E, Martin A, Mewes R, Rief W (2009). Sind Migranten häufiger von psychischen Störungen betroffen? Eine Untersuchung an einer repräsentativen Stichprobe der deutschen Allgemeinbevölkerung. Psychiat Prax; 36:16–22.

Grüsser SM & Becker K (1999). Drogenabhängigkeit und Migration innerhalb der Europäischen Union (EU). In: GÖLZ, Moderne Suchtmedizin 5:1–7.

Haenel F. (2001) Ausgewählte Aspekte und Probleme der in der Psychotherapie mit Folteropfern unter Beteiligung von Dolmetschern. In: Curare, Sonderband 16, 307–316.

Häfner H. (1980) Psychiatrische Morbidität von Gastarbeitern in Mannheim. Nervenarzt 51:672–683.

Häfner H, Moschel G & Özek M. (1977) Psychische Störungen bei türkischen Gastarbeitern. Eine prospektiv-epidemiologische Studie zu Untersuchung der Reaktion auf Einwanderung und partielle Anpassung. Nervenarzt 48:268–275.

Herbrand, F. (2002) Fit für fremde Kulturen. Interkulturelles Training für Führungskräfte. Verlag Paul Haupt, Bern, Stuttgart, Wien, .

Heyman & Dussault Can. (1996) J. Publ. Health .

Hsieh E. (2008) „I am not a robot!" Interpreters' Views of Their Roles in Health Care

Settings. Qual Health Res; 18; Vol. 10: 1.367–1.383.

Igel U, Brähler E, Grande G. (2010) Der Einfluss von Diskriminierungserfahrungen auf die Gesundheit von Migranten. Psychiatr Prax;37:183–190.

Jilek WG, Jilek-Aall L. (2000) Kulturspezifische Störungen. In: Helmchen H et al. (Hrsg.). Psychiatrie der Gegenwart. Band 3: Psychiatrie spezieller Lebenssituationen. 4. Auflage. Berlin Heidelberg NewYork Springer,

Kirmayer LJ, Rousseau C, Corin E, Groleau D. (2008) Training researchers in cultural psychiatry: the McGill-CIHR Strategic Training Program. Acad Psychiatry 32(4):320–6.

Kizilha JI. (2011) Zum psychotherapeutischen Arbeiten mit Migrantinnen und Migranten in psychosomatisch-psychiatrischen Kliniken. Psychotherapeutenjournal 1: 21–27.

2011

Kluge U, Kassim N (2006). „Der Dritte im Raum" – Chancen und Schwierigkeiten in der

Zusammenarbeit mit Sprach- und Kulturmittlern in einem interkulturellen psychotherapeutischen Setting. In: Wohlfart E, Zaumseil M (Hrsg) Transkulturelle Psychiatrie und Interkulturelle Psychotherapie – Interdisziplinäre Theorie und Praxis. Springer Medizinverlag, Heidelberg: S 177–196.

Kluge U. (2011) Sprach- und Kulturmittler im interkulturellen psychotherapeutischen Setting. In: In W. Machleidt & A. Heinz (Hrsg.), Praxis der interkulturellen Psychiatrie und Psychotherapie: Migration und psychische Gesundheit. München: Elsevier;S. 145–154.

Koch E. (2000) Die aktuelle Lage von Minoritäten im psychiatrischen und psychosozialen Versorgungssystem Deutschlands. In: Koch E, Schepker R, Taneli S (Hrsg.). Psychosoziale Versorgung in der Migrationsgesellschaft – Deutsch-Türkische Perspektiven. Lambertus-Verlag, ;S.55–67.

Koch E, Hartkamp N, Siefen RG, Schouler-Ocak M. (2008) Patienten mit

Migrationshintergrund in stationär-psychiatrischen Einrichtungen – Pilotstudie der Arbeitsgruppe „Psychiatrie und Migration" der Bundesdirektorenkonferenz. Nervenarzt; 79(3):328–39

Koptagel-Ilal G (1999): Migration und Trauma. Zur Psychodynamik der Konflikte und Traumen in der Migrationssituation; Vortrag auf dem 2. Internationalen Kongress zumThema Körper – Seele – Trauma vom 11.3. bis 14.3.1999 in Göttingen.

Kumbruck C, Derboven W: (2009) Interkulturelles Training. Trainingsmanual zur Förderung interkultureller Kompetenzen in der Arbeit. 2. Auflage. Springer, Heidelberg,

Kutalek R, Prinz A. (2011) Kulturgebundene Syndrome. In W. Machleidt & A. Heinz (Hrsg.), Praxis der interkulturellen Psychiatrie und Psychotherapie: Migration und psychische Gesundheit. München: Elsevier; S.387–398.

Laban CJ, Komproe IH, Gernaat HB, de Jong JT. (2008) The impact of a long asylum procedure on quality of life, disability and physical health in Iraqi asylum seekers in the Netherlands. Soc Psychiatry Psychiatr Epidemiol. 43(7):507–15.

Lindert J, Priebe S, Penka S, Napo F, Schouler-Ocak M, Heinz A. (2008) Mental health care for migrants. Psychother Psychosom Med Psychol 58:123–9.

Mezzich H, Giovanni C, Horacio F, Kirmayer L (2009). Cultural Formulations Guidelines. Transcultural Psychiatry 46: 383–406.

Mezzich JE, Salloum IM. (2008) Clinical complexity and person-centered integrative diagnosis. World Psychiatry 7(1):1–2.

Morgan C et al. (2010) Migration, Ethnicity, and Psychosis: Toward a Sociodevelopmental Model. Schizophrenia Bulletin ;vol. 36 no. 4 pp. 655–664.

Morina N, Maier T, Schmid Mast M: (2010) Lost in Translation? Psychotherapie unter Einsatz von Dolmetschern. Psychother Psych Med 60: 104–110.

Oesterreich C, Hegemann. (2010) Interkulturelle Systemische Therapie und Beratung. PiD – Psychotherapie im Dialog 11(4): 319–325.

Peseschkian N (1998): Die Notwendigkeit eines transkulturellen Austausch. In: Heise T (Hrsg.): Transkulturelle Psychotherapie. Berlin: Verlag für Wissenschaft und Bildung

Petrilowitsch N. (Hrsg.) (1967) Beiträge zur vergleichenden Psychiatrie. Band 1 und 2. Karger-Verlag, Basel, 1967.

Penka S, Schouler-Ocak M, Heinz A, Kluge U (2012) Interkulturelle Aspekte der Interaktion und Kommunikation im psychiatrisch/psychotherapeutischen Behandlungssetting. In: Bundesgesundheitsbl 2012, 55: 1.168–1.175

Pfeiffer WM. (1994) Transkulturelle Psychiatrie. Ergebnisse und Probleme. Thieme Verlag, Stuttgart ;S.10.

Qureshi A, Collazos F. (2011) The intercultural and interracial therapeutic relationship: Challenges and recommendations. International Review of Psychiatry, 23(1), 10–19.

Qureshi A, Collazos F, Ramos M, Casas M. (2008) Cultural competency training in psychiatry. European Psychiatry 23, S49-S58.

Uexküll, Th. Von: W. Wesiak: (2002) Integrierte Medizin als Gesamtkonzept der Heilkunde: ein bio-psycho-soziales Modell. In: Th. von Uexküll et al. (Hrsg): Psychosomatische Medizin, Urban& Fischer, München-Jena 6. Auflage

Razum O, Zeeb H, Schenk L. (2008) Ähnliche Krankheiten, unterschiedliche Risiken. Migration und Gesundheit. Deutsches Ärzteblatt 47: A2.520–1

Ray JG, Vermeulen MJ, Schull MJ, Singh G, Shah R, Redelmeier DA. (2007) Results of the Recent Immigrant Pregnancy and Perinatal Long-term Evaluation Study (RIPPLES). CMAJ. May 8;176(10):1.419–26.

Saß H, Wittchen H-U, Zaudig M, Houben I. (2003) Diagnostisches und Statistisches Manual Psychischer Störungen – Textversion – DSM-IV-TR. Hogrefe, Göttingen.

Sakamoto N, Martin RG, Kumano H, Kuboki T, Al-Adawi S. Hikikomori I (2005): Is it a culture-reactive or culture-bound syndrome? Nidotherapy and a clinical vignette from Oman. Int J Psychiatry Med 35(2):191–8.

Schomerus G. (2009) Obstacles in the way-stigma and help-seeking. Psychiatr Prax;36:53–4.

Schouler-Ocak M. (2011) „Ich habe mir den Kopf erkältet": Die Angst, verrückt zu werden. Deutsch-türkische Nachrichten, 14.11.2011.
http://www.deutsch-tuerkische-nachrichten.de/2011/10/217671/ich-habe-mir-den-kopf-erkaeltet-die-angst-verrueckt-zu-werden/ (letzter Zugriff: 11.8.2013)

Schouler-Ocak M, Haasen C, Heinz A. (2008) Editorial Migration and transcultural psychiatry in Europe. Eur Psychiatry. Jan;23 Suppl 1:1–3.

Selten JP, Cantor-Graae E, Kahn RS. (2007) Migration and schizophrenia. Curr OpinPsychiatry; 20(2):111–5.

Statistisches Bundesamt 2012: Leben in Deutschland – Ergebnisse des Mikrozensus 2011.

Tagay S, Zararsiz R, Erim Y, Düllmann S, Schlegl S, Brähler E, Senf W. (2008) Traumatische Ereignisse und Posttraumatische Belastungsstörung bei türkischsprachigen Patienten in der Primärversorgung. Psychother Psych Med; 58: 155–161.

Tseng, WS & Streltzer (2004) Cultural Competence in Clinical Psychiatry. American psychiatric Publishing, Washington, .

Wohlfahrt E, Zaumseil M (Hrsg.). (2006) Transkulturelle Psychiatrie – interkulturelle Psychotherapie. Interdisziplinäre Theorie und Praxis. Springer Medizin Verlag, Heidelberg,

Van Os J, Kenis G, Rutten BPF. (2010) The environment and schizophrenia. Nature 468: 203–212.

Veling W. Ethnic minority position and risk for psychotic disorders. (2013) Curr Opin Psychiatry. 26(2):166–71.

Veling W, Susser E, van Os J, Mackenbach JP, Selten JP, Hoek HD. (2008) Ethnic Density of Neighborhoods and Incidence of Psychotic Disorders Among Immigrants. Am J Psychiatry;165(1):66–73.

Zlot AI, Jackson DJ, Korenbrot C (2005).Association of acculturation with cesarean section among Latinas. Matern Child Health J. Mar;9(1):11–20.

6 Sozialrechtliche Situation

Die ursprünglichen „Gastarbeiter", die als Arbeitsmigranten der ersten Generation in den 60er bis Anfang der 70er Jahre meist aus Italien, Spanien und Griechenland und später aus der Türkei nach Deutschland kamen, sind in der überwiegenden Mehrzahl bei uns integriert und haben ihren ursprünglichen Rückkehrwunsch in ihre Heimat meist aufgegeben. Sie treten jetzt in das Rentenalter ein. Eine Vielzahl weiterer Menschen mit Migrationshintergrund aus verschiedenen Ländern ist in den folgenden Jahrzehnten nach Deutschland eingewandert, auch aus den ehemaligen Ostblockländern. Eine erhebliche Bedeutung für alle Lebensbereiche hat der rechtliche Status der Betroffenen. Neben den legalen Arbeitsmigranten findet sich eine nicht unerhebliche Zahl von illegalen Einwanderern, wobei die Dunkelziffer beträchtlich ist. Die rechtlichen Rahmenbedingungen sollten dem Gutachter im Einzelnen geläufig sein.

6.1 Rechtlicher Status von Ausländern in Deutschland

Man unterscheidet bezüglich des Rechtsstatus innerhalb der Menschen mit Migrationshintergrund **Ausländer und Aussiedler.** Die Aussiedler werden nach ihrer Einreise im Großen und

Begutachtung bei Menschen mit Migrationshintergrund. http://dx.doi.org/10.1016/B978-3-437-31624-1.00006-4

Ganzen wie andere Deutsche behandelt, obgleich auch hier das Sprach- und Kulturproblem mitunter ganz erheblich sein kann.

6.1.1 Staatsangehörigkeit

- Mitgliedsstaaten der Europäischen Union (Unionsbürger)
- Drittstaatsangehörige assoziierter Staaten (Türkei, Polen) und bevorzugte Ausländer (USA, Israel)
- Drittstaatsangehörige sonstiger Staaten, z. B. Asylbewerber.

Unionsbürger genießen das Freizügigkeitsrecht der EU. Für Drittstaatsangehörige gilt das unten erläuterte Ausländerrecht. Asylsuchende unterliegen besonderen Regelungen.

Ärztliche Untersuchungen und medizinische Begutachtungen sind im Rahmen des Ausländerrechts in unterschiedlicher Form vorgesehen. Auch hier erhöhen mangelnde Sprachkenntnisse des Betroffenen nicht nur den „soziokulturellen Stress" sondern auch das Krankheitsrisiko als ein möglicher Risikofaktor.

Ausländerrecht (wurde zum 1.1.2005 vom Zuwanderungsgesetz **ersetzt** – siehe unten)

Das Ausländerrecht umfasst vor allem die Bestimmungen über die Einreise, den Aufenthalt, die Niederlassung und Betätigung eines ausländischen Staatsangehörigen in der Bundesrepublik. Maßgebende Rechtsgrundlage ist das Ausländergesetz (AuslG) i. d. F. vom 9.7.1990. Für Ausländer, die Staatsanghörige eines Mitgliedstaates der Europäischen Union sind, gilt das Aufenthaltsgesetz/EWG i. d. F. vom 31.1.1980.

Jeder zweite Mensch mit Migrationshintergrund hält sich bereits über 10 Jahre und jeder fünfte schon über 25 Jahre in Deutschland auf.

Eine entscheidende Voraussetzung für die soziale Integration der Ausländer in die bundesdeutsche Gesellschaft ist der jeweilige rechtliche Status, der durchaus unterschiedlich sein kann.

Das deutsche Ausländerrecht **unterscheidet fünf Arten des Oberbegriffs Aufenthaltsgenehmigung,** wobei das Ausländergesetz den Aufenthaltsstatus entsprechend dem Zweck des jeweiligen Aufenthalts differenziert.

- Die **Aufenthaltsbewilligung** ist auf einen ganz konkreten Zweck beschränkt. Nach Wegfall dieses Zwecks müssen die Ausländer Deutschland wieder verlassen, z. B. ausländische Studierende.
- Die **befristete Aufenthaltserlaubnis** ist eine Grundlage für einen Daueraufenthalt. Mit Zunahme der Aufenthaltsdauer verfestigt sich der Aufenthalt.
- Die **unbefristete Aufenthaltserlaubnis** ist die erste Stufe der Verfestigung des Aufenthalts. Unter weiteren Voraussetzungen kann sie nach fünfjährigem Besitz der befristeten Aufenthaltserlaubnis beantragt und erteilt werden
- Die **Aufenthaltsberechtigung** ist in diesem Rahmen der beste und sicherste Aufenthaltsstatus. Sie kann unter weiteren Voraussetzungen nach achtjährigem Besitz einer Aufenthaltserlaubnis auf Antrag erteilt werden.
- Die **Aufenthaltsbefugnis** kann aus humanitären Gründen vor allem Bürgerkriegsflüchtlingen erteilt werden. Eine Verlängerung hängt vom Fortbestehen der humanitären Gründe ab. Nach achtjährigem Besitz kann eine unbefristete Aufenthaltserlaubnis erteilt werden.
- Die **Duldung** hat nur den Inhalt, dass der Staat auf eine Abschiebung der Ausländer verzichtet, weil ihr rechtliche oder tatsächliche Hindernisse entgegenstehen, z. B. wenn der Heimatstaat den Ausländer nicht aufnehmen will oder ihm dort die Todesstrafe droht.

- Die **Aufenthaltsgestattung** ist der Aufenthaltsstatus, den Asylbewerber zur Durchführung des Asylverfahrens in der Bundesrepublik auf Antrag erhalten. Sobald sie als Asylberechtigte anerkannt werden, erhalten sie eine unbefristete Aufenthaltserlaubnis.

(Mittlg. d. Beauftr. d. Bundesregierung für Ausländerfragen 1999)

Das **Zuwanderungsgesetz** hat mit Wirkung zum 1.1.2005 die Voraussetzungen für einen Aufenthalt in Deutschland zum Zwecke einer Erwerbstätigkeit völlig neu geregelt.

6.1.2 Neue Strukturen

Es erfolgte eine Reduzierung der Zahl der Aufenthaltstitel auf zwei. Statt der Aufenthaltsbefugnis, der Aufenthaltsbewilligung, der befristeten und der unbefristeten Aufenthaltserlaubnis sowie der Aufenthaltsberechtigung sind nur noch zwei Aufenthaltstitel vorgesehen: eine (befristete) **Aufenthaltserlaubnis** und eine (unbefristete) **Niederlassungserlaubnis.** Das neue Aufenthaltsrecht orientiert sich nicht mehr an Aufenthaltstiteln, sondern an den Aufenthaltszwecken (Ausbildung, Erwerbstätigkeit, Familiennachzug, Humanitäre Gründe).

Grundsätze der **Erteilung der Aufenthaltserlaubnis** zum Zwecke der Erwerbstätigkeit:

- Auf die Erteilung der Aufenthaltserlaubnis besteht kein Anspruch. Die Behörde hat immer ein Ermessen. Dabei muss die Behörde insbesondere die Situation auf dem deutschen Arbeitsmarkt berücksichtigen.
- Eine Aufenthaltserlaubnis wird nur erteilt, wenn zumindest ein konkretes Arbeitsplatzangebot vorliegt.
- Die Aufnahme der beabsichtigten Erwerbstätigkeit durch Ausländer in Deutschland muss erlaubt sein oder erlaubt werden.

Die **Aufenthaltserlaubnis:** Erlaubnis für Aufenthalt und Erwerbstätigkeit:

- Erforderlich für Aufenthalt und Arbeit in Deutschland ist ausschließlich eine Aufenthaltserlaubnis.
- Eine Arbeitserlaubnis ist daneben nicht erforderlich. Jedoch wird im Rahmen der Erteilung der Aufenthaltserlaubnis ggf. die Arbeitsverwaltung beteiligt, die der Aufnahme einer Erwerbstätigkeit zustimmen muss.
- Wird eine Aufenthaltserlaubnis erteilt, wird in dieser in jedem Fall im Einzelnen geregelt, unter welchen Voraussetzungen der Inhaber in Deutschland berechtigt ist, eine Erwerbstätigkeit aufzunehmen.

Niederlassungserlaubnis (= unbefristetes Aufenthaltsrecht) für hoch qualifizierte Ausländer:

- Die Aufenthaltserlaubnis zur Arbeitsaufnahme wird grundsätzlich befristet erteilt.
- Viele Ausländer haben aber ein Interesse daran, ein unbefristetes Aufenthaltsrecht in Deutschland zu erlangen. Dies ist z. B. für Ausländer von Interesse, die Kinder haben und für die Kinder einen dauernden Schulbesuch in Deutschland erwägen.
- Das Gesetz kommt hier hoch qualifizierten Arbeitnehmern entgegen. Sofern anzunehmen ist, dass der Lebensunterhalt ohne Inanspruchnahme staatlicher Hilfe gesichert ist und die Integration in Deutschland gewährleistet erscheint, kann eine Niederlassungserlaubnis (= unbefristetes Aufenthaltsrecht) erteilt werden.

Wichtige Aufgaben werden dem neuen **Bundesamt für Migration und Flüchtlinge** zugeordnet, das aus dem bisherigen Bundesamt für die Anerkennung ausländischer Flüchtlinge hervorgegangen ist:

- Entwicklung und Durchführung von Integrationskursen für Ausländer und Spätaussiedler
- Führung des Ausländerzentralregisters

- Umsetzung von Maßnahmen zur Förderung der freiwilligen Rückkehr
- Betreiben wissenschaftlicher Forschungen über Migrationsfragen (Begleitforschung)
- Koordinierung der Information über die Arbeitsmigration zwischen den Ausländerbehörden, der Bundesagentur für Arbeit und den deutschen Auslandsvertretungen.

6.1.3 Arbeitsmigration

- Für Hochqualifizierte wird die Gewährung eines Daueraufenthalts von Anfang an vorgesehen, sie können sofort eine Niederlassungserlaubnis (§ 19 AufenthG) erhalten. Mit- oder nachziehende Familienangehörige sind zur Ausübung einer Erwerbstätigkeit berechtigt (§ 29 AufenthG).
- Die Ansiedlung von Selbstständigen wird gefördert. Selbstständige erhalten im Regelfall eine Aufenthaltserlaubnis bei einer Investition von mindestens 1 Mio. Euro und der Schaffung von mindestens 10 Arbeitsplätzen (§ 21 AufenthG). Sind diese Voraussetzungen nicht erfüllt, erfolgt eine Einzelprüfung zum Bestehen eines übergeordneten wirtschaftlichen oder besonderen regionalen Interesses, zu den Auswirkungen auf die Wirtschaft sowie zur Sicherung der Finanzierung.
- Für Studenten wird nach erfolgreichem Studienabschluss die Möglichkeit zur Arbeitsplatzsuche für bis zu einem Jahr in Deutschland zu bleiben gegeben (§ 16 Abs. 4 AufenthG).
- Bisheriges doppeltes Genehmigungsverfahren (Arbeit/Aufenthalt) wird durch ein internes Zustimmungsverfahren ersetzt. Die Arbeitsgenehmigung wird in einem Akt mit der Aufenthaltserlaubnis von der Ausländerbehörde erteilt, sofern die Arbeitsverwaltung intern zugestimmt hat; § 39 Abs. 1 AufenthaltG (one-stop-government).
- Der Anwerbestopp für Nicht- und Geringqualifizierte mit Ausnahmemöglichkeit für einzelne Berufsgruppen durch Verordnung wird beibehalten.
- Der Anwerbestopp auch für Qualifizierte mit Ausnahmemöglichkeit für verschiedene Berufsgruppen durch Verordnung wird ebenfalls beibehalten. Darüber hinaus kann die Zulassung im begründeten Einzelfall erfolgen, wenn öffentliches Interesse an Beschäftigung besteht (§ 18 Abs. 4 AufenthG).
- Für Staatsangehörige der Beitrittsstaaten wird Zugang zum Arbeitsmarkt bei qualifizierten Beschäftigungen ohne Beschränkung auf Berufsgruppen (unter Beachtung des Vorrangprinzips, also nur soweit kein Deutscher oder Gleichberechtigte zur Verfügung stehen) gegeben; sie erhalten Vorrang gegenüber Angehörigen aus Drittstaaten (§ 39 Abs. 6 AufenthG).

6.1.4 Humanitäre Zuwanderung

- Es erfolgt die Gewährung des Flüchtlingsstatus (GFK-Flüchtling) auch bei nichtstaatlicher Verfolgung in Anlehnung an die EU-Qualifikationsrichtlinie (§ 60 Abs. 1 AufenthG)
- Anerkennung geschlechtsspezifischer Verfolgung erfolgt nach der Formel (§ 60 Abs. 1 AufenthG):

„Eine Verfolgung wegen der Zugehörigkeit zu einer bestimmten sozialen Gruppe kann auch dann vorliegen, wenn eine Bedrohung des Lebens, der körperlichen Unversehrtheit oder der Freiheit allein an das Geschlecht anknüpft."

- Es wird Statusverbesserung für subsidiär Geschützte, allerdings nicht für Personen die Menschenrechtsverletzungen o. ä. schwere Straftaten begangen haben (Versagungsgründe aus der EU-Qualifikationsrichtlinie) gewährt und darüber hinaus, wenn wiederholt oder gröblich Mitwirkungspflichten verletzt werden (§ 25 Abs. 3 AufenthG).
- Es wird Aufenthaltserlaubnis bei Abschiebungshindernissen zur Vermeidung von Kettenduldungen gegeben, wenn die Ausreisepflicht nicht innerhalb von 18 Monaten vollzogen werden konnte (§ 25 Abs. 5 AufenthG). Kein Aufenthaltstitel, wenn ein Verschulden des Ausländers vorliegt (z. B. Identitätsverschleierung).
- Die Duldung wird als Instrument der „Feinsteuerung" beibehalten (§ 60a AufenthG).
- Härtefallregelung gilt unter Ausschluss subjektiver Rechte. Die oberste Landesbehörde darf auf Ersuchen einer von der Landesregierung eingerichteten Härtefallkommission anordnen, dass einem vollziehbar ausreisepflichtigen Ausländer abweichend von den sonstigen Erteilungs- und Verlängerungsvoraussetzungen für einen Aufenthaltstitel eine Aufenthaltserlaubnis erteilt wird. Die Einrichtung einer Härtefallkommission liegt im Ermessen der Länder (§ 23a AufenthG).

6.1.5 Kindernachzug

Es wird an der geltenden Rechtslage unter Berücksichtigung der Familiennachzugsrichtlinie festgehalten: Nachzugsanspruch bis zum 18. Lebensjahr bei Kindern von Asylberechtigten, GFK-Flüchtlingen sowie Einreise im Familienverbund, Beherrschung der deutschen Sprache oder „positiver Integrationsprognose" – maßgebliche Altersgrenze im Übrigen: 16 Jahre, sowie restriktive Ermessensregelung, bei der aber Kindeswohl und familiäre Situation zu berücksichtigen sind (§ 32 AufenthG).

6.1.6 Integration

- Das Anspruchsmodell für Neuzuwanderer, die sich dauerhaft im Bundesgebiet aufhalten, wird eingeführt (§ 44 AufenthG).
- Es wird eine aufenthaltsrechtliche Sanktionierung nicht ordnungsgemäßer Kursteilnahme bei Neuzuwanderern geplant: Berücksichtigung der Verletzung der Teilnahmepflicht bei der Entscheidung über die Verlängerung der Aufenthaltserlaubnis (§ 8 Abs. 3 AufenthG).
- Für Bestandausländer im Rahmen verfügbarer Kursplätze (§ 44a AufenthG) soll es eine Verpflichtung geben – bei Bezug von Arbeitslosengeld II und bei besonders Integrationsbedürftigen.
- Bei Verletzung dieser Teilnahmepflicht werden Leistungskürzungen für die Dauer der Nichtteilnahme als sozialrechtliche Sanktion (§ 44a Abs. 3 AufenthG) erfolgen.
- Integrationskurse für Unionsbürger im Rahmen verfügbarer Kursplätze (§ 11 Abs. 1 FreizügG/EU) werden zur Verfügung gestellt werden.
- Der Bund trägt Kosten der Integrationskurse (§ 43 Abs. 3 AufenthG).
- Ab 1.1.2005 ist die Integrationskursverordnung in Kraft.
- Die Kosten der Integrationskurse für Neuzuwanderer (einschließlich Aussiedler) sind mit ca. 188 Mio. Euro jährlich zu veranschlagen.

Für die Kursteilnahme von jährlich etwa 50.000 bis 60.000 bereits in Deutschland lebenden Ausländern belaufen sich die Kosten auf ca. 76 Mio. Euro.
Eigenbeiträge der Kursteilnehmer sind gestaffelt nach finanzieller Leistungsfähigkeit vorgesehen. Länder tragen die Kosten der sozialpädagogischen Betreuung und der Kinderbetreuung.

6.2 Besondere Rechtsstellung türkischer Arbeitnehmer und ihrer Familienangehörigen

Eine privilegierte Stellung haben türkische Arbeitnehmer gegenüber Menschen aus anderen Staaten. Die europäische Gemeinschaft hat bereits 1963 mit der Türkei ein Assoziationsabkommen geschlossen, wonach aufgrund des zur Ausführung dieses Vertrages am 19.9.1980 verabschiedeten Assoziationsratsbeschlusses Nr. 1/80 und der einschlägigen Rechtsprechung des Europäischen Gerichtshofes türkische Arbeitsnehmer und ihre Familienangehörigen, die sich rechtmäßig in der Bundesrepublik aufhalten, einen im Vergleich zu sonstigen Angehörigen von Drittstaaten günstigeren aufenthalts- und arbeitsgenehmigungsrechtlichen Status genießen. Nach einer Beschäftigungszeit von vier Jahren ist ihre Rechtsstellung an die von EU-Bürgern angenähert. Die Entscheidung über die erstmalige Einreise und Aufenthaltsnahme wird nicht mehr nach dem alten Ausländergesetz, bestimmt (Hackhausen 2003), sondern durch das neue Zuwanderungsgesetz geregelt.

6.3 Institutionelles Vorgehen der Rentenversicherungsträger

In den zurückliegenden Jahren hat die gesetzliche Rentenversicherung zunehmende Erfahrung mit den Arbeitnehmern mit Migrationshintergrund sowohl im Rentenverfahren als auch im Rahmen der Rehabilitation gewonnen. Einige Rentenversicherungsträger sind „Verbindungsstellen" für bestimmte Herkunftsländer, die dann für alle Probleme der Versicherten im Rahmen ihrer sozialversicherungspflichtigen Tätigkeit zuständig sind. So ist z. B. die DRV Schwaben Verbindungsstelle für Versicherte aus Italien, die DRV Niederbayern-Oberpfalz für solche aus dem ehemaligen Jugoslawien.
Während in den ersten Jahren die Angebote der stationären medizinischen Rehabilitation von den Arbeitnehmern mit Migrationshintergrund nur zögerlich angenommen wurden, ist die **Nutzung der Rehabilitationsmaßnahmen** heute für sie eine Selbstverständlichkeit geworden. Mehrere Reha-Kliniken haben sich inzwischen auf diese Klientel spezialisiert und bieten neben sprach- und kulturkundigen Mitarbeitern, einschließlich heimatsprachlicher ärztlicher und psychologischer Psychotherapeuten spezielle auf deren Lebens- und Erfahrungshintergründe zugeschnittene Rehabilitationsprogramme an.
Der Verband Deutscher Rentenversicherungsträger sieht auch in der Fortbildung der Gutachter in Zusammenhang mit der Migrationsproblematik eine besondere Bedeutung.

6.4 Asylrecht

Das Grundrecht auf Asyl gewährt Ausländern Schutz vor politischer Verfolgung; Asylberechtigte dürfen nicht ausgeliefert oder ausgewiesen werden. Das Asylrecht gewährt dagegen keinen Schutz bei Aufnahmeanträgen aus anderen Gründen als einer politischen Verfolgung, z. B. wegen wirtschaftlicher Notlagen in ausländischen Staaten (Art. 16a Grundgesetz). Dies schließt bei Einreise aus einem sicheren Drittstaat aus, dass sich der Asylbewerber auf das Asylgrundrecht berufen kann. Über einen Asylantrag entscheidet das Bundesamt für die Anerkennung ausländischer Flüchtlinge/Bundesamt für Migration. Einzelheiten sind im Asylverfahrensgesetz (AsylVfG) geregelt.

Asylverfahren

- Die aufenthaltsrechtliche Stellung von Inhabern des sog. **„kleinen Asyls"** wird der von Asylberechtigten angeglichen (§ 25 AufenthG). Beide Gruppen erhalten zunächst einen befristeten Aufenthaltstitel, der nach drei Jahren zu einer Verfestigung führen kann, wenn die Voraussetzungen weiterhin bestehen. Inhaber des sog. „kleinen Asyls" erhalten – wie bislang nur die Asylberechtigten – ungehinderten Arbeitsmarktzugang.
- Vor der Erteilung einer Niederlassungserlaubnis an Asylberechtigte und Inhaber des sog. „kleinen Asyls" wird überprüft, ob sich die Verhältnisse im Herkunftsland geändert haben (§ 26 Abs. 3 AufenthG).
- Die Weisungsunabhängigkeit der Einzelentscheider und das Amt des Bundesbeauftragten für Asylangelegenheiten werden abgeschafft. Dies führt zur Beschleunigung der Verfahren und zu einer Vereinheitlichung der Entscheidungspraxis.
- Unerlaubt eingereiste Ausländer, die keinen Asylantrag stellen und unmittelbar nach der Feststellung der unerlaubten Einreise nicht in **Abschiebungshaft** genommen und aus der Haft abgeschoben oder zurückgeschoben werden können, werden vor der Entscheidung über die Aussetzung der Abschiebung oder die Erteilung eines Aufenthaltstitels auf die Länder verteilt (§ 15a AufenthG).

6.5 Sonderregelungen

Konventionsflüchtlinge

Darunter werden politisch Verfolgte verstanden, denen, als im Heimatland verfolgten Ausländern Abschiebeschutz gewährt wird.

Kontingentflüchtlinge

Hierbei handelt es sich um Flüchtlinge, die im Rahmen internationaler humanitärer Hilfsaktionen aufgenommen werden. Sie erhalten als Gruppe ohne Einzelfallprüfung politisches Asyl mit einem dauerhaften Bleiberecht. Dazu gehören auch die Juden aus der ehemaligen Sowjetunion.

Kriegs- und Bürgerkriegsflüchtlinge

Dieser Status wurde 1993 geschaffen, um die Möglichkeit einer schnellen, aber vorübergehenden Aufnahme ohne Einzelfallprüfung für die Flüchtlinge aus dem ehemaligen Jugoslawien zu gewährleisten. Er ist an die Bedingung geknüpft, dass kein Asylantrag gestellt wurde und begründet keinen Anspruch auf einen frei gewählten Aufenthaltsort.

Wanderarbeiter

Arbeitsmigranten mit befristeter Arbeits- und Aufenthaltserlaubnis, Rückkehrzwang, Verbot des Arbeitsplatzwechsels mit entsprechender Kontrollbehörde.

Sozialhilferecht

Menschen mit Migrationshintergrund ohne die deutsche Staatsbürgerschaft, die sich in Deutschland tatsächlich aufhalten, kann Hilfe zum Lebensunterhalt, Krankenhilfe, Hilfe für werdende Mütter und Wöchnerinnen sowie Hilfe zur Pflege gewährt werden (§ 120 Abs. 1 BSHG). Sofern sie nur eingereist sind, um Sozialhilfe zu erlangen, besteht allerdings kein Leistungsanspruch.

Literatur

Assion H-J (2005) (Hrsg.): Migration und seelische Gesundheit. Heidelberg, Springer

Hackhausen W (2003): Sozialmedizin und ärztliche Begutachtung – Kompendium für Ärzte und Juristen. Landsberg, Ecomed

7 Transkulturelle Aspekte

7.1 Allgemeine Überlegungen

In einem umfassenden Sinn werden Migranten auch als Menschen mit Migrationshintergrund definiert. Denn darin sind ebenso die Nachkommen berücksichtigt, die z. T. schon in Deutschland geboren wurden, dem kulturellen Hintergrund ihres Heimatlandes aber durch die Erziehung zumindest partiell verpflichtet sind – mit allen daraus entstehenden Konflikten.

Die **Integration der verschiedenen Migrantenpopulationen** ist bis heute trotz vielfältiger Bemühungen, auch von politischer Seite und mit finanziellen Aufwendungen aus verschiedenen Gründen nur unvollständig und nur in Teilbereichen gelungen. Im Gegenteil lässt sich gerade in den letzten Jahren bei der größten Gruppe der Einwanderer, den türkeistämmigen Menschen eher eine Entwicklung zur Parallelgesellschaft beobachten mit einer nicht integrationsfördernden kulturellen Selbstbesinnung und Abschottung von den der einheimischen Bevölkerung selbstverständlichen und seit Jahrhunderten kulturell tragenden „westlichen Werten".

Zum ersten Mal wurden „Personen mit Migrationshintergrund" vom Statistischen Bundesamt im Mikrozensus 2005 erfasst, der so genannten „kleinen Volkszählung". Es wurde ein genaueres Bild der Vielfalt der Bevölkerung in Deutschland wiedergegeben, das die ungenauen „Ausländerstatistiken" ablöst (Statistisches Bundesamt 2006). Zu Menschen mit Migrationshintergrund zählen „alle nach 1949 auf das heutige Gebiet der Bundesrepublik Deutschland Zugewanderten, sowie alle in Deutschland geborenen Ausländer und alle in Deutschland als Deutsche Geborenen mit

Begutachtung bei Menschen mit Migrationshintergrund. http://dx.doi.org/10.1016/B978-3-437-31624-1.00007-6

zumindest einem zugewanderten oder als Ausländer in Deutschland geborenen Elternteil". Lt. Mikrozensus 2012 lag im Jahr 2011 die Zahl der Menschen mit Migrationshintergrund bei knapp 16 Millionen Menschen (Statistisches Bundesamt 2012). Dies entsprach einem Anteil von 19,5 % an der Gesamtbevölkerung der Bundesrepublik. Zur Bevölkerung mit Migrationshintergrund zählen auch die bereits die deutsche Staatsbürgerschaft angenommen haben, während der Rest von ca. 6,3 Millionen (6,9 % der Gesamtbevölkerung) Personen Ausländerinnen und Ausländer bildeten. 32,5 % der Menschen mit Migrationshintergrund kommen aus den 27 Mitgliedsländern der Europäischen Union. Die größte Gruppe der Menschen mit Migrationshintergrund stammen aus der Türkei (18,5 %), gefolgt von Polen (9,2 %), der Russischen Föderation (7,7 %) und Italien (4,9 %). Kasachstan ist mit 5,8 % das einzige wichtige nicht-europäische Herkunftsland. Mit 1,4 Mio. kommen die meisten (Spät-)Aussiedler aus den Nachfolgestaaten der ehemaligen Sowjetunion – vor allem aus der Russischen Föderation (612.000) und aus Kasachstan (575.000); daneben sind Polen (579.000) und Rumänien (213.000) wichtige Herkunftsländer (Statistisches Bundesamt 2012).

Die Lebenssituation dieser Menschen mit Migrationshintergrund ist ausgesprochen unterschiedlich. Es handelt sich um Arbeitnehmer mit Migrationshintergrund und ihren Familien, Heiratsmigranten, Erwerbstätige, Jugendliche, Senioren, Pensionäre, Studierende, Praktikanten, Flüchtlinge und Asylbewerber, wobei die ganz verschiedenen nationalen Gruppierungen bei jeder Teilgruppe zu berücksichtigen sind. Es sind Menschen aus der I. Migrantengeneration (sog. Gastarbeiter der 1960er Jahre), der II. Migrantengeneration (Kinder der I. Generation), erweiterte II. Generation (z. B. durch Heirat aus dem Ausland nachgezogen) und III. Migrantengeneration (Kinder der II. Generation).

Somit verbirgt sich hinter der Kategorie „Mensch mit Migrationshintergrund" eine große Vielfalt, die gerade unter medizinischen Aspekten eine bedeutende Rolle spielt.

Naturgemäß prägt die Herkunft und damit die „Nation" auf Grund der kulturellen Gegebenheiten und der Erziehung, wie sich Menschen in anderen Lebensräumen einfügen und integrieren. Sehr viel bedeutender sind jedoch die persönliche Flexibilität und auch die Bildung, insbesondere die sprachliche Kompetenz, sodass unabhängig vom Herkunftsland die Vorbildung und die Schichtenzugehörigkeit die entscheidende Rolle spielt. Trotzdem ist es sinnvoll, einzelne Schlaglichter auf die nationalen Besonderheiten zu werfen.

Schließlich muss immer wieder bedacht werden, dass es genauso wenig wie **die** Deutschen, **die** Türken gibt, denn allein regionale Unterschiede der geografischen Herkunftsregion prägen den Menschen, ebenso Schichtzugehörigkeit, Status innerhalb der Primärfamilie, städtische oder ländliche Prägung und vieles andere mehr.

7.2 Spezielle Aspekte im interkulturellen Begutachtungsprozess

Die Erhebung eines verwertbaren Gesamtbildes des körperlichen und seelischen Zustands bei Menschen mit Migrationshintergrund gelingt oftmals auf dem Wege der interkulturellen Kommunikation (Schouler-Ocak 1999). Kenntnisse über kultur-, krankheits- und migrationsspezifische sowie biografische Aspekte sind dabei unerlässlich. Der Einsatz eines professionell ausgebildeten, qualifizierten Dolmetschers, als Sprach- und Kulturvermittler, kann die Verständigung in der Diagnostik (Salman 2001; Tuna und Salman 1999; Kluge 2011) ermöglichen. Ohne Verständigungsmöglichkeiten sind Anamneseerhebung, Diagnostik und Therapie nur schwer durchführbar und im psychiatrisch/psy-

chotherapeutischen Begutachungskontext nahezu unmöglich. In einer Pilotstudie in 12 großen Einrichtungen gaben die Behandlerteams mit 27 % sprachgebundene, mit 38 % kulturgebundene und mit 44 % kultur- und sprachgebundene Verständigungsprobleme mit ihren Patienten mit Migrationshintergrund an (Koch et al. 2008). Welche Auswirkungen dies nach sich ziehen kann, machen z. B. Ergebnisse einer Untersuchung bei Patientinnen mit türkischem Migrationshintergrund und einheimisch deutschen Patientinnen in einer Berliner Frauenklinik deutlich (Pette et al. 2004). Geringe Deutschkenntnisse von Frauen mit türkischem Migrationshintergrund korrelierten mit einer schlechten Informiertheit bezüglich Diagnose und Behandlung sowie mit einem Informationsverlust während eines stationären Aufenthaltes und den damit einhergehenden therapeutischen Aufklärungsprozessen (Pette et al. 2004). Verständigungsprobleme im therapeutischen Kontext führen außerdem zu geringeren Arztkonsultationen, einem geringeren Verständnis ärztlicher Erläuterungen, häufigeren Laboruntersuchungen und vermehrten Inanspruchnahmen von Rettungsstellen (Yeo 2004).
Neben einer guten sprachlichen Verständigung ist zur Vermeidung von Fehldiagnosen, Fehlbehandlungen und von Frustrationen notwendig, unterschiedliche Erklärungsmodelle hinsichtlich Ursache, Verlauf und Heilung bestimmter gesundheitlicher Probleme zu beachten (Kleinman 1980; Bhui & Bhugra 2002; Penka et al. 2008, 2012). Die zur Beschreibung der jeweiligen Krankheiten eingesetzten Begriffe können im speziellen kulturellen Kontext eine durchaus andere Bedeutung annehmen. Zudem unterliegen Erklärungsmodelle und Behandlungserwartungen je nach kulturellem Wandel, traditionellen Elementen, persönlichen Erfahrungen und Informationen aus dem sozialen Umfeld oder den Medien einem ständigen Wandel (Heinz und Kluge 2011). Zudem können Betroffene und Angehörige während einer Krankheitsepisode jeweils spezifische Vorstellungen in Bezug auf Ursache, Symptome, Entstehungsmechanismen, Krankheitsverlauf und potenzielle Behandlungsoptionen haben (Kleinman 1980, 1988; Penka et al. 2008, 2012). Erklärungsansätze können einerseits zwischen unterschiedlichen kulturellen Kontexten differieren, andererseits aber z. B. auch schicht-, alters- oder geschlechtsspezifisch sein (Vardar et al. 2012). Diese Vorstellungen befinden sich in einem dynamischen Prozess und können sich auch gegenseitig beeinflussen. So können sich auch Erfahrungen verändern (Kleinman 1980; Heinz und Kluge 2011). Im Anhang F des DSM-VI-TR (Saß et al. 2003) befindet sich ein Vorschlag über einen Leitfaden zur kultursensiblen Anamneseerhebung und Therapie. Dessen Anwendung ermöglicht eine systematische Betrachtung des sozio-kulturellen Hintergrundes von Patienten mit Migrationshintergrund und erleichtert daher die Arbeit mit ihnen.

7.3 Kultursensibler Anamneseleitfaden

Der Anhang F des DSM-IV-TR (Saß et al. 2003; pp 929–930) enthält einen Vorschlag über einen kulturspezifischen Leitfaden zur Anamneseerhebung und Therapie. Dieser eignet sich besonders gut im Begutachtungsprozess als Leitfaden zur Beurteilung kultureller Einflussfaktoren. Der Leitfaden besteht aus folgenden Aspekten:

- Kulturelle Identität:
  - ethnische/kulturelle Bezugsgruppen (kulturelle Faktoren während der Entwicklung)
  - Ausmaß der Beteiligung an der Ursprungskultur und an der Aufnahmekultur (Verhältnis zur Herkunfts- und Aufnahmekultur)
  - Sprachfertigkeit, Sprachgebrauch und bevorzugte Sprache (inkl. Mehrsprachigkeit)
- Kulturelle Erklärungen für Erkrankungen:
- Vorherrschende Ausdrucksform des Leidens (wie z. B. „Nerven“, Besessensein,

- somatische Symptomatik, nichterklärbares Unglück; vorherrschende Ausdrucksweise für Distress und Krankheit)
  - Bedeutung und wahrgenommener Schweregrad der Symptomatik in Bezug auf die kulturellen Normen der Bezugsgruppe
  - Regionale Krankheitskategorie, die von der Familie des Patienten und ihrer Gemeinschaft benutzt wird, um die Beschwerden zu bezeichnen (angenommene Ursachen)
  - Erklärungsmodelle, die der Patient und seine Bezugsgruppe für die vorliegende Krankheit verwenden
  - Gewohnheiten und Erfahrungen in Bezug auf professionelle und traditionelle Behandlungsmöglichkeiten (Aufsuchen und Akzeptanz von Hilfen)
- Psychosoziale Umgebung und Funktionsbereiche:
  - Kulturell relevante Interpretationen sozialer Belastungsfaktoren (soziale Stressoren)
  - Verfügbare soziale Unterstützung (Belastungen im örtlichen sozialen Umfeld, die Rolle der Religion und des Verwandtenkreises in Bezug auf emotionaler, materieller und aufklärender Unterstützung)
  - Funktionsniveau und Behinderung
- Kulturelle Elemente in der Beziehung zwischen Arzt und Patient:
  - Unterschiede in Kultur und sozialem Status zwischen Arzt und Patient
  - Schwierigkeiten, die diese Unterschiede bei Diagnose und Behandlung verursachen (wie z. B. bei der Kommunikation, bei der Muttersprache, bei der Erfragung von Symptomen, im Verständnis ihrer kulturellen Bedeutung, beim Aufbau einer Vertrauensbasis zwischen Arzt und Patient, bei der Entscheidung, ob ein Verhalten der Norm entspricht oder krankhaft ist)
- Abschließende Einschätzung des kulturellen Einflusses für Diagnose und Therapie.

Mezzich et al. (2009) veröffentlichten ebenfalls Leitlinien kultursensitiver Befunderhebung (Cultural Formulation Guidelines), die insbesondere die kulturelle Identität des Patienten einschließlich seiner Wertorientierungen, Sprachkenntnisse, Krankheitskonzepte, Selbst- und Körperbild, Weltanschauung, die Einflüsse der Kultur auf das Krankheitserleben und das Inanspruchnahmeverhalten sowie auf die Interaktion mit der Familie und schließlich auf die Interaktion zwischen dem Patienten und dem Untersucher berücksichtigen. Die Kenntnis dieser Aspekte kann im Begtuachtungsprozess helfen, eine zuverlässige Einschätzung eines Phänomens bei einem zu Begutachtenden mit Migrationshintergrund als normalpsychologisch oder als psychopathologisch (signs and symptoms) zu bewerten. Dadurch kann die Abgrenzung kulturtypischer Normvarianten von untypischen Verhaltensvarianten und damit die Beurteilung Norm oder Abnorm (Mezzich et al. 2009) erleichtert werden. Im Beguachtungssystem ist zu fordern, dass bei der Diagnostik von zu Begutachtenden mit Migrationshintergrund die Leitlinien kultursensitiver Befunderhebung Berücksichtigung finden, um Fehldiagnosen entgegen zu wirken.

7.4 Türkei-stämmige Menschen

Den Großteil der zu begutachtenden Personen anderer Kulturkreise stellen die Menschen mit türkischem Migrationshintergrund. Es handelt sich dabei um Menschen durchaus heterogener Herkunft.

Die Türkei gilt als **Übergangsgesellschaft mit erheblichen sozialen Unterschieden** und einem deutlichen Gefälle zwischen Stadt und Land. Auch durch eine rasante Binnenmigration zerfallen

alte Traditionen auch in der Türkei in kürzester Zeit, wobei allerdings in den Außenbezirken der Großstädte alte Strukturen zumindest teilweise überleben (Koch 1996).
Als Faustregel gilt, dass davon 30 % Analphabeten, 60 % Absolventen einer 5-klassigen Volksschule und 10 % einer höheren Schule sind (Hackhausen 2003). Inzwischen ist jedoch das fünfjährige Pflichtschulpensum auf acht Jahre angehoben worden.
Gelegentlich ging der Migration nach Deutschland eine Binnenmigration innerhalb der Türkei, etwa zunächst in die dortigen Touristenzentren und dann erst nach Deutschland voraus. Dies ist als prognostisch eher günstig zu werten, zeugt es doch für eine gewisse Flexibilität.
Die Türkei-stämmigen Menschen mit Migrationshintergrund werden in der alten Heimat, der Türkei, als „Deutschländer" bezeichnet, eher ein diskriminierender Ausdruck.

7.4.1 Dörfliche Herkunft

Ein wesentlicher Teil, etwa 90 % der ersten Generation, stammt nach Ete (1995) aus **dörflichen Verhältnissen** in der Osttürkei und aus Anatolien, und hat sehr konservative Wertvorstellungen, die sich bei den Frauen u. a. auch in der traditionellen Kleidung ausdrücken können. Diese Menschen haben **kaum Schulbildung:** im günstigsten Fall einen fünfjährigen Volksschulbesuch, nur gelegentlich den dreijährigen Besuch einer Mittelschule und nur selten eine Berufsausbildung, da in der Türkei eine generelle Lehrstellenausbildung wie in Deutschland sich erst jetzt im Aufbau befindet. Die Männer lernten z. T. Lesen und Schreiben während ihrer zweijährigen Militärzeit.
Daher ist es nachvollziehbar, dass diese Gruppe auch die **größten Sprachprobleme** und dadurch die ausgeprägtesten Schwierigkeiten mit der sozialen Integration hat, die zudem durchaus nicht immer angestrebt wurde. Die **ursprünglichen Anwerbebedingungen** sahen ein **Rotationsprinzip** vor, wonach die Betroffenen nach fünf Jahren durch andere ersetzt werden sollten. Diese Frist wurde wiederholt verlängert, sodass diese Menschen sich hier in Deutschland nicht einlassen konnten, wollten sie doch viel Geld in kürzester Zeit sparen, um sich in der Heimat nach der Rückkehr bessere wirtschaftliche Bedingungen aufbauen zu können. Sie dachten nicht an Integration. Sie waren auf ihre Rückkehr fixiert. Erst später in den 70er Jahren wurde ihnen die Gelegenheit gegeben, Familienangehörige zu sich zu holen. Diesen Menschen mit Migrationshintergrund war keine Arbeit zu schwer, keine Arbeit zu dreckig, keine Arbeit nicht machbar. Zudem sollte an dieser Stelle auch ergänzt werden, dass über viele Jahre die Arbeitsmigranten meist auf dem Fabrikgelände oder in der Nähe in Sammelunterkünften unter den einfachsten Bedingungen wohnten und keinerlei Angebote z. B. zum Erwerb der deutschen Sprache erhielten, so z. B. wie sie z. T. den Übersiedlern angeboten wurden. Dass heißt, dass die Integration von Anfang an eigentlich von beiden Seiten nicht gewollt war, später jedoch den Zuwanderern vorgeworfen wurde.
Die ursprüngliche Lebensplanung wurde immer wieder durch neue Entwicklungen wie **Familiennachreise und -zusammenführung,** Einschulung der Kinder, Arbeitslosigkeit, Verschuldung etc. durchkreuzt. Zu bestehenden Konflikten reihten sich auch Konflikte zwischen den Generationen. Die Rückkehridee wurde zu der viel zitierten **Rückkehrillusion.** Die Verluste an Selbstwertgefühl, Handlungskompetenz, kultureller Sinnorientierung und kommunikativer Beziehungen begünstigen in der Fremde die Regression. Sehr viele aus der 1. Generation erleben sich als gescheitert. Ihr ursprünglicher Lebensentwurf, ihre Lebensplanung konnte häufig nicht umgesetzt werden. Ein Teil von ihnen erlebt sich sogar als Verlierer der Migration.
In den letzten Jahren entscheiden sich aus vielfältigen Gründen aktiv mehr und mehr Betroffene aus der 1. Generation für das Bleiben in Deutschland.

Beruflich steht eine begrenzte Zahl von Arbeitsplätzen zur Verfügung, meist solche einfachster und sozial niedrigster Art mit kurzer Anlernzeit und auch meist mit der geringsten Bindung an die Firma. Gerade diese Arbeitsplätze sind in den vergangenen Jahren vielfach weggefallen und durch technische Vorrichtungen ersetzt worden. Nicht wenige dieser Menschen mit Migrationshintergrund sind Analphabeten. Als beispielhaft gelten der Müllwerker und der Hof- und Reinigungsarbeiter. Letztlich war diese Personengruppe von Anfang an nur in der Lage, die niedrigsten Hilfsarbeiten zu bewältigen. Tätigkeiten als Facharbeiter mit differenzierten Anforderungen an technisches Geschick, Ausbildung und immer mehr auch an die Fähigkeit, mit Computern umzugehen, standen diesem Personenkreis nicht offen. Arbeitsplätze dieser einfachsten Art stehen aber heute mit zunehmender Technisierung der Arbeitswelt immer weniger zur Verfügung.

Kasuistik

Eine 53-jährige Frau mit türkischem Migrationshintergrund aus der Westtürkei, dörfliche Region, älteste Tochter von fünf Kindern. Vater nur krank in Erinnerung, dieser verstarb als sie 12 Jahre alt war. Begann im Alter von 14 Jahren in einer Fabrik mit der Akkordarbeit, Näherei, nur nachts gearbeitet. Geld der Mutter gegeben. Mit 20 Jahren allein nach Deutschland gekommen, in eine Großstadt. Hier habe sie in einer Fabrik als ungelernte Kraft im Schichtdienst (Metallverarbeitung) auch im Akkord gearbeitet. Ein Teil des Verdienstes zur Familie in die Türkei geschickt, um Ausbildungen der Geschwister zu finanzieren und sie zu verheiraten. Fünf Jahre später einen Arbeitsmigranten aus der Türkei, der im Bau gearbeitet habe, gegen den Willen der Familie geheiratet, ohne Mitgift, ohne Hochzeitsfeierlichkeiten. Mutter habe damals einen Suizidversuch gemacht. Jahre später Familie in der Türkei besucht und Ehemann vorgestellt. Der jüngste Bruder habe sie in Gegenwart ihres Mannes geschlagen, weil sie ohne die Zustimmung der Familie einen Fremden geheiratet habe. Es kam dann zu einer Versöhnung. Die Familie in der Türkei forderte immer wieder finanzielle Unterstützung. Die beiden Kinder, bei der Begutachtung 21 und 23 Jahre alt, finden keine Lehrstellen, sind arbeitslos zu Hause. 2000 erlitt sie einen Verkehrsunfall, keine Verletzungen, nur das Auto hatte einen leichten Blechschaden. Danach konnte sie nicht mehr arbeiten. Klagte zunehmend über Schmerzen am ganzen Körper, insbesondere Kopf- und Rückenschmerzen, aber auch Gelenkschmerzen. Zunehmend depressive Entwicklung. Fühle sich zunehmend von der Familie aus der Türkei missbraucht, könne aber nichts sagen, da Mutter inzwischen erkrankt sei und noch immer auf ihre Unterstützung warte. Berichtet, dass sie sich von der Verantwortung nicht loslösen kann. Erst wenn sie offiziell berentet sei, werde die Familie verstehen, dass die nicht mehr könne.

Zeigte sich sehr erfreut über die muttersprachliche Begutachtung.

Bei der Untersuchung war neben der somatoformen Schmerzstörung (F 45.4) auch eine mittel- bis schwergradige Depression (F 32.2) zu diagnostizieren.

Eine Zeitrente war zu empfehlen.

Kasuistik

57-jährige Frau kurdischer Abstammung, stamme aus dörflichen Verhältnissen, ohne Vater aufgewachsen, weil dieser in der fernen Großstadt Istanbul gearbeitet habe. Kein Schulbesuch, die Schule sei zu weit weg gewesen. Im Alter von 16 Jahren gegen den Willen verheiratet worden mit einem Mann, der fünf Jahre älter gewesen sei und den sie auf der Hochzeit erstmals gesehen habe. Sie sei in eine Familie mit 12 Personen gekommen, in der sie nur gearbeitet habe. Keiner habe ihr geholfen und alle hätten an ihr rumgenörgelt. Kurz nach der Hochzeit sei ihr Mann nach Deutschland gegangen und sie habe allein bei der fremden Familie bleiben müssen. Ihre eigene Familie habe sie nicht besuchen dürfen. Dann sei endlich ihr Mann gekommen und habe sie mitgenommen. In Deutschland angekommen habe sie mitarbeiten müssen. Alle drei Kinder seien zwar in Deutschland geboren, aber bei der Großmutter mütterlicherseits in der Türkei im Dorf aufgewachsen. Als ihr jüngstes Kind, Tochter, ins Schulalter gekommen sei, habe man die Kinder zu sich nach Deutschland geholt. Hier habe es nur Probleme mit diesen gegeben. Sie hätten nur schwer deutsch gelernt. Am schmerzhaftesten sei es, dass die jüngste Tochter, inzwischen 30 Jahre alt, ihr offen mitteile, dass sie sie hasse und ihre Mutter noch immer die Großmutter in der Türkei sei. Jedes mal sei es wie ein Messerstich, dies von der eigenen Tochter zu hören.

Bei der Untersuchung war noch zu erfahren, dass sie ihren Mann nie geliebt habe und sich sogar vor ihm ekele. Seit Jahren laufe auch zwischen ihnen nichts mehr. Oft habe sie auch an Scheidung gedacht, doch es wäre in ihrer Familie undenkbar, dass sich eine Frau trennt.

Wegen multiplen körperlichen Beschwerden gehäufte krankheitsbedingte Fehlzeiten am Arbeitsplatz, einer Großküche, in der sie als Küchenhilfe seit Jahren auch schwere Sachen habe heben müssen. Es folgt die Kündigung, betriebsbedingt. Zunahme der körperlichen Beschwerden und zunehmender Rückzug, Isolation, Depressivität, Insuffizienz- und Versagensgefühle, latente Suizidalität.

Es bestand eine schwere Depression (F 32.2) und eine Somatisierungsstörung (F 45.0). Die Berentung war zu empfehlen.

7.4.2 Großstädtische Herkunft

Ganz anders sind die mehr städtisch geprägten Immigranten aus den türkischen Großstädten. Sie sind überwiegend **westlich orientiert,** was sich bei den Frauen in der eher modischen Kleidung augenfällig manifestiert. Sie sprechen meist sehr bald und gut Deutsch und haben die geringsten Probleme mit der beruflichen und sozialen Integration.

Sie bringen häufiger eine **adäquate schulische und berufliche Vorbildung** mit und sind beruflich flexibel und vielseitig einsatzfähig. Nicht wenige ehemalige türkische Lehrer und Büroangestellte arbeiten der besseren Verdienstmöglichkeiten wegen in Deutschland in den Fabriken. Eine ganze Reihe dynamischer und anpassungsfähiger Menschen mit türkischem Migrationshintergrund gründeten eigene Geschäfte und sind als Selbstständige beruflich erfolgreich. Die unterschiedlichen Grundvoraussetzungen bei der Begutachtung liegen auf der Hand.

7.4.3 Türkische Frauen

Ein besonderes Problem stellen Frauen mit türkischem Migrationshintergrund dar. Für sie gilt grundsätzlich die gleiche Problematik wie für die Männer. Allerdings haben viele der Frauen kaum eine berufliche Vorbildung und nicht selten eine **geringere schulische Ausbildung.** Das Lebenskonzept ist auch bei den Großstädterinnen traditionell primär auf die Familie ausgerichtet. Die Arbeit in der Fabrik wird eher notgedrungen durchgeführt.

Eine enorme soziale Erwartungshaltung bringt einen erheblichen und ungewohnten **Leistungsdruck** gerade für die Frauen mit sich. Die Verlockungen der Konsumgesellschaft, das Bestreben, mithalten zu wollen, die Erwartung und auch Verpflichtung einer finanziellen Unterstützung der zu Hause gebliebenen Mitglieder der Großfamilie, auch der Wunsch nach deren Anerkennung führt dazu, dass die Frau mitarbeiten muss, was nicht der traditionellen Rollenverteilung im Herkunftsland entspricht.

Auch die gesetzlichen Vorgaben in Deutschland mit einer Berentung erst im Alter von über 60 Jahren stehen mit ihren Vorstellungen und den Gepflogenheiten in ihrer Heimat nicht in Einklang. Dazu kommt, dass – im Vergleich zu Frauen westlicher Industriestaaten – der **Kinderwunsch** bei Frauen mit türkischem Migrationshintergrund wesentlich stärker ausgeprägt ist, wodurch die Doppelbelastung der gleichzeitig berufstätigen Mütter weiter steigt. Dieser soziale Druck führt besonders bei den Frauen nicht selten zu vorzeitigen Versagenszuständen und/oder Erschöpfungszuständen.
Nicht selten sind die Frauen mit türkischem Migrationshintergrund lange Zeit die einzigen Verdiener in der Familie gewesen oder haben die Großfamilie in der Heimat mitfinanziert. Obwohl die Großfamilie selbst nie in Deutschland war, bestimmte sie das Leben vieler Frauen aus der Heimat heraus. Nicht selten haben eben diese **Mehrfachbelastungen** dazu geführt, dass diese Frauen im mittleren Alter in Bilanzierungskrisen geraten, nämlich dann, wenn sie feststellen, dass sie ihr Leben lang gegeben, aber für sich nicht gesorgt haben bzw. nicht gesorgt wurde.

Kasuistik

Begutachtung für die Gesetzliche Rentenversicherung: 47-jährige Frau, keine wesentlichen Vorerkrankungen. Seit Jahren „viel Schmerzen, immer Kreuzschmerzen, Kopfschmerzen, Schmerzen überall". Geboren in Ankara, westlich orientiert, hat das Gymnasium dort bis zur 10. Klasse besucht, dann abgebrochen wegen Heirat mit 18 Jahren, wollte ursprünglich Journalistin werden. Im selben Jahr der Heirat nach Deutschland eingewandert, „bessere finanzielle Möglichkeiten", schwanger geworden, als Hausfrau einsam und „langweilig", der Ehemann berufstätig, nach 4 Jahren zweites Kind, die Migration war „Schock", viel Heimweh, kein Kontakt zu anderen Menschen außer dem Ehemann, habe erst spät Deutsch gelernt. Schließlich angelernte Näherin in einer Trikotagenfabrik, die Arbeit „langweilig" unter ihrem Niveau empfunden, keine andere Tätigkeit möglich, „immer das Gleiche", dann seien Kreuzschmerzen aufgetreten, längere Krankschreibung, habe dann nach etwa 17 Jahren selbst gekündigt „Kreuz kaputt". Bei der Hausarbeit müsse der Ehemann helfen. Vielfältige Beschäftigung zu Hause mit Lesen, Schreiben, Verfassen von Gedichten, schreibe gerade an ihrer eigenen Biografie, sei sehr musikalisch, spiele mehrere Instrumente. Beide Kinder studieren inzwischen, von ihnen fühle sie sich verstanden, nicht dagegen vom Ehemann – 10 Jahre älter – „lebt in einer anderen Welt", für Literatur und Musik kein Verständnis. Würde dem Rat ihrer in Ankara lebenden Schwester, einer Lehrerin, gerne folgen und über das Goethe-Institut gerne ihr Deutsch verbessern und „etwas machen" – der Ehemann verbiete ihr das strikt! Organisch völlig unauffälliger Befund. Psychisch nicht tiefergehend depressiv verstimmt, kontaktbereit, intelligent, differenziert. Vom Leben enttäuscht, dem gescheiterten ursprünglichen Lebensentwurf nachtrauernd. Fabrikarbeit komme nicht infrage, „dauernd Schmerzen", alles helfe nichts. Psychotherapie im ländlichen Bereich nicht leicht verfügbar, Ehemann sei auch gegen eine stationäre Reha-Maßnahme. Andere Arbeit nicht verfügbar.
Diagnose: anhaltende somatoforme Schmerzstörung (F 45.4), Dysthymia (F 34.1)
Sozialmedizinisch lässt sich eine zeitliche Leistungsminderung auf dem allgemeinen Arbeitsmarkt nicht begründen.

7.4.4 Zuwanderergenerationen

Unterschiedlich sind auch die Probleme der einzelnen Generationen der Zuwanderer.

Lebensentwurf der Migranten der 1. Generation

Ursprünglich wurde ihnen von der aufnehmenden und auch der Herkunftsgesellschaft der Daseinsentwurf des „Gastarbeiters" angeboten. Diese beinhaltete „eine vorübergehende Existenz unter besseren Wirtschaftsbedingungen bei weitgehender Orientierung an den Werten der Heimat". Es war **eine Rolle auf Zeit.** Eine Auseinandersetzung mit dieser Situation erfolgte von beiden Seiten jahrzehntelang nicht. Dieses Vorgehen erschwerte die Entwicklung eines entsprechenden Problembewusstseins. Die Menschen mit Migrationshintergrund hielten **weiter Kontakt zur Heimat,** wurden dort Repräsentanten des Landes der unbegrenzten Möglichkeiten.

Sie übernahmen im Wirtschaftssystem der Gastländer wichtige Funktionen, und zwar meist eine hohe Belastung durch weniger beliebte Arbeiten, zudem unter dürftigen sozialen Bedingungen. Dabei verstanden sie sich weiterhin als Mitglieder des gesellschaftlichen Systems ihrer Heimat. Sie nahmen die Trennung und die Arbeitslast in Hinblick auf das Wohlergehen ihrer Familien und im Streben nach einer wirtschaftlich besseren Position in der Heimat auf sich (Opalic und Röder 1993).

Ihre ursprüngliche Lebensplanung war bei den meisten türkischen Menschen mit Migrationshintergrund so, dass sie in Deutschland einige Jahre arbeiten und möglichst viel Kapital erwirtschaften wollten, um sich nach ihrer **Rückkehr in der Türkei** bessere Lebensgrundlagen zu ermöglichen. Sie akzeptierten z. T. sehr schwere Arbeitsbedingungen. Meist handelte es sich um Tätigkeiten, mit denen sie sich nicht identifizieren konnten. Viele von ihnen wurden quasi über Nacht völlig unvorbereitet von einer Agrar- in eine Industriegesellschaft versetzt.

Obwohl sie weder die Sprache, noch die Sitten, Gebräuche oder Religion dieser neuen Gesellschaft kannten und auch kaum Unterstützung von außen, sprich vom Staat erhielten – weder von Deutschland noch der Türkei – verfolgten sie ihr Ziel, möglichst **viel Geld in kürzester Zeit** zu verdienen, um schnell zurückkehren zu können.

Der massive körperliche Einsatz bei vorwiegend fehlenden Ressourcen führte über Jahre hinweg zur **massiven körperlichen, aber auch psychischen Verausgabung.** Sie trieben über Jahre hinweg Raubbau an sich selbst.

Die ursprüngliche Lebensplanung wurde immer wieder durch neue Entwicklungen wie Familiennachreise und -zusammenführung, Heirat, Geburt von Kindern, Einschulung der Kinder, Arbeitslosigkeit, Verschuldung, Krankheit etc. durchkreuzt. Zu bestehenden Konflikten reihten sich auch insbesondere **Konflikte zwischen den Generationen,** da hier Selbstbilder bzw. Identifikationsobjekte nicht mehr verfügbar bzw. unscharf verfügbar wurden bzw. sind. Viele erlebten sich zunehmend als Verlierer der Migration, insbesondere wenn ihre Wünsche, Hoffnungen und Lebenserwartungen nicht erreicht werden konnten oder sich die Dinge ganz anders entwickelten als sie sich vorgestellt hatten.

Rückkehrphantasien der 1. Generation

Die ursprüngliche Rückkehridee wurde inzwischen zu der viel zitierten **Rückkehrillusion.** In Bezug auf Rückkehr wird genau geprüft, was bisher erreicht wurde und wie im Falle der Rückkehr der gesellschaftliche Status in der Heimat aussehen würde. Es wird quasi ständig Bilanz gezogen. Hierbei spielen die z. T. massiven Loyalitätsbindungen der 1. Generation und z. T. auch der 2. Generation gegenüber ihren Ursprungsfamilien, von denen sie sich noch nicht gelöst haben, eine bedeutende Rolle. Selbst wenn die Großeltern nie in Deutschland waren und das Leben hier nicht kennen, haben sie bei familiären Entscheidungen, die auch das Leben hier betreffen, immer noch sehr großen Einfluss.

Die Rückkehrphantasie dient nach Güc (1990) auch häufig als Frustrationsventil. Oft kommt es zur Delegation der Entscheidung z. B. auf die Kinder „wenn meine Tochter die Schule beendet hat" etc. Auf Dauer können solche Abwehrmechanismen nicht aufrechterhalten werden. Zudem ist es nicht leicht, nach 20–40 Jahren in die Türkei zurückzukehren. Dort haben sie auch einen Sonderstatus – **„Almanci" – Deutschländer** – sie werden dort quasi auch diskriminiert. Auch die alte Heimat hat sich in ihrer Abwesenheit verändert, auch dort hat eine rasante Entwicklung stattgefunden, sodass ihnen auch dort der Anschluss nicht ohne Probleme gelingen dürfte.
Die Verluste an Selbstwertgefühl, Handlungskompetenz, kultureller Sinnorientierung und kommunikativer Beziehungen begünstigen in der Fremde zusätzlich die Regression. Nicht zu unterschätzen ist auch das Versagensgefühl bei vielen. Sie erleben sich als gescheitert. Ihr ursprünglicher Lebensentwurf, ihre Lebensplanung konnte häufig nicht umgesetzt werden. Ein Teil von ihnen erlebt sich als Verlierer der Migration.
Diejenigen, die es sich leisten können, versuchen zwischen der Herkunftsheimat und der neuen Heimat zu pendeln. Die von ihnen erwartete und langanhaltende Besserung der Beschwerden in der alten Heimat führt zu einer Verstärkung der Regression. Auch die erhoffte Besserung nach der Berentung bleibt jedoch oft aus.
In den letzten Jahren entscheiden sich aus vielfältigen Gründen aktiv mehr und mehr Betroffene aus der 1. Generation für das Bleiben in Deutschland.
Die **2. Generation** hat in der Regel den gleichen kulturellen Hintergrund tradiert bekommen. Sie war aber mehr der Spannung zwischen den kulturellen und traditionellen Normen des Herkunftslandes – verkörpert durch die Eltern – und dem **Anpassungsdruck** zur Assimilation – in der Schule und am Arbeitsplatz – ausgesetzt. **Identitätsprobleme** und **Verhaltensstörungen,** besonders in der Pubertät, sind auch heute noch häufig und erfordern nicht selten medizinische Hilfe im weitesten Sinne. Bei differenzierten Menschen findet man immer wieder die **Problematik der Selbstfindung** „Wer bin ich eigentlich, wo gehöre ich eigentlich hin?" Die kulturelle und nationale Verortung zwischen Deutschland und der Türkei ist oft problematisch. Kulturelle Zerrissenheit und Marginalisierung kann manchmal die Folge sein. Die typische Biografie zeigt eine Geburt in Deutschland, wo beide Elternteile arbeiten, die ersten Lebensjahre werden dann bei den Großeltern in der Türkei verbracht, manchmal auch die ersten Schuljahre.
Danach, wenn die Kinder größer geworden sind, werden sie von den Eltern nach Deutschland geholt und verbringen den Rest der Schule hier mit allen sprachlichen und kulturellen Problemen, letztlich ohne weder dort noch hier richtig sesshaft geworden zu sein. Die zu erwartenden Schwierigkeiten, eine Berufsausbildung zu absolvieren und sich schließlich in irgendeiner Form zu integrieren, liegen auf der Hand. Sie bleiben „Wanderer zwischen den Kulturen" oder „Migrationswaisen". Oft kommt es nur zu einer **Scheinanpassung nach beiden Seiten,** an das Normen- und Wertesystem des Herkunfts- und des Einwanderungslandes „innen Türke, außen Deutscher". Die konfliktreiche Identitätsdiffusion führt nicht selten zu psychosomatischen Beschwerden, bei weiblichen Jugendlichen auch zu konversionsneurotischen Ausdrucksformen, bei männlichen Jugendlichen gelegentlich auch zu kriminellen Handlungen.
Andererseits entwickeln viele Nachgeborene ein anderes, **stärkeres Selbstbewusstsein,** nicht zuletzt auf Grund ihrer im Vergleich zu den Eltern **besseren Sprachkompetenz.**
Die **3. Generation,** die schon hier geboren ist, erscheint dem Herkunftsland und seinen soziokulturellen Normen meist ganz entfremdet, steht oft im Konflikt mit den Eltern, wird aber nicht selten auch im Einwanderungsland noch nicht voll akzeptiert, was sich in eher subti-len Zurücksetzungen äußern kann. Die **unterschiedliche Akzeptanz durch die Gesellschaft** wird für das gelegentliche „Macho-Gehabe" und die z. T. daraus resultierende Delinquenz verantwortlich gemacht.

Manchmal erfolgt auch eine Rückbesinnung auf die Wurzeln ihrer Herkunft mit daraus resultierenden neuen Problemen.
Immer mehr türkische Deutschland-Einwanderer bekennen sich wieder aktiv zu ihrer überlieferten **Religion,** die ihnen Orientierung und Halt im Alltag gibt, die Abgrenzung jedoch eher fördert. Das Spannungsfeld, in dem die Menschen mit Migrationshintergrund stehen, nimmt dadurch noch zu.
Mit besserer Bildung nimmt das Bedürfnis nach Abgrenzung allgemein stark ab und das Interesse und die Aufgeschlossenheit für andere Kulturen und Lebensbedingungen deutlich zu. Möglicherweise führt höhere Bildung bei den Menschen mit Migrationshintergrund auch zu einer stärker **westlich orientierten Lebensweise,** die die ausschließliche Bewahrung der türkischen Kultur nicht so erstrebenswert erscheinen lässt (Sauer und Halm in Assion 2005). Natürlich gilt dies auch umgekehrt für die Bürger des aufnehmenden Landes. Höhere Bildung lässt auch hier mehr Toleranz und Verständnis für ausländische Mitbürger erwarten.
Allerdings muss festgehalten werden, dass etwa 33 % der Jugendlichen mit Migrationshintergrund nicht einmal einen Hauptschulabschluss schaffen, sodass auch ihnen, wie den Großeltern, nur einfache Tätigkeiten ohne besondere Anerkennung offenstehen. Diese sehr schlechte schulische Bildung steht sicherlich auch mit der **doppelten Sprachlosigkeit** in Verbindung, auch wenn gelegentlich von einer doppelten Sprachkompetenz gesprochen wird. Diese Kinder und Jugendlichen beherrschen weder die eigentliche Muttersprache, Sprache der Eltern, noch die einheimische Sprache in ausreichender Form. In diesem Zusammenhang wird von einer doppelten Sprachlosigkeit gesprochen, die einen wesentlichen Anteil an dem schlechten Abschneiden in der Schule einnimmt. Gründe dafür sind u. a. darin zu suchen, dass für diese Kinder kaum Kindergartenplätze mit den entsprechenden Fördermöglichkeiten zur Verfügung gestellt werden, die Kinder auch nicht in der Familie ausreichend Deutschkenntnisse vermittelt bekommen. Auch in Bezug auf Türkisch wird den Kindern die Muttersprache nicht beigebracht, z. T. weil auch die Eltern selbst nicht über ausreichende Kenntnisse verfügen, z. T. werden die Kinder nicht gefördert und gefordert. Sobald die Kinder die Türschwelle der elterlichen Wohnung überschreiten, befinden sie sich oftmals quasi in der Türkei, da zu Hause nur türkisch gesprochen wird, die türkischen Fernsehsender über Satellitenschüssel gesehen werden und türkische Printmedien Eingang haben.
Aus genannten Gründen ist es erforderlich, gerade die 3. Generation zu fördern, damit sie die Möglichkeit erhält, am gesellschaftlichen Leben partizipieren zu können und nicht in marginale Gruppen abgedrängt wird.

Kasuistik

35-jährige Türkei-stämmige Fahrlehrerin kommt zu Begutachtung für die private Berufsunfähigkeits-Zusatzversicherung (BUZ). Unmittelbarer Anlass war ein Auffahrunfall bei ihrer Tätigkeit, wobei sie sich eine HWS-Distorsion Grad I und eine Beckenprellung zuzog. Sie war zum Zeitpunkt des Unfalls schwanger und erlitt 4 Wochen später eine Fehlgeburt, die sie auf den Unfall zurückführte, was von der gesetzlichen Unfallversicherung nicht anerkannt wurde. Körperlich blieben keine Folgen zurück. Sie wurde wenig später wieder schwanger und brachte ein Jahr nach dem Unfall ihr zweites gesundes Kind zur Welt. Sie machte eine allgemeine Leistungsminderung und Depressionen geltend, wodurch sie sich nicht in der Lage fühle, wieder als Fahrlehrerin zu arbeiten. Bei der Exploration ergab sich, dass sie aus einer mittelgroßen Stadt in der Türkei stammte, im Alter von 3 Jahren nach Deutschland kam und hier die Schule bis zum qualifizierten Hauptschulabschluss mit gutem Erfolg besuchte. Auf eigenen Wunsch Lehre als Bauzeichnerin mit Abschluss, danach zunächst im Beruf tätig, aus konjunkturellen Gründen entlassen ohne Chance auf Wiedereinstellung. Danach aus Eigeninitiative Ausbildung zur Fahrlehrerin. Die erste Ehe – auf Wunsch der traditionell orientierten

Eltern – mit einem Türken scheiterte sehr bald. Er sei dominierend gewesen, habe sie unterdrückt und geprügelt, worauf sie sich scheiden ließ und einen Deutschen heiratete, mit dem sie sich gut verstehe. Die Eltern brachen daraufhin den Kontakt zu ihr ab. Im Beruf als angestellte Fahrlehrerin wurden ihr von ihrem Chef vor allem ihre Landsleute anvertraut, mit denen sie ständig Konflikte hatte. Von den jungen Türken sei sie als Frau, die ihnen das Autofahren beibringen sollte, nicht akzeptiert worden, viele hätten versucht, sie zu bestechen, „wir sind doch Landsleute" und sie habe sich unter Druck gesetzt gefühlt. Ihr Chef habe dies nicht verstanden und sei froh gewesen, jemanden zu haben, der türkisch spreche. Sie selbst sah sich in einem für sie nicht lösbaren Konflikt und wollte so nicht mehr weiterarbeiten. Spontan äußerte die differenzierte und intelligente Frau, sie sei „auf der Suche, wo ich hingehöre, nach den Wurzeln".
Sozialmedizinisch konnte Berufsunfähigkeit nicht bestätigt werden.

Reaktion auf den Anpassungsdruck

Nach Collatz (1995) verfügte nach einer Untersuchung aus dem Jahre 1993 die 1. Generation der Arbeitsmigranten lediglich zu knapp 40 % über ausreichende deutsche Sprachkenntnisse, während die 2. Generation nach eigener Einschätzung zu knapp 90 % die deutsche Sprache verbal gut beherrscht. Eine unterdurchschnittliche Sprachkompetenz zeigte sich bei ausländischen Frauen und Einwanderern aus der Türkei, wobei Letztere im Längsschnitt überdurchschnittliche Verbesserungen aufweisen. Obwohl mit zunehmender Aufenthaltsdauer und verbesserten kulturellen Kompetenzen im Aufnahmeland intensivere soziale Beziehungen erwartet werden sollten, ist dies nicht der Fall.
Ab 1990 steigt der Segregationsgrad vor allem bei Menschen mit Migrationshintergrund der 2. Generation deutlich an. 1992 benannten über die Hälfte der Ausländer, ; 2/3 der türkischen Migranten, keine deutsche Person unter ihren Freunden (Collatz 1995).
Deutschland ist zum Lebensmittelpunkt der meisten Menschen mit Migrationshintergrund geworden und nur wenige sehen diesen in einer Rückkehr in die Heimat. Trotzdem identifizieren sich nur wenige als Deutsche. Die Identifikation ist am stärksten in der 2. und 3. Generation. Von diesen fühlen sich 25 bzw. 35 % als Deutsche. Obwohl die meisten sich für den **dauerhaften Aufenthalt in Deutschland** entschieden haben, ist ihre Lage durch eine zunehmende Segregation gekennzeichnet, ist ihr Leben vorwiegend in eigenen ethnischen Strukturen organisiert.
Der **Verlust einer Teil-Identität** durch Trennung im Rahmen der Migration führt zu einem ganz erheblichen Verlust des Selbstbildes, ein Teil davon geht verloren, die Identität wird gestört. Folgen können sein Verunsicherung, Ängste, Selbstwertproblematik, Fremdheitsgefühle. Es kommt zu Verlust von Objektbeziehungen, die dazu erforderliche Trauer zur Verarbeitung wird verdrängt. Diese Menschen mit Migrationshintergrund werden depressiv und können nicht trauern, weil sie hier in Deutschland funktionieren müssen. Die negativen Affekte werden verleugnet. Es wird auch verleugnet, dass sie viel lieber zu Hause in der Heimat geblieben wären. Sie fühlen sich verpflichtet, die positiven Seiten der Migration hervorzuheben, während die negativen verleugnet und verdrängt werden.

7.5 Migranten aus dem ehemaligen Jugoslawien

Die zweite große Gruppe von Einwanderern, die aus dem Balkan bzw. dem ehemaligen Jugoslawien stammt, hat durchaus vergleichbare Probleme, obgleich hier die von jeher engere Bindung an den Westen manches vereinfacht. Sie kamen überwiegend in den Jahren zwischen 1962 bis zu einem Anwerbestopp 1973 nach Deutschland.

Auch hier stand die Suche nach dem Wohlstand im Vordergrund. 85 % dieser Arbeitsmigranten waren **ungelernte Kräfte.** Die erfolgreichen Menschen mit Migrationshintergrund sehen wir als Gutachter im Grunde nicht. Die gescheiterten Einwanderer, die teils durch die äußeren Umstände, teils durch ihre eigenen Persönlichkeitseigenschaften krank geworden sind, stellen jedoch das Gros unserer Probanden dar.
Die **einfachen Landbewohner** aus den Dörfern haben die gleichen Schwierigkeiten wie die Türkei-stämmigen Menschen, sich zu integrieren. Sprachgewandten und flexiblen Städtern aus Belgrad oder Sarajewo bereitet die Anpassung vergleichsweise weniger Probleme.
Hypochondrisch-depressive Krankheitsbilder werden häufig gesehen, chronische Schmerzsyndrome, auch diffuse somatoforme Störungen. Nicht selten ist ein banaler Unfall für die aktuellen Beschwerden bis hin zur Leistungsunfähigkeit auslösend. Diskutiert wird eine Selbstwertproblematik mit Riesenerwartungen bei gleichzeitig enormer Passivität (Sprung-Gather in Collatz 1999).
Die **Bürgerkriegsflüchtlinge** haben zusätzliche nachvollziehbare Konflikte, die sich aus der unmittelbaren Kriegserfahrung und dem Verlust von Familienangehörigen und nicht zuletzt ihres Eigentums ergeben. Die z. T. erheblichen ethnischen Ressentiments – die uns in Deutschland besonders ungewohnt und fremd erscheinen – werden häufig auch in der neuen Umgebung beibehalten. Darauf begründbare psychoreaktive Störungen sind im Alltag von erheblicher Bedeutung.

7.6 Spätaussiedler aus Russland

Nach dem Ende des Kalten Krieges hat sich die politische, soziale und ökonomische Lage in den Ländern der ehemaligen UdSSR radikal gewandelt. Die noch nicht soziale und unvollkommene Marktwirtschaft wird in der gegenwärtigen Phase ihrer Entstehung von einem großen Teil der Bevölkerung nicht angenommen und erzeugt massive Zukunftsängste. Einer extrem reichen Oberschicht steht ein Volk gegenüber, welches von einem ausreichenden Lebensstandard noch weit entfernt ist. Ebenso krasse Unterschiede bestehen im Gesundheitswesen. Armut, Alkohol- und Drogenprobleme und Kriminalität fördern verständlicherweise die Bereitschaft der Betroffenen, auszuwandern und in der Fremde bessere Lebenschancen zu suchen. Mehr als die Hälfte der Spätaussiedler spricht allerdings kein Deutsch.
Zurzeit werden für die russischsprachige Bevölkerung **folgende Emigrationsgründe** unterschieden (Novikov 2002):

- nachgewiesene deutsche Abstammung (so genannte Spätaussiedler)
- jüdische Abstammung (so genannte Kontingent-Flüchtlinge)
- Kriege bzw. militärische „Interventionen"
- wirtschaftliche Lage inkl. Medizinische Versorgung.

Die mittlerweile **3 Millionen deutschstämmigen Spätaussiedler** aus Russland waren in Kasachstan oder in Sibirien oft als „Deutsche" oder „Faschisten" Angehörige einer ungeliebten Minderheit und damit häufig benachteiligt. In Deutschland ist der ihnen von der einheimischen Bevölkerung zugeschriebene Status als „Russen" ähnlich problematisch. Dazu kommt, dass die Kinder der Spätaussiedler nicht selten jeden **Kontakt zur deutschen Kultur verloren** hatten, sich auf Grund ihrer schulischen Erziehung auch jetzt noch ausdrücklich als „Russen" fühlen und der deutschen Sprache nicht mächtig sind. Sie sind zudem sehr oft nicht freiwillig nach Deutschland gekommen, sondern auf Druck ihrer Eltern. „Sie wollten nicht gehen und mussten doch" (FOCUS 10/2004). Sie haben ihre frühe Sozialisation in Russland erfahren und empfinden die von den Eltern gewollte Auswanderung als erzwungen. Die Folge ist oft die Flucht in ihre eigene russische Welt. Die

Schwierigkeiten, die sich bei der **beruflichen und sozialen Eingliederung** allein auf Grund der **mangelnden Sprachkenntnisse** und der allgemeinen Arbeitslosigkeit ergeben, liegen auf der Hand.
Es wird berichtet, dass die deutschstämmige Bevölkerung aus der GUS innerhalb der Familien nur zu 15 % deutsch spricht bzw. dieser Sprache überhaupt mächtig ist (Novikov 2002).
Viele Menschen russischer Herkunft haben Probleme, sich in der für sie neuen Welt ohne staatlichen Paternalismus, dafür dem **„Terror des Marktes“** ausgesetzt, allein auf sich gestellt, zurechtzufinden.
Ein weiteres Problem für die Aussiedler im Erwachsenenalter stellt die berufliche Situation dar. Anders als bei den türkeistämmigen Menschen haben diese Menschen meist eine fundierte Berufsausbildung, die aber nur z. T. in Deutschland anerkannt wird. Während handwerkliche Tätigkeiten oft problemlos sind, werden Studiengänge, die es bei uns nicht gibt, oder auch Tätigkeiten als Lehrer nicht anerkannt und die Migration stellt für diese Menschen einen beträchtlichen **sozialen Abstieg** dar, der oft nicht akzeptiert wird und zu psychosomatischem Leiden und gelegentlich auch zu einer Verweigerungshaltung führt. Die Rentenantragstellung einer Lehrerin aus Russland, die hier als Putzfrau arbeiten soll und darüber tief enttäuscht ist, an den Verheißungen des westlichen Lebensstils nicht adäquat teilnehmen zu können, ist nicht selten. Die Schichtenzugehörigkeit spielt hier eine größere Rolle als etwa bei den Menschen türkischer Herkunft.
Die **Integration** wird bei russischsprachigen Migranten als **erfolgreich** angesehen, wenn folgende Faktoren vorlagen (Novikov 2002):

- positive Bewertung des „wir“ (Migranten) und des „sie“ (Geberland-Bevölkerung)
- reale aktive Teilnahme am Leben des neuen ethno-sozialen, geopolitischen Raums
- primäre interaktionelle bzw. Gruppenfähigkeit des Einzelnen
- keine Repatriierungsabsichten.

Eine **erfolglose Integration** wurde gesehen, wenn

- eine maximal positive Bewertung des „wir“ (Migranten) einer deutlich negativen Bewertung des „sie“ (Geberland-Bevölkerung) gegenüberstand
- die negativen Erfahrungen aus dem neuen Ethnos übernommen wurden
- eine deutliche sozial-psychologische Distanz gegenüber dem neuen Ethnos bestand (so genannte Mentalitätsunterschiede)
- die primäre, interaktionelle bzw. Gruppenfähigkeit fehlte
- deutliche Repatriierungsabsichten bestanden.

Hohe Selbstwirksamkeit, Erwerbstätigkeit, Partnerschaft und Sprachkenntnisse korrelieren mit einem geringeren Stresserleben und einem besseren Coping bei der Stressbewältigung.
Naturgemäß gilt dies aber auch für andere Migrantengruppen in gleicher Form.

7.7 Migranten aus anderen osteuropäischen Ländern

Eine zahlenmäßig zunehmende Bedeutung haben Menschen mit Migrationshintergrund bzw. Aussiedler aus **anderen ehemaligen Ostblockstaaten,** aus Rumänien, Polen, Ungarn, der ehemaligen Tschechoslowakei, auch aus den baltischen Staaten, die sehr unterschiedlicher Herkunft sind u. ä. Probleme wie die aus Russland aufweisen.

Migranten aus Polen

Nach Leidinger (2005) wird die Zahl polnisch sprechender Menschen in Deutschland auf gut **zwei Millionen** geschätzt. Dies tauche jedoch in keiner Einwohnerstatistik auf. Einen polnischen Familiennamen tragen etwa 12 Millionen Bundesbürger, doch die wenigsten sind sich dessen bewusst. Problematisch ist die Definition, wer eigentlich polnischer Migrant in Deutschland sei. Die **Unterscheidung zwischen Deutschen und Polen** erfolgt durchaus nicht ethnisch oder durch kulturell bestimmbare Grenzen. Es gibt Familien, deren einer Teil sich zum Deutschtum und der andere Teil zu Polen bekennt. Die einen leben hier als Deutsche, die anderen als Polen oder „Schlesier". Es seien etwa 2,6 Millionen Zuwanderer aus Polen zwischen 1980 und 2000 in Deutschland wenigstens vorübergehend ansässig gewesen. Ein Teil von ihnen wurde auch als **Spätaussiedler** rasch eingebürgert, andere wiederum als Ausländer betrachtet. Zu berücksichtigen ist dabei der historische Kontext. Polen wurde Ende des 18. Jahrhunderts von seinen Nachbarn Preußen, Russland und Österreich aufgeteilt. Viele Polen verließen **im 19. Jahrhundert** ihre Heimat und zogen in die Zentren der Industrialisierung nach Berlin, in das mitteldeutsche Braunkohlenrevier und in das Ruhrgebiet. Ein Teil wanderte auch in den Folgejahren weiter nach Belgien und Frankreich aus oder kehrte wieder zurück nach Polen. Mit dem deutschen Überfall auf Polen 1939 erreichten die Spannungen zwischen dem Deutschen Reich und Polen ihren Höhepunkt. Im Rahmen der Neuaufteilung nach dem 2. Weltkrieg flüchtete eine große Zahl von Deutschen aus Schlesien nach Westdeutschland. Während des 2. Weltkrieges wurde ebenfalls eine große Zahl von Menschen aus den besetzten Gebieten als Zwangsarbeiter in das Deutsche Reich verschleppt. Nach Kriegsende galten sie als „displaced persons", deren Schicksal sehr unterschiedlich war: Manche kehrten nach Polen zurück, manche versuchten nach Übersee oder Großbritannien auszuwandern, eine große Zahl wurde in der Bundesrepublik ansässig. In Polen verbliebene Deutsche versuchten in der Nachkriegszeit nach Deutschland zu gelangen und erhielten ohne förmliches Einbürgerungsverfahren sofort einen deutschen Pass und als „Vertriebene" zahlreiche Vergünstigungen. Derartige „Aussiedler" kamen ab 1980 zunehmend nach Deutschland. 800.000 Aussiedler sind zwischen 1980 und 1992 nach Westdeutschland gekommen, mehr als die Hälfte von ihnen in den Jahren 1988–1990.

Nach dem 2. Weltkrieg kamen auch sehr viele Arbeitsmigranten mit kurzfristigem Aufenthaltsstatus nach Westdeutschland. Zwischen 1980 und 1995 zählten die amtlichen Statistiken ca. 1,8 Millionen Saisonarbeiter aus Polen. Eine große Zahl von Menschen aus Polen gilt als Pendler oder Illegale, die vorwiegend im Dienstleistungsbereich als Putz- und Haushaltshilfen, Pflegehilfen und Bauhilfsarbeiter tätig sind und häufig keine feste Unterkunft in Deutschland haben. Dies gilt vor allem für grenznahe Orte, auch für Berlin. Ein Teil der polnischen Migranten nach dem 2. Weltkrieg wurde als politische Flüchtlinge anerkannt. Seit 1989 hat dies keine Bedeutung mehr. Die polnischen Einwanderer fanden sich häufig nicht allein in einem Kontrast zu ihrem bisherigen Wertesystem, sondern auch am Rande der postmodernen westdeutschen Gesellschaft, viele fanden sich in der Situation als „zwischen den Stühlen sitzend": nicht genug deutsch, um integriert zu werden, aber auch nicht richtig polnisch. Für viele Aussiedler ist die Tendenz zur Somatisierung psychischer Konflikte kennzeichnend (Leidinger 2005).

Kasuistik

51-jährige, aus Polen stammende Frau, Begutachtung für das Sozialgericht. In Polen Ausbildung zur Lehrerin in einer Mittelschule, dort bis zur Immigration tätig gewesen. Unzufriedenheit mit der wirtschaftlichen Situation in Polen. Die Ehe geschieden. Von Verwandten wegen der besseren finanziellen Möglichkeiten dazu animiert worden, nach Deutschland zu kommen. Die Ausbildung als Lehrerin wurde hier nicht anerkannt. Eine Möglichkeit, im Beruf zu arbeiten, ergab sich nicht. Zunächst notgedrungen einige Jahre als Fabrikhilfsarbeiterin tätig gewesen. Die Arbeit habe sie von Anfang an als unter ihrem Niveau empfunden, anfangs auch Sprachprobleme. Wegen häufiger Fehlzeiten gekündigt worden, danach noch Tätigkeiten als Putzfrau. Eine Büroarbeit zu bekommen, gelang ihr nicht. In dieser Zeit zunehmende Schmerzen im ganzen Körper, Wirbelsäulenbeschwerden Gelenkbeschwerden, „es tut einfach alles weh". Objektiv geringe degenerative Veränderungen der Wirbelsäule ohne Funktionseinschränkung. In orthopädischen und nervenärztlichen Vorgutachten keine zeitliche Leistungsminderung. Diskutiert wurde eine anhaltende somatoforme Schmerzstörung und eine Dysthymia. Bei der erneuten Begutachtung tief enttäuscht über die Situation in Deutschland. Ihre Hoffnungen und Pläne auf eine bessere wirtschaftliche Situation wurden zunichte gemacht. Subjektiv Absinken im sozialen Status, was sie nicht akzeptierte. Durch lang dauernde Krankschreibung des Hausarztes von der Arbeit entpflichtet. Jetzt deutlicher Rentenwunsch. Keine psychiatrische oder psychotherapeutische Behandlung, auch diesbezüglich kein Psychogeneseverständnis, fühle sich körperlich krank, auch der Begriff „Fibromyalgie" tauchte auf. Die Diagnose einer anhaltenden somatoformen Schmerzstörung oder einer Dysthymia konnte bestätigt werden. Leichte Arbeiten auf dem allgemeinen Arbeitsmarkt für mehr als 6 Stunden täglich wurden weiterhin als zumutbar erachtet.

Die Migration aus Polen nach Deutschland hat eine **lange Tradition.** Schon vor 100 Jahren kamen viele Polen in die Zentren der damaligen Industrialisierung nach Berlin, in das Ruhrgebiet, in das mitteldeutsche Braunkohlenrevier und in andere Ballungsgebiete, wovon viele Familiennamen heute noch zeugen. Aussiedler aus Polen nach dem 2. Weltkrieg galten als deutschstämmig und erhielten bei Anerkennung als Vertriebene sofort einen deutschen Pass ohne förmliches Einbürgerungsverfahren. Schließlich sind am Rande noch die zahlreichen Saisonarbeiter aus Polen zu erwähnen, die jährlich vor allem in der Landwirtschaft beschäftigt werden und von denen manche hier ansässig werden. Viele Polen empfinden die säkulare, multireligiöse und oft antiklerikale Prägung der deutschen Gesellschaft als irritierend, wobei auch historisch tradierte antipolnische Ressentiments der Deutschen bis heute eine Rolle spielen.

Auch bei der Migration aus anderen Ländern Osteuropas ist teilweise, vor allem bei älteren Menschen mit Migrationshintergrund, ein **kultureller und auch sprachlicher deutscher Hintergrund** vorhanden, bei anderen Migranten, vor allem der jüngeren Generation fehlt dieser häufig völlig und es zeigt sich oft ein Unverständnis, nicht nur der deutschen Sprache, sondern auch der bei uns selbstverständlichen kulturellen Gepflogenheiten. Dass dies die Integration erschwert und zu Turbulenzen im beruflichen und privaten Alltag führt, liegt auf der Hand.

Kasuistik

58-jährige Frau, GA für das Landessozialgericht wegen Erwerbsminderungsrente. Geboren 1945 in der ehemaligen Tschechoslowakei, die Mutter Deutsche, der Vater Tscheche. Die Deutschen seien damals von den Tschechen verfolgt, misshandelt und vertrieben worden, die Mutter habe große Ängste ausgestanden und sich verstecken müssen, man habe sie ebenfalls vertreiben wollen, habe „untertauchen" können. Die Ehe sehr konfliktreich, die Eltern des Ehemannes gegen sie als Deutsche. Ihre eigene Kindheit sei von Angst geprägt gewesen, die Mutter schwach, ängstlich, als Deutsche zurückgesetzt und unterdrückt. Die Mutter sei mit ihr und dem jüngeren Bruder, als sie 14 Jahre alt war, über Österreich nach Deutschland geflüchtet, wieder verbunden mit Angst und Verunsicherung, Trennung vom tschechischen Vater. Habe hier erst Deutsch lernen müssen, wieder Zurücksetzung als „Tschechin" und Ausländerin.Keine Lehre, Hilfsarbeiten, beruflich aus ihrer Sicht benachteiligt. Die Chance einer Tätigkeit als Datentypistin habe sie wahrgenommen, sich gleichzeitig überfordert gefühlt.

Rückenschmerzen, Magenprobleme, Herzbeklemmungen. Mit 40 Jahren erstes und einziges Kind, der Kindsvater habe sie verlassen. Zunehmende körperliche Beschwerden, viele ärztliche Untersuchungen ohne Ergebnis, schließlich „Fibromyalgie". Kurze Versuche einer Psychotherapie seien gescheitert, sie habe sich im Gespräch nicht öffnen können. Seit 2 Jahren arbeitsunfähig krankgeschrieben. Bei der Untersuchung hier internistisch und neurologisch unauffällig. Psychisch depressiv herabgestimmt, auf die körperlichen Beschwerden fixiert. Insgesamt depressive Entwicklung bei erheblichen psychosozialen Belastungen im Rahmen der Sozialisation und der Primärfamilie in einem Milieu von Angst und Verfolgung mit Entwicklung einer anhaltenden somatoformen Schmerzstörung. Es war von einem aufgehobenen Leistungsvermögen auszugehen gewesen.

7.8 Asylsuchende aus anderen Staaten

Asylanten aus anderen Staaten der Welt haben weitere Probleme durch das sich oft lang hinziehende Anerkennungsverfahren mit der anhaltenden rechtlichen Unsicherheit und den z. T. noch **größeren kulturellen Unterschieden,** obgleich immer wieder erstaunliche Leistungen der sozialen Anpassung von Vietnamesen oder Iranern zu beobachten sind. Erfolgreiche Geschäftsleute und Restaurantbesitzer zeigen, wie die Migration sehr erfolgreich verlaufen kann. Der Persönlichkeit, der intellektuellen Begabung, der Bereitschaft zur Integration und der Flexibilität kommt hier die entscheidende Bedeutung zu.

!
Bei Personen anderer Kulturkreise handelt es sich um Menschen sehr heterogener Herkunft und ganz unterschiedlicher Biografien, die es stets im Einzelfall zu würdigen gilt. Schulische und berufliche Vorbildung, Flexibilität und Anpassungsfähigkeit stellen entscheidende Faktoren für eine geglückte und erfolgreiche Integration oder – in ungünstigen Fällen – für eine psychosomatische Erkrankung dar.

7.9 Schlussfolgerung

Das Gesundheitssystem, hier speziell in der Versorgung von seelisch kranken Menschen mit Migrationshintergrund, ist nach wie vor unzureichend ausgestattet. Im Falle einer seelischen Erkrankung können sie nicht mit dem gleichen Standard wie Einheimische verstanden und behandelt werden. Daher ist es endlich an der Zeit, im Sinne dieser großen Gruppe von Menschen, die überfällige interkulturelle Öffnung der Forschungs- und Versorgungssysteme zu fordern und umzusetzen, die Senkung der Zugangsbarrieren durch Niederschwelligkeit, Kultursensibilität und insbesondere Kulturkompetenz, den Erwerb der interkulturellen Kompetenz, Integration der transkulturellen Psychiatrie und Psychotherapie in die Aus-, Fort- und Weiterbildungssysteme zu vollziehen.

Damit könnte die kulturelle Vielfalt als das, was sie in der Tat ist, erfasst werden, nämlich als Bereicherung, Herausforderung und Chance für neue Erfahrungen in der bereits bestehenden multikulturellen Gesellschaft.

Literatur

Bhui K, Bhugra D. (2002) Explanatory models for mental distress: implications for clinical practice and research. In: The British Journal of Psychiatry 181: 6–7.

Collatz J (1995) Auf dem Wege in das Jahrhundert der Migration. Auswirkungen der Migrationsbewegungen auf den Bedarf an psychosozialer und sozialpsychiatrischer Versorgung. In: Koch E, Özek M, Pfeiffer W (Hrsg.): Psychologie und Pathologie der Migration. Deutsch-türkische Perspektiven. Freiburg: Lambertus, S. 31–45.

Ete E (1995): Ethnomedizinische Aspekte der Interaktion mit türkischen Patienten. In: Koch E, Özek M, Pfeiffer W M (Hrsg.): Psychologie und Pathologie der Migration – Deutsch-türkische Perspektiven, Band 1 der Schriftenreihe der Deutsch-Türkischen Gesellschaft für Psychiatrie, Psychotherapie und Psychosoziale Gesundheit e. V., 209–216.

FOCUS 10/2004: http://www.focus.de/panorama/reportage/reportage-die-heimatgetriebenen_aid_201725.html (letzter Zugriff 11.8.2013)

Güc F (1990) Die geteilte Familie. Auswirkungen des Wanderungsprozesses auf die Familien-Dynamik. In: Kenntenich H, Reeg P, Wehkamp K-H (Hrsg.): Zwischen zwei Kulturen. Frankfurt: Mabuse: 86–95.

Hackhausen W (2003): Sozialmedizin und ärztliche Begutachtung – Kompendium für Ärzte und Juristen. Ecomed, Landsberg

Heinz A, Kluge U. (2011) Ethnologische Ansätze in der transkulturellen Psychiatrie. In:

Machleidt W, Heinz A (Hrsg.). Praxis der interkulturellen Psychiatrie und Psychotherapie: Migration und psychische Gesundheit. München: Elsevier; S.27–32.

Koch E (1996): Der Kranke in der türkischen Familie. Münch Med Wschr 138(5):61–64.

Kleinman A. (1980) Major conceptual and research issues for cultural (anthropological) psychiatry. Cultural Medicine and Psychiatry 4(1):3–23.

Kleinman A. (1980) Patients and healers in the context of culture : an exploration of the borderland between anthropology, medicine, and psychiatry University of California Press.

Kleinman A. (1988) The Illness Narratives. Suffering, healing & the human condition. Basic Books,1988.

Leidinger F. (2005) Integration von polnischen Migranten. In: Assion HJ (Hrgs.). Migration und Seelische Gesundheit. Springer Berlin Heidelberg

Mezzich J, Giovanni C, Horacio F, Kirmayer LJ. (2003) Cultural Formulation Guidelines. Transc Psychiatry. Vol 46(3): 383–405

Novikov J (2002): Zuwanderung aus dem russischen Raum – Psycho-soziale Probleme bei der Integration. DNP 3:53–54

Opalic P, Röder F (1993): Existentialanalytische Psychotherapie konversionsneurotisch Erkrankter Arbeitsmigranten. Psychother. Psychosom. Med. Psychol. 43: 402–407.

Penka S, Heimann H, Heinz A, Schouler-Ocak M. (2008) Explanatory Models of Addictive Behaviour Among Native German, Russian-German, and Turkish Youth. Eur Psychiatry;23 Suppl 1:36–42.

Pette M, Borde T, David M. (2004) Kenntnis über die Diagnose und Therapie ihrer Erkrankung bei deutschen und türkischstämmigen Patientinnen vor und nach einem Krankenhausaufenthalt. J Turkish German Gynecol Assoc, ;Vol. 5(4); 130–137.

Salman R. (2001) Sprach- und Kulturvermittlung – Konzepte und Methoden der Arbeit mit Dolmetschern in therapeutischen Prozessen. In: Hegemann T, Salman R (Hrsg.). Transkulturelle Psychiatrie-Konzepte für die Arbeit mit Menschen aus anderen Kulturen. Psychiatrie-Verlag GmbH, Bonn; 169–190.

Saß H, Wittchen H-U, Zaudig M, Houben I. (2003) Diagnostisches und Statistisches Manual Psychischer Störungen – Textversion – DSM-IV-TR. Hogrefe, Göttingen.

Sauer M, Halm D (2005) Integration versus Segregation bei türkischen Migranten. In: Assion (Hrsg.): Migration und seelische Gesundheit; S. 67–82.

Schouler-Ocak M. (1999) Posttraumatische Belastungsstörung – Bedeutung in der Begutachtung im interkulturellen Feld. In: Collatz, J., Hackhausen, W., Salam, R. (Hrsg.). Begutachtung im interkulturellen Feld. Zur Lage der Migranten und zur Qualität ihrer sozialrechtlichen und sozialmedizinischen Begutachtung in Deutschland. Forum Migration Gesundheit Integration, Band 1, VWN – Verlag für Wissenschaft und Bildung 233–242.

Sprung-Gather in Collatz (1995).

Tuna S, Salman R. (1999) Phänomene interkultureller Kommunikation im Begutachtungsprozess. In: Collatz, J., Hackhausen, W., Salman, R. (Eds.). Begutachtung im interkulturellen Feld. Zur Lage der Migranten und zur Qualität ihrer sozialgerichtlichen und sozialmedizinischen Begutachtung in Deutschland. VWB – Verlag für Wissenschaft und Bildung, Reihe Forum Migration Gesundheit Integration Band 1, Berlin; 169–178.

Vardar A, Kluge U, Penka S. (2012) How to Express Mental Health Problems – Turkish immigrants in Berlin compared to native Germans in Berlin and Turks in Istanbul. Eur Psychiatry. 27 Suppl 2:S50–56.

Yeo S. (2004) Language barriers and access to care. Annual review of nursing research [serial on the Internet]. Available from: http://www.springerpub.com/samples/9780826141347_chapter.pdf (letzter Zugriff 11.8.2013)

8 Spezielle Probleme bei der Begutachtung

8.1 Allgemeine Aspekte

Es ergibt sich eine Vielzahl unterschiedlicher Herausforderungen bei der Begutachtung, um dieser Gruppe von Probanden gerecht zu werden.
Das Hauptproblem liegt in der Kommunikation mit Menschen mit Migrationshintergrund schlechthin.
Natürlich ist die Sprache entscheidend, aber auch die Kenntnis der Lebenssituation und der kulturspezifischen Krankheitskonzepte, der grundlegenden Einstellung zu Krankheit, Gesundung und Arbeit.

Begutachtung bei Menschen mit Migrationshintergrund. http://dx.doi.org/10.1016/B978-3-437-31624-1.00008-8

Die in die sozialmedizinische Begutachtung kommende Migrantenpopulation gehört in der Regel zu den unteren sozialen Schichten, obwohl es hier durchaus auch Ausnahmen gibt. Sie bietet neben dieser schichtenspezifischen Problematik noch die besondere ihres **sozio-kulturellen Hintergrundes.** Gerade diese meist sehr traditionell eingestellten Menschen ländlicher Herkunft sind überwiegend religiös vom Islam geprägt. In Deutschland leben mehr als 3 Millionen Muslime. Der Islam ist nach der katholischen und der evangelischen die drittgrößte Religionsgemeinschaft in Deutschland.

Viele Menschen mit Migrationshintergrund erleben sich nach wie vor in einer weitergehenden Konfrontation mit der ihnen fremd gebliebenen Kultur des Einwanderungslandes.

Damit muss sich der Sozialmediziner auseinandersetzen, um diesen Menschen in seiner Beurteilung gerecht zu werden. Der gesetzlich garantierte Anspruch auf Gleichbehandlung in jeder Hinsicht enthält gleichzeitig den Anspruch auf Würdigung der individuellen Gegebenheiten, der sozio-kulturellen Bedingtheiten und der persönlichen Biografie.

Der Verband Deutscher Rentenversicherungsträger (VDR) stellte 2003 in seinen Empfehlungen zur sozialmedizinischen Begutachtung klar, dass es nicht Aufgabe des Systems der sozialen Sicherung sei, Sozialkonflikte oder soziokulturelle Besonderheiten zu entschädigen.

Der Gutachter hat somit einen Spagat zwischen den Kriterien, nach denen die Gemeinschaft aller Versicherten zu beurteilen ist und der Erfordernis, den Besonderheiten der Einzelnen Rechnung zu tragen, zu vollziehen.

Die Beurteilung des klinischen Bildes ist nicht nur abhängig von der tatsächlich präsentierten Psychopathologie, sondern auch von der subjektiven Wahrnehmung des untersuchenden Arztes. Diese Wahrnehmung wird geprägt durch den eigenen sozialen und kulturellen Hintergrund und ist damit letztlich abhängig von den soziobiographischen Faktoren des Arztes. Gerade der Gutachter muss sich dessen eingedenk sein. Ganz besonders gilt dies naturgemäß für den Psychiater. Während sich der Chirurg und der Orthopäde auf den sehr viel mehr objektiven klinischen Befund und das Röntgenbild und der Internist sich auf sein Labor und die weitere Zusatzdiagnostik verlassen kann, ist der Psychiater auf die Ergebnisse der Exploration und seine eigene Wahrnehmung angewiesen, die aber möglicherweise verfälscht sein kann. Die ständige Reflexion dieser Aspekte ist daher gerade bei der Begutachtung dringend erforderlich.

Bei den eigentlichen psychiatrischen Krankheitsbildern sind die Symptome kulturübergreifend, die Bedeutung der einzelnen Symptome und der Umgang mit ihnen sind dagegen kulturgebunden. Neben den kulturübergreifenden Symptomen können auch kulturspezifische Syndrome, die nur in einer spezifischen kulturellen Umgebung vorkommen, beobachtet werden (Schouler-Ocak 2003, 2010).

Besondere Bedeutung für die **sozialmedizinische Beurteilung** haben die folgenden Kriterien (nach Hackhausen 2003):

- Integration – gelungen oder nicht gelungen
- berufliche Situation
- familiäre Situation
- kultureller Hintergrund (spezifische Krankheitsverarbeitung bei unterschiedlichen Ethnien)
- Vertrauen in das Medizinsystem des Aufnahmelandes und Compliance der Menschen mit Migrationshintergrund
- rechtliche Rahmenbedingungen der Menschen mit Migrationshintergrund.

Der kulturspezifische Leitfaden zur Anamneseerhebung im Anhang F des DSM-IV-TR (Saß et al. 2003; pp 929–930) kann hilfreich sein bei der sozialmedizinischen Beurteilung. Auch die Leitlinien kultursensitiver Befunderhebung (Cultural Formulation Guidelines, Mezzich et al. 2009) können helfen, die kulturelle Identität des zu Begutachtenden mit Migrationshintergrund in diesem

Kontext einschließlich seiner Wertorientierungen, Sprachkenntnisse, Krankheitskonzepte, Selbst- und Körperbild, Weltanschauung, der Einflüsse der Kultur auf das Krankheitserleben sowie sein Inanspruchnahmeverhalten besser zu verstehen und zu beurteilen.
Wir sollten uns als Gutachter den psychodynamischen Hintergrund im Kontakt zu Fremden klar machen: Das Fremde begegnet uns nicht nur außerhalb unseres Selbst, sondern auch in uns selbst. Da wir nicht Herr im eigenen Hause sind und verdrängen und verleugnen, besteht potenziell in jeder Begegnung mit Anderen die Gefahr, dass das Verdrängte mobilisiert wird und auf die gleiche Abwehr stößt, die zu seiner Verdrängung geführt hat, wobei der Fremde als Angreifer erlebt wird, der unsere innere Sicherheit und unser Gleichgewicht bedroht.

8.1.1 Anforderungen an den Gutachter

Der ärztliche und psychologische Gutachter bedarf ohnehin einer besonderen Empathiefähigkeit, bei der Begutachtung der Menschen mit Migrationshintergrund ist zusätzlich eine **besondere Sensibilität** gefragt. Er benötigt Kenntnisse über Krankheitserscheinungen, die unmittelbar mit der ethnischen Herkunft verknüpft sind, muss aber auch das Krankheitsverständnis und die ethnisch-spezifische Krankheitsverarbeitung kennen, um den geklagten Beschwerden der Menschen mit Migrationshintergrund in der Begutachtungssituation gerecht zu werden. Der Gutachter sollte die Erklärungsansätze für Krankheiten, Krankheitsverständnisse und Behandlungserwartungen von Menschen mit Migrationshintergrund verstehen. Auch benötigt der Gutachter Kenntnisse über kulturell geprägte Krankheitspräsentation wie Schmerzausdruck und den Umgang mit Krankheiten.
Forderungen für die Begutachtung von Menschen mit Migrationshintergrund:
- Auseinandersetzung und Lernfähigkeit des Gutachters über den inter- bzw. transkulturellen Hintergrund
- besondere Sensibilität und Empathiefähigkeit in der Anamneseerhebung (Kultursensitiver Anamneseleitfaden)
- Einplanung einer längeren Begutachtungsdauer
- Professioneller Umgang bei Hinzuziehung eines professionell-qualifizierten Sprach- und Kulturvermittlers
- Kontaktaufnahme zu zweisprachigen Ärzten und Psychologen, auch als Hilfsangebot für weitere Diagnostik und Therapie
- Interkulturelle Intervision und Supervision
- Kenntnis der rechtlichen Grundlagen des Aufenthaltes des Probanden (Hackhausen 2003).

Ein Problem in der Kommunikation, welches sich auch besonders in der Begutachtungssituation zeigt, ist die oft diskrepante Wahrnehmung von Ärzten und Patienten mit Migrationshintergrund bzw. Probanden über die Schwere der Krankheit. Bei Deutschen gilt diese Diskrepanz als geringer ausgeprägt.
Von Koch (in Collatz et al. 1999) stammt der **Vorschlag eines „Marburger Anamneseleitfadens“:**
Der Proband wird zunächst gebeten, seinen Herkunftsort auf einer Landkarte anzuzeigen. Dies dient der Vertrauensbildung und dem Abbau von anfänglicher Verunsicherung und Ängsten. Es folgen Fragen nach Beruf von Vater und Mutter und dem Alltag während der Kindheit sowie der Stellung in der Geschwisterreihe. Schulbesuch, Arbeit im Kindesalter, spätere Ausbildung, Familienstatus, mögliche Binnenmigration und Motive für die Migration sollten erfragt werden. Die

finanzielle Unterstützung von Angehörigen in der Türkei und auch Hausbesitz in der Türkei sind Thema der Befragung. Die überwiegende Mehrzahl der Untersuchten dieser Arbeitsgruppe besitze eine Wohnung oder ein Haus in der Türkei. Auf die Frage nach ethnischer Zugehörigkeit oder Religion werde oft misstrauisch reagiert, hier wird man ggf. zurückhaltend sein. Dagegen ist die Frage nach dem Befolgen religiöser Regeln eher problemlos. Schließlich ist die Frage nach der subjektiven Einschätzung der Auslösesituation der Erkrankung oft hilfreich. Überlegungen zu transkulturell-psychiatrischen Besonderheiten sollten keinesfalls fehlen.
Während der Begutachtung können beim Gutachter polarisierende Gefühle, Gedanken, Phantasien und Wertungen auftreten, die die Neutralität und Objektivität dem zu Begutachtenden mit Migrationshintergrund gegenüber stark beeinflussen können. Dadurch kann die Distanz des Gutachters wechseln. Dagegen können Überwältigt sein von Empathie, Schuld und Schamgefühle Gründe für eine zu geringe Distanz sein. In diesem Zusammenhang kann es sich schwierig gestalten, die Position der Neutralität und Objektivität einzunehmen. Gerade aus diesen Gründen ist eine regelmäßige interkulturelle Supervision und ggf. Intervision unerlässlich. In einem Setting unter Hinzuziehung eines professionellen Sprach- und Kulturvermittlers gilt dies selbstverständlich auch für den Dolmetscher. Auch dieser muss Neutralität und Objektivität bewahren. Dass heißt, auch der Dolmetscher benötigt regelmäßig eine Supervision, um die Übertragungs-, Gegenübertragungsreaktionen und die belastenden Inhalte verarbeiten zu können.
Der Gutachter sollte sich selbst nicht vernachlässigen. Gut funktionierende Stabilisierungsmaßnahmen, Psychohygiene und Supervision sind im Begutachtungsprozess bei der Begutachtung von z. B. traumatisierten Menschen, egal welcher Herkunft, unverzichtbar. Dies gilt im Besonderen auch für die professionellen Sprach- und Kulturvermittler. Die berichteten Erlebnisse und Ereignisse können diese ebenfalls persönlich stark berühren und beeinflussen, bis hin zu traumatisieren. Denn gerade in der Arbeit mit traumatisierten Menschen besteht die Gefahr der sekundären bzw. stellvertretenden Traumatisierung, wie sie von Pross (2009) und Harms (2001) beschrieben wird.
Bei der Berücksichtigung interkultureller/transkultureller und migrationsspezifischer Aspekte kann darüber hinaus auf **zwei Hauptgefahren** in der psychiatrischen Beurteilung hingewiesen werden:
Das **Ignorieren z. B. in Form der Leugnung** kann häufig mit abwertenden Urteilen verbunden sein, während bei der zu starken Gewichtung bei z. B. Überbewertung neue Vorurteile eine Rolle spielen können.

> !
> Ignorieren → zu starke Gewichtung

Durch die **Leugnung** könnten kulturell bedingte Ausdrucksweisen und Defizite der Patienten, Verständigungsschwierigkeiten ohne oder nicht ausreichende Übersetzungshilfe, wertende, nicht definierte Begriffe aus Fehlübersetzungen bzw. Ausdrucksschwierigkeiten, zu unberechtigten Missverständnissen und Fehlbeurteilungen im Sinne von Rentenbegehren, Aggravation, Simulation oder histrionischem Verhalten führen.
Beide Verhaltensweisen bergen wiederum die Gefahr, dass transkulturelle Aspekte vom Richter nicht oder unzureichend gewichtet werden oder sogar herhalten müssen als Ablehnungsgrund für Rechtsansprüche. Es kann auch zu einem Rechtsnachteil der betroffenen Menschen mit Migrationshintergrund führen (Ebner 2001).

Mögliche Leitlinien der psychiatrischen Begutachtung von Menschen mit Migrationshintergrund

Ebner (2001) hat **folgende Leitlinien** bei der psychiatrischen Begutachtung von Menschen mit Migrationshintergrund empfohlen:

- Transkulturelle und migrationsspezifische Faktoren per se besitzen keinen Krankheitswert.
- Diese Faktoren können wohl wertfrei dargestellt werden, unterliegen aber der Beweiswürdigung des Gerichtes.
- Dort, wo sie von Bedeutung für die Beurteilung sind, sind sie transparent darzulegen, und es ist genau zu begründen, wie sie Einfluss auf die Beurteilung haben.
- Es sollten die operationalisierten Diagnosen nach ICD-10 oder DSM-IV, respektive die Kriterien nach International Classification of Impairments, Disabilities and Handicaps (ICIDH) Anwendung finden.
- Spekulative, nichts sagende Diagnosen, die durch die Befunde nicht begründet werden können, sollten vermieden werden.
- Auch diskriminierende, wertende, normative und pseudowissenschaftliche Begriffe sollten vermieden werden. Sie sind nicht definiert und operationalisiert (Rentenneurose, Aggravation etc.).

In diesem Sinne sollten keine „Pseudoethnologische" Gutachten erstellt werden.

Zu normativen Begriffen wie Zumutbarkeit, Glaubwürdigkeit des Exploranden, Reisefähigkeit, Haftfähigkeit sollte keine Stellung bezogen werden, vielmehr sollten (naturwissenschaftlich) begründete Befunde und die neurologisch – psychiatrische Beurteilung dem Gericht zur Würdigung vorgelegt werden.

8.1.2 Psychosomatische Rehabilitation von Menschen mit Migrationshintergrund

Ein Hauptfeld der modernen Rehabilitationskonzeption besteht in der Gesundheitsbildung im Sinne einer Lebensstiländerung und konkreten Maßnahmen des Gesundheitstrainings.

Probleme in der psychosomatischen Rehabilitation ergeben sich aus den rechtlichen Grundlagen der medizinischen Rehabilitation, aus der Erfordernis, Sprachbarrieren zu überwinden und aus der transkulturellen Situation.

Die Gesundheitsbildung soll die **aktive Mitarbeit in der Therapie** fördern, zur Krankheitsbewältigung und zu einem gesundheitsbewussten Lebensstil und zu überdauernden Verhaltens- und Einstellungsänderungen führen. Maßnahmen zur Gesundheitsbildung sind umso erfolgreicher, je mehr sie die Entwicklungs- und Lebensbedingungen des Einzelnen und seine Motivationslage berücksichtigen und genauer darauf eingehen. Im Einzelnen stehen Beratungen über körperliches Training, Essgewohnheiten bei Übergewicht, Fehlernährung, Stressbewältigung und Vermeidung von Alkohol und Nikotin im Vordergrund. Neben diesen allgemeinen Maßnahmen der Gesundheitsbildung kommen dann im Einzelfall die spezifischen Maßnahmen, bezogen auf das spezielle Gesundheitsproblem zum Tragen.

Die Rehabilitationsbedürftigkeit ist in der Sozialmedizin eng mit dem Begriff der Leistungsfähigkeit korreliert.

Rechtlich muss für die Gewährung einer **stationären medizinischen Rehabilitationsmaßnahme** – neben den versicherungsrechtlichen Voraussetzungen – eine erhebliche Gefährdung oder eine Minderung der Leistungsfähigkeit im Erwerbsleben vorliegen und es muss davon auszugehen sein, dass mit Wahrscheinlichkeit durch die Reha-Maßnahme eine Verbesserung der Leistungsfähigkeit im Erwerbsleben zu erwarten ist. Eine positive Rehabilitationsprognose muss somit gegeben sein. Die Versicherten unterliegen einer Mitwirkungspflicht.

Andererseits dominiert bei sehr vielen Menschen mit Migrationshintergrund ein kulturell bedingtes, ausgeprägt somatisches Krankheitsverständnis mit passiven Behandlungserwartungen, welches einem modernen psychosomatischen Therapieangebot diametral entgegensteht. Dazu kommt der nicht selten schon ausgeprägte Rentenwunsch zum Zeitpunkt des Eintreffens in der Rehabilitationsklinik.

Nur einzelne Reha-Kliniken bieten muttersprachliche Therapeuten im Rahmen der Reha-Maßnahmen an, wobei gelegentlich bilinguale Mitarbeiter in einen Konflikt mit der Forderung ihrer Landsleute nach Solidarität, etwa zur Unterstützung eines Rentenbegehrens geraten.

Kulturell geprägte familiäre Konstellationen und Konflikte erschweren oft die psychotherapeutische Arbeit mit Menschen mit Migrationshintergrund, weil der unmittelbare Krankheitsgewinn subjektiv als viel wertvoller angesehen wird, als die durch Gesundung zu erreichenden Bewegungsspielräume. Nicht selten wird auch versucht, den Status als Rentner während der Rehabilitation durchzusetzen, nicht zuletzt um ein Pendlerleben zwischen Deutschland und der Türkei zu ermöglichen, wenn ein Ehepartner bereits berentet ist (Schmeling-Kludas in Assion 2005).

Mösko et al. (2011) untersuchten, ob in der stationären Rehabilitation von Patienten mit psychischen/psychosomatischen Störungen Menschen mit Migrationshintergrund seltener behandelt werden, stärker belastet sind, weniger von der Behandlung profitieren und ein höheres Risiko für einen negativen Behandlungserfolg haben. In einer prospektiven Stichprobe mit einer großen Zahl an untersuchten Patienten wurden die Inanspruchnahme, die Symptombelastung, die Behandlungsqualität und der Einfluss von Risikofaktoren analysiert. Sie fanden heraus, dass Patienten mit Migrationshintergrund eine geringere Inanspruchnahme und eine höhere psychopathologische Gesamtbelastung zeigten. Patienten mit türkischem Migrationshintergrund und Patienten aus dem ehemaligen Jugoslawien erzielten die geringsten Behandlungserfolge. Die Autoren stellten fest, dass die Behandlungskonzepte sich stärker an den Bedürfnissen von Patienten mit Migrationshintergrund und an denen sozioökonomisch benachteiligter Patienten orientieren sollten (Mösko et al. 2011).

8.2 Sprachprobleme

Sprachliche Verständigungsschwierigkeiten der Arbeitsmigranten der ersten Generation stehen in der Begutachtungssituation gelegentlich im Vordergrund, sind aber keinesfalls das alleinige Problem. Viele der Mitbürger mit Migrationshintergrund haben sich im Laufe der Jahre einen Wortschatz angeeignet, der ausreicht, um die wichtigsten Informationen am Arbeitsplatz zu verstehen und im Supermarkt einkaufen zu gehen. Eine Jargon-Sprache wird manchmal auch von den deutschen Mitbürgern gefördert, wenn sie glauben, Menschen mit Migrationshintergrund gegenüber in einer verkürzten Du-Form sprechen zu müssen.

Im privaten Bereich verkehren die meisten unter Landsleuten, sodass sie oft weder Gelegenheit haben, noch nach Möglichkeiten suchen, ihre Sprachkenntnisse zu vervollkommnen oder sich adäquat an die neue kulturelle Situation anzupassen. Optimaler Spracherwerb gelingt nur in einem **„Eintauchen" in die neue Sprache und Kultur.** Bedauerlicherweise wird dies von vielen Menschen mit Migrationshintergrund überhaupt nicht gesucht und eine Verbesserung der Sprache wird nur zu selten angestrebt. Die Außenseiterposition in der Gesellschaft wird dadurch naturgemäß weiter aufrechterhalten und fixiert. Darüber darf dann nicht von gutwilligen, einseitig orientierten Politikern und Meinungsbildnern geklagt werden.

Die **Kommunikation mit dem Arzt** ist entsprechend erschwert. Fällt es vielen Menschen mit deutscher Muttersprache schon schwer, manche körperliche Missempfindungen sprachlich auszudrücken, so ist dies bei diesem Personenkreis erst recht ein Problem. Wie soll ein primär nicht deutschsprachiger Proband ausdrücken, was für eine Gefühlsstörung vorliegt, wenn er nach „taub, pelzig, kribbelig, eingeschlafen" oder ähnlichen Phänomenen gefragt wird? Wie kann er ein Gefühl des Schwindels beschreiben, welches schon im Deutschen schwer auszudrücken ist und als „Schwankschwindel, Drehschwindel, Liftgefühl, Taumeligkeit, allgemeine Raumunsicherheit" und anderen Begriffen beschrieben werden kann? Daran scheitern schon viele weniger sprachgewandte Deutsche.

So z. B. dient **der allgemeine Begriff „Schmerz"** oft dazu, Missempfindungen und psychisches Leid auszudrücken. Die reflektorische Gabe von Schmerzmitteln führt naturgemäß nicht zum Erfolg und enttäuscht Arzt und Patient. Die Compliance der Patienten mit Migrationshintergrund ist sehr unterschiedlich und hängt stark vom Gefühl ab, angenommen und verstanden zu werden, andernfalls setzt ein unkontrolliertes „doctor shopping" ein.

Der vorgebrachte „Schmerz" korreliert meist nicht mit den somatischen Befunden und geht mit der Schwierigkeit einher, diesen vorgebrachten Schmerz zu definieren und richtig einzuordnen. Weil der Betroffene sich in vielen Fällen nicht verstanden, schlecht beurteilt und benachteiligt fühlt, neigt er dazu, beim nächsten Untersucher die Symptome in verstärkter Form vorzubringen, was ihm den Vorwurf des histrionischen Verhaltens oder der Aggravation/Simulation bringen kann.

Funktionelle Störungen und davon vor allem Schmerzen, für die sich sonst kein organisches Korrelat findet, stehen bei den Arbeitsmigranten im Vordergrund.

Hier spielt auch eine Rolle, dass Leid im Mittelmeerraum allgemein als primär elementar und körperlich erlebt wird, was als kulturtypisch gewertet werden kann. Das **Ausagieren von Leid und Trauer** unter Einbeziehung der Umgebung ist kulturelle Norm und unterscheidet sich grundsätzlich von den Vorstellungen der Mittel- und Nordeuropäer, bei denen es als ehrenhaft gilt, den Schmerz zu unterdrücken.

Branik und Mulhaxha (2000) formulieren zu somatisierenden Menschen mit Migrationshintergrund Folgendes: „Die Hilflosigkeit unseres medizinischen Systems gegenüber „somatisierenden" ausländischen Patienten dokumentiert sich u. a. in der manchmal abenteuerlichen Vormedikation mit einem Cocktail aus Psychopharmaka (ggf. nebst hochdosierter Schmerzmittel), der kaum ein psychiatrisches Zielsyndrom auslässt und jeden seriösen Psychiater schaudern lässt." Sie folgern, dass „das verfahrene Missverständnis zwischen den präsentierten Symptomen und den Interpretationsrastern der Ärzte durch immer mehr organmedizinische Interventionen fixiert und die beklagte Somatisierung iatrogen gefördert" wird.

Nach der Rechtsprechung des Bundessozialgerichts darf die mangelnde Sprachkompetenz aus Gründen der Gleichbehandlung bei der Begutachtung nicht berücksichtigt werden, weil deutschsprachige Probanden sonst benachteiligt würden.

Es sind aber auch die **non-verbalen Kommunikationsprobleme** zu berücksichtigen. Die durch Gesten unterstützte leidensbetonte Beschwerdeschilderung vieler Menschen mit Migrationshintergrund kollidiert mit der oft sehr kühlen, nüchternen und technisch orientierten Einstellung mancher Ärzte, die dem Patienten signalisieren, dass die ausufernde Darstellung ihrer Beschwerden unerwünscht ist, was den Patienten als Gesprächspartner dazu veranlasst, seine Probleme eher noch deutlicher zur Darstellung zu bringen. Dies gilt besonders für die Begutachtungssituation.

Erklärungsversuche des Arztes bezüglich des vorliegenden Krankheitsbildes scheitern nicht selten an einem unterschiedlichen Sprachniveau, worüber auch einfach strukturierte deutsche Patienten klagen.

Auch im **Umgang auf körperlicher Ebene** bestehen erheblich kulturelle Unterschiede. Während manchmal von Menschen mit Migrationshintergrund bereits das Händeschütteln als Eingriff in die Intimsphäre betrachtet wird, werden Krisensituationen häufiger als bei uns durch körperliche Zuwendung, Umarmung, die Hand auf die Schulter legen, einfach durch Berührung erleichtert, was wir eher als Zumutung und Respektlosigkeit betrachten würden.

Gerade dieses Beispiel zeigt auf, wie wichtig die verbale und non-verbale Kommunikation und die Kulturmittlung sind. Gerade über die Sprache wird die Befindlichkeit zum Ausdruck gebracht. Sprache dient als Werkzeug der Kommunikation mit der Umwelt. Sie ist zugleich Träger von Emotionen und Identität sowie des Selbstbewusstseins. Die Sprache ist kulturell geprägt. Gerade die Zusammenhänge von Sprache, Sprachgebrauch und Kultur wirken sich essenziell auf die interkulturelle Verständigung im Begutachtungsprozess aus (Tuna 1999). Daher ist eine Begutachtung ohne eine Verständigung nicht möglich.

Dabei kann auch sehr hilfreich sein, den Patienten und/oder seine Familie als „Fachleute" für die jeweilige Kultur direkt anzusprechen und u. a. zu fragen, wie die jeweils vorliegenden Symptome, Beschwerden, Reaktionen oder Phänomene im eigenen kulturellen Kontext verstanden bzw. gewertet werden, was es im jeweiligen Kontext bedeutet, diese seelische Erkrankung zu haben und ob der Betroffene und/oder sein Umfeld Konsequenzen zu befürchten haben.

An dieser Stelle erscheint es wichtig, darauf hinzuweisen, dass es sehr schwer sein kann, kulturelle Aspekte sowie Informationen angemessen ohne Über- oder Unterbewertung oder gar Verleugnung einzuordnen.

Kulturelle Aspekte können in diesem Sinne als wesentliche Ressourcen in der Behandlung und Vorbeugung genutzt werden.

Neben der interkulturellen Kompetenz kann sich im klinischen Alltag als hilfreich erweisen, **kulturkompetente Konsiliardienste** bereitzustellen bzw. auf diese zurückzugreifen. In Kliniken können eigene

Mitarbeiter mit einer speziellen Kulturkompetenz eingestellt werden oder externe Anbieter können diese Dienste übernehmen. Solche Konsiliardienste machen Sinn, wenn die Mitarbeiter Kultursensivität aufweisen, die als Voraussetzung für eine interkulturelle Teamarbeit gesehen werden kann.

Eine weitere Möglichkeit zur Integration von Menschen mit Migrationshintergrund stellt auch die Einstellung von muttersprachlichen Fachkollegen dar.

Darüber hinaus kann die Schwelle des kulturellen Austausches schon allein durch eine interkulturell ausgerichtete Küche gesenkt werden. Übrigens stellt die jeweilige Küche einen der wichtigsten kulturspezifischen Aspekte dar, der über Generationen hinweg beibehalten wird. Das Essen gilt nämlich als ein Kulturträger ersten Ranges und wird oft nicht genug beachtet. So kann allein durch das angebotene Essen die Zugangsbarriere um einiges gesenkt werden.

Kasuistik

56-jährige Türkei-stämmige Versicherte, Begutachtung für die DRV.

Geboren in Izmir, habe 8 Klassen Schule besucht und den Beruf einer Schneiderin gelernt. Habe auch in der Türkei im Beruf gearbeitet. Mit 23 Jahren nach Deutschland eingewandert. Hier Hilfsarbeiterin in einer Elektronikfirma. Die Arbeit habe ihr nicht zugesagt. Die Migration sei problemlos verlaufen. Das Familienleben harmonisch. 1999 Verkehrsunfall als Beifahrerin, dabei diverse Extremitätenfrakturen und Commotio cerebri. Ehemann und Tochter seien ebenfalls verletzt worden, ein mitfahrender Bekannter sei dabei ums Leben gekommen. Als organische Unfallfolge mäßige posttraumatische Coxarthrose links nach Azetabulumfraktur. In der Folgezeit jedoch nie mehr arbeitsfähig geworden. Zunehmende Schmerzen im ganzen Körper, „alles kaputt, immer weinen". Der Orthopäde habe ihr gesagt, sie müsse immer zwei Krücken benutzen, dies das ganze Leben lang! Es wird eine Fülle von Medikamenten eingenommen: mehrere Schmerzmittel, Antidepressiva, auch Lyrica und Timonil. Sie könne auch zu Hause „überhaupt nichts machen". Internistisch und neurologisch kein pathologischer Befund. Sehr demonstrative Verhaltensweisen mit heftiger Minder- und Gegeninnervation, verbunden mit lautem Stöhnen und Jammern. Allenfalls mäßige Funktionseinschränkung des linken Hüftgelenks. Sie spricht gut deutsch und kann sich auch durchaus differenziert ausdrücken. Sehr detaillierte Schilderung des Beschwerdebildes. Völlig auf die Beschwerden und auf die Unfallfolgen fixiert. Affektiv deutlich eingeengt, depressiv herabgestimmt, der Antrieb wechselnd, teilweise passiv-adynam, teilweise aber auch lebhaft in Gestik und Mimik mit lautem Weinen, Jammern und Klagen. Nachdrücklich den Unfallzusammenhang betonend. Das Denken schien ausschließlich um die Unfallfolgen zu kreisen. Orthopädisch lediglich funktionelle Leistungseinschränkungen. Psychiatrisch Anpassungsstörung mit längerer depressiver Reaktion und anhaltender somatoformer Schmerzstörung. Es klang an, dass die berufliche Tätigkeit ihr von jeher nicht zugesagt habe. Alternativen standen offenbar nicht zur Verfügung. Mittlerweile aber fixierte seelische Störung, wohl auch nicht mit zumutbarer Willensanspannung überwindbar. Das Leistungsvermögen wurde auf unter drei Stunden täglich eingeschätzt.

8.2.1 Dolmetscher (> Kap. 5.8)

Gemäß SGB IX ist bei Unkenntnis der Sprache eines Probanden mit Migrationshintergrund die Hinzuziehung eines Dolmetschers erforderlich. Obligat ist dies jedoch nur bei völliger Sprachunkenntnis, was im gutachtlichen Alltag eher selten vorkommt.

Die Krankenkassen zahlen nach einem Urteil des Bundessozialgerichts (Az: 1 RK 20/94) grundsätzlich **nicht** die Kosten eines Dolmetschers in der ambulanten Behandlung.

Der ganz offensichtlich naheliegende und oft gemachte Vorschlag, grundsätzlich einen Dolmetscher einzuschalten, hat jedoch auch seine Tücken. Der unprofessionelle Dolmetscher fühlt sich – nach eigener Erfahrung – dem Probanden häufig himmelhoch überlegen, kommt oft auch aus einer anderen Gesellschaftsschicht und lässt seinen Klienten dies durchaus spüren. Er fühlt sich nicht selten bemüßigt, bei der eher unbeholfenen Sprache des Probanden das Gespräch an sich zu ziehen und die gestellten Fragen zusammenfassend nach eigenem Gutdünken zu beantworten, was natürlich nicht förderlich ist, dem Gutachter ein klares Bild über die Vorgeschichte zu ermöglichen. Man hat oft den Eindruck, dass der Dolmetscher versucht, dem Gespräch eine Wendung nach eigenen Vorstellungen zu geben. Nach Hackhausen (2003) sollte, wenn möglich die Einschaltung eines nicht professionellen Dolmetschers vermieden werden, da er häufig seine eigene Interpretation und nicht die tatsächlichen Äußerungen des Probanden dem Untersucher mitteilt. Dies widerspricht jedoch nicht dem Einsatz von professionell ausgebildeten Sprach- und Kulturmittlern, wie auch unter Leitlinien zur sprachlichen Verständigung aufgeführt.

Die **Anwesenheit einer dritten Person** ist in der Gutachtensituation ohnehin ausgesprochen ungünstig, da dadurch die notwendige persönliche Beziehung und das erforderliche Mindestmaß an Vertrauen, welches für die Begutachtung erforderlich ist, empfindlich gestört wird. Der Proband hat auch – abgesehen von einem Dolmetscher – kein Anrecht auf die Anwesenheit einer weiteren Person bei der Begutachtung.

Allein durch die Anwesenheit einer dritten Person, auch des Dolmetschers, wird bereits die Untersuchungssituation verändert.

Der Proband neigt dazu, das Gespräch mit dem Dolmetscher und nicht mit dem psychiatrischen Sachverständigen zu führen. Um dies so weit als möglich zu vermeiden, empfiehlt es sich, immer den Probanden direkt anzusprechen – so als ob man die gleiche Sprache spräche (Venzlaff/Foerster 2004). Als günstig wird ein Dolmetscher des gleichen Geschlechts wie der Proband angesehen. Gelegentlich gibt es ethnische und andere Vorbehalte des Probanden gegen den Dolmetscher, die möglichst vor der Exploration ausgeräumt werden sollten.

Dazu kommt das Problem, dass gerade im klein- und mittelstädtischen Bereich nur wenige qualifizierte Dolmetscher zur Verfügung stehen. Die **Kostenübernahme** des Auftraggebers für einen Dolmetscher ist nur selten gesichert. Die Forderung, bei jeder Begutachtung, ja sogar bei jedem Arztbesuch einen Dolmetscher zur Verfügung zu haben, mag eine Utopie sein.

Bei der Begutachtung ist jedoch bei fehlender bzw. unzureichender interkultureller Verständigung ein professioneller Sprach- und Kulturmittler zu fordern.

Folgende **Leitlinien für die sprachlichen Voraussetzungen** in der Begutachtung sind zu empfehlen (Ebner 2001):

- Eine Exploration lege artis ist ohne ausreichende sprachliche Verständigung nicht möglich.
- Auch wörtliche Übersetzungen mit Hilfe eines erfahrenen Dolmetschers können zu Fehleinschätzungen führen.
- Qualifizierte Dolmetscher sind zu bevorzugen.
- Bei entsprechender Tragweite des Gutachtens sollte auch das Hinzuziehen eines erfahrenen, muttersprachlichen Gutachters erwogen werden.
- In Kapitel 5.8 (➤ Kap. 5.8) wird ausführlich auf die Hinzuziehung eines professionellen Sprach- und Kulturvermittlers eingegangen.

In der erlernten Fremdsprache können belastende Ereignisse aufgrund der Trennung von Affekt und Inhalt besser geschildert werden.

Bei der Begutachtung durch eine Person einer fremden Kultur in Anwesenheit des Dolmetschers kann sich die Exploration sehr schwierig gestalten, insbesondere wenn es sich um Themen handelt, die schambesetzt sind und das Ansehen und die Ehre der Betroffenen und ihrer Familien betreffen.

Ein Dolmetscher müsste natürlich auch im Rahmen der körperlichen Untersuchung anwesend sein, was von z. B. Türkei-stämmigen Frauen schambesetzt abgelehnt werden kann. Andererseits stoßen selbst einfache Anweisungen, etwa das rechte oder linke Bein zu heben, oft auf sprachliche Verständigungsschwierigkeiten, erst recht differenziertere Aufforderungen im Rahmen der neurologischen und psychiatrischen Untersuchung. Vielen Türkei-stämmigen Frauen ist dann, noch dazu halb ausgezogen, die Anwesenheit eines fremden Mannes als Dolmetscher sichtlich peinlich. Auch aus diesem Grunde kann ein Dolmetscher des anderen Geschlechts problematisch sein.

Vor dem Einsatz von sogenannten „Zufallsdolmetschern" oder „Laiendolmetschern" u. a. Kinder, Partner, Reinigungskräfte muss gewarnt werden, da sie erhebliche Fehlerquellen verbergen und zu Überforderungen führen können. Hier bleibt unklar, ob das, was übersetzt werden soll, tatsächlich übersetzt wird und das, was gesagt wird, tatsächlich weiter vermittelt wird.

In diesem Zusammenhang soll auf das **System des Dolmetschens** genauer eingegangen werden. Die Problematik fängt schon damit an, dass die Auswahl des Dolmetschers schwierig sein kann: Wer ist überhaupt geeignet, bei einer Therapie/Beratung zu dolmetschen? Wo kann man geeignete Dolmetscher finden? Kompetenzen des Dolmetschers? Professionalität?

Zudem stellt sich die **Frage der Sprache:**
„Können Inhalte einer Sprache überhaupt in die andere Sprache so übertragen werden, dass sie für den Therapeuten brauchbar sind?" Und das Problem der „dritten Größe", die selbst interpretiert, die mit dem Therapeuten rivalisiert, und die Distanz zwischen Therapeuten und Patienten zu Ungunsten der Entwicklung einer vertrauensvollen Beziehung vergrößert.
Es gilt auch eine Ethik des Dolmetschens:
Diese lautet: Alles übersetzen und nichts hinzufügen. Unterschied zwischen objektiver Übersetzung und einer „Interpretation" kennen. Zudem müssen die unterschiedlichen Formen des Dolmetschens besprochen werden. Diese sind simultan: Dolmetscher dolmetscht gleichzeitig und spricht etwa eine Halbsatzlänge hinterher; Satz-für-Satz Dolmetschen;
Konsekutivdolmetschen: Dolmetscher hört sich lange Passagen an, macht Notizen und gibt diese manchmal zusammengefasst wieder. Vor jedem Dolmetschereinsatz sollte ein Vorgespräch stattfinden, um den Dolmetscher über den Fall zu informieren, die Ziele des Gesprächs festzulegen, vertrauensbildende Funktion zu fördern, vom Dolmetscher kulturelle Hintergrundinformationen zu erhalten. Sind z. B. im Gespräch besondere kulturelle Regeln zu beachten? Die Art des Dolmetschens festzulegen. Dolmetscher mitzuteilen, wie er sich verhalten soll und den Dolmetscher auf die Schweigepflicht hinzuweisen. Während des Gespräches ist es wichtig, alle Teilnehmer vorzustellen und Rollen festzulegen, durch die Sitzordnung die Kommunikation zwischen Arzt und Patient zu erleichtern, Grundregeln festzulegen, dabei über Dolmetscher den Patienten direkt ansprechen. Der Untersucher sollte mit dem Patienten ständig im Augenkontakt bleiben, soweit das nicht gegen ein kulturelles Tabu verstößt. Er sollte mit dem Patienten und nicht über den Patienten reden, in dem er die direkte Anrede benutzt, langsam und deutlich spricht, Slang vermeidet. Wenn die Führung des Gesprächs verloren geht, sollte das Gespräch sofort abgebrochen und Grundregeln rekapituliert werden.
Nach jedem Gespräch ist ein **Nachgespräch mit dem Dolmetscher** obligatorisch, um den Dolmetscher nach seinen Eindrücken zu fragen und ihm die Möglichkeit zu geben, eventuelle, während des Gesprächs entstandene Emotionen abzubauen, ihn zu entlasten.
Eine Patentlösung dieses Problems existiert nicht.
Haasen und Yagdiran (2000) stellen dazu fest: „Es hat sich gezeigt, dass der klinische Eindruck ohne Dolmetscher nicht signifikant zu Fehldiagnosen führt" (in Dettmers et al. 2002 und Assion 2005).
Zimmermann sieht die Rolle eines Dolmetschers eher kritisch. Er fordert statt eines Dolmetschers einen **„Sprachmittler" im Sinne eines „Mediators"**, der in der Lage sein muss, die medizinisch-wissenschaftliche Sprache des Arztes auf die Verständnisebene des Patienten zu transponieren und – umgekehrt – die von laienmedizinischem Verständnis geprägten Fragen des Patienten auf die medizinisch relevanten Sachverhalte zu hinterfragen und diese dem Arzt mitzuteilen. Eine Forderung, die allenfalls in einem Großklinikum zu verwirklichen ist, nicht jedoch im ärztlichen und gutachtlichen Alltag. Bezogen auf die Begutachtung ist als Ideal ein „kultursensitives" Gutachten mit Berücksichtigung der kulturellen Herkunft und der bislang erfolgten Integration anzustreben. Muttersprachliche Gutachter – falls verfügbar – können als letzte Möglichkeit in Erwägung gezogen werden.
Der Einsatz von Dolmetschern im Gesundheitswesen scheitert meist an der **Finanzierungsfrage.** In einem Urteil des Oberlandesgerichts Düsseldorf (Az. 8 U 60/88) ist lediglich die Hinzuziehung von Dolmetschern vor operativen Eingriffen in Krankenhäusern geregelt worden. Hier wurde entschieden, dass Ärzte sprachlich sachkundige Personen bei der Behandlung von ausländischen Patienten zuziehen müssen, wenn nicht als sicher gilt, dass die Patienten die deutsche Sprache so gut beherrschen, dass sie die Erläuterungen, die sie von den Ärzten erhalten, insbesondere vor operativen Eingriffen, verstehen können. Es müsse gesichert sein, dass die Gefahr von Missverständnis-

sen ausgeschaltet sei. Dabei fällt die Finanzierung des Dolmetschers in den Pflegesatz und geht damit zu Lasten des Krankenhauses.
Für Dolmetscherleistungen in der ambulanten Versorgung existiert keine Finanzierungsmöglichkeit. Benötigen Patienten einen Dolmetscher in der Praxis eines niedergelassenen Arztes, um sich verständlich zu machen, so braucht die Krankenkasse diesen nach einem Urteil des Bundessozialgerichts (Az. 1 RK 20/94) nicht zu bezahlen.
Ein allgemeines Problem ist gelegentlich der Wunsch nach der **Gegenwart einer dritten Person** bei der Exploration und der Untersuchung. Dies stört während der Exploration erheblich und stellt die Ergebnisse gerade bei der psychiatrischen Begutachtung in Frage. Das Mindestmaß an Vertrauen, welches bei der Begutachtung erforderlich ist, wird dadurch empfindlich gestört. Durch den Verband Deutscher Rentenversicherungsträger ist vor einiger Zeit bereits eine juristische Klärung dieses Problems erfolgt. Danach hat der Gutachter letztlich das Bestimmungsrecht über die Gestaltung und den Ablauf der Untersuchung in der Hand (Hackhausen 2002). Schließlich muss er auch für das Ergebnis der Begutachtung einstehen. Es lässt schwerwiegende Verfahrensmängel bei der Begutachtung befürchten, wenn die notwendige persönliche Beziehung zwischen Untersucher und Proband durch eine weitere Person gefährdet wird, abgesehen davon, dass gerade bei der psychiatrischen Exploration kaum erwartet werden kann, dass ein Proband persönliche Angaben und Wertungen vor einer weiteren Person preisgeben wird, auch und gerade wenn diese Person ein Familienangehöriger ist. Eheprobleme werden wohl kaum thematisiert werden, wenn der Ehepartner zugegen ist. Störend ist auch, wenn die anwesende Person sich bemüßigt fühlt, ihre eigene Einschätzung in die Exploration einzubringen und dann eine unerfreuliche Diskussion in Gang setzt, die der Sachaufklärung in aller Regel nicht dient. Dem gelegentliche Argument, einen „Zeugen“ bei der Begutachtung zu wünschen, ist zu entgegnen, dass dann auch der Gutachter einen Zeugen aufbringen müsste, um die Gleichheit zu gewährleisten, was schließlich nicht zumutbar ist und auch mit der Schweigepflicht nicht in Einklang zu bringen wäre. Die Zulassung einer dritten Person liegt nach vorherrschender juristischer Meinung im pflichtgemäßen Ermessen des Gutachters. Ein Rechtsanspruch auf die Anwesenheit einer dritten Person besteht somit für den Untersuchten nicht. Es sollte durch ein aufklärendes Gespräch versucht werden, das Misstrauen und die Angst gegenüber dem Untersucher abzubauen, sodass der Proband bereit ist, auch allein mit dem Gutachter zu sprechen. Wenn ein abschließendes Gespräch mit der Begleitung angeboten wird – auch im Sinne einer durchaus erwünschten Fremdanamnese – oder auch ein Gespräch nach der Untersuchung zu dritt, geht der Proband meist darauf ein, sich allein und unter vier Augen untersuchen zu lassen. Wird dies abgelehnt, so empfiehlt es sich, den Gutachtensauftrag zurückzugeben und vorzuschlagen, den Antragsteller von einem anderen Gutachter untersuchen zu lassen, gegen den keine Vorbehalte bestehen.
Besonders bei **Türkei-stämmigen Frauen, die vom Ehemann begleitet werden,** wünscht dieser manchmal seine Anwesenheit bei der Begutachtung. Es ist dann meist hilfreich, den Ehemann erst seinen Standpunkt und seine Vorstellungen über die Krankheit seiner Frau ausführen zu lassen, ihm damit die Möglichkeit zu geben, sich als Familienoberhaupt darzustellen und ihn dann zu bitten, im Wartezimmer zu warten, was dann auch meist akzeptiert wird, wenn „der Dampf abgelassen“ ist.

8.2.2 Ausdrucksweise

Auch durch die unterschiedliche Ausdrucksweise der Arbeitsmigranten ergeben sich oft Missverständnisse und Verständigungsschwierigkeiten.

Die meisten Menschen mit Migrationshintergrund, insbesondere diejenigen, die keine oder geringe Schulbildung haben, besitzen auch nur **geringe Kenntnisse über ihren Körper.** Die völlig fehlenden oder geringen Kenntnisse über Körpervorgänge können auch der Grund dafür sein, dass ungewöhnlich klingende Vorstellungen geäußert werden, die Anlass für Fehldeutungen sein können.
Im Rentenverfahren begegnen uns meist beruflich unqualifizierte, einfache Menschen, die nicht in der Lage sind, sich selbst in ihrer Muttersprache richtig auszudrücken, geschweige denn in einer fremden Sprache. Die technischen Begriffe, die bei uns in breiten Schichten geläufig sind, können nicht richtig angewandt werden und sind diesem Personenkreis fremd. Sie neigen daher dazu, sich weitschweifig und umschreibend auszudrücken, wollen dem Untersucher auch klar machen, wie es um sie steht, und gebrauchen dazu Ausdrucksweisen, die der deutsche Arzt in dieser Form als demonstrativ und aggravierend empfindet und die geeignet sind, bei ihm eine Antipathie hervorzurufen.
Aus dieser Situation heraus versuchen viele Menschen mit Migrationshintergrund eine Symbolsprache zu verwenden wie „Batterie leer" oder „alles kaputt", „keine Kraft" o. ä. feststehende Redewendungen. Oft bleiben die Angaben mangels sprachlicher Ausdrucksfähigkeit vage und unbestimmt, was wiederum vom deutschen Gutachter als irritierend angesehen wird und bei ihm Ungeduld auslöst.
Eine Gruppe jugendlicher Menschen mit Migrationshintergrund pendelt vielfach zwischen den Ländern und Kulturen. Sie werden zunächst in ihrer Heimat von den Großeltern aufgezogen, wenn die Eltern schon in Deutschland arbeiten, ziehen dann doch nach und sind oft weder der türkischen noch der deutschen Sprache richtig mächtig und können sich dadurch oft nur schwer verständlich machen, gerade, wenn es sich um differenziertere Fragen handelt.

8.3 Probleme der Integration

In der modernen Psychosomatik wird Gesundheit und Krankheit als mehr oder weniger geglückte **Anpassungsleistung** in biologischer, psychischer, sozialer und kultureller Dimension aufgefasst. Gelingt diese in einzelnen Teilbereichen nicht, so kommt es zu einer Irritation des sozio-psychosomatischen Gleichgewichts mit resultierenden Funktionsstörungen, die von Befindlichkeitsstörungen bis hin zu ernst zu nehmenden Krankheiten reichen können. Dabei ist die Sprache entscheidend für die Integration und damit für eine adäquate Interaktion mit der Gesellschaft auf allen Ebenen. Die Sprachlosigkeit zwischen Arzt und Patient stellt ein besonderes Problem mit allen daraus resultierenden, auch den gesundheitlichen und sozialen Bereich betreffenden negativen Konsequenzen dar.
Als Gegensatz zur Integration wird Segregation als Zustand definiert, in dem die Teilhabechancen gering sind und gleichzeitig eine Orientierung auf die tradierten Lebensformen der Herkunftsgesellschaft vorliegt.
Die mit erheblichen Belastungen verknüpften komplexen Anpassungsverläufe an neue kulturelle und gesellschaftliche Bedingungen und die damit verbundenen Identitätskrisen spielen eine wesentliche Rolle bei der Entstehung der funktionellen, psychosomatischen und somatisierten depressiven Befindlichkeitsstörungen, die bei Arbeitnehmern mit Migrationshintergrund überproportional häufig auftreten. Auch **stresstheoretische Ansätze** unter Berücksichtigung von Bewältigungsstrategien (coping) und sozialer Unterstützung (social support) sind als Erklärungsmodell hilfreich.

Gesundheitserhalt und Krankheitsbewältigung von Menschen mit Migrationshintergrund sind also stark abhängig von **sozialen Rahmenbedingungen,** die – in der Vergangenheit – von der Prämierung des millionsten angeworbenen Arbeitsmigranten bis hin zur Entwicklung eines eher fremdenfeindlichen Klimas reichen. Auf der persönlichen Ebene spielt das unmittelbare Umfeld im beruflichen Bereich mit entsprechendem Betriebsklima ebenso wie die private Sphäre mit Nachbarschaftskontakten, Integration in Vereinen oder ähnlichen Institutionen eine Rolle.
Schulische und berufliche Vorbildung, Flexibilität und Anpassungsfähigkeit stellen entscheidende Faktoren für eine geglückte und erfolgreiche Integration oder im ungünstigen Fall den Nährboden für eine psychosomatische Erkrankung im weitesten Sinne dar.
Allerdings wird dies von den Menschen mit Migrationshintergrund nicht immer angestrebt und in vielen Fällen bleibt die Familie die alleinige private Zone, während die Eingliederung in das freiwillig gewählte neue soziale Umfeld nur bruchstückhaft zustande kommt. Eng damit verknüpft ist der erfolgreiche Spracherwerb, der nur beim völligen „Eintauchen" in die neue Kultur adäquat möglich ist, ohne die eigene Kultur dafür aufgeben zu müssen. Fortbestehende Sprachbarrieren stellen auch kulturelle Barrieren dar, die die Außenseiterposition weiter verfestigen und damit neue Probleme schaffen. Die primär vorhandene **Bereitschaft zur Integration** stellt eine wichtige Grundvoraussetzung für eine geglückte Anpassungsleistung im obigen Sinne dar und die Sprache gilt als wichtiges Merkmal der Integration. Integration ist allerdings keine Einbahnstraße. Sowohl die Menschen mit Migrationshintergrund als auch die Einheimischen müssen aufeinander zugehen, wenn die Integration gelingen soll. Zudem muss die Integration politisch gewollt werden und die entsprechenden Voraussetzungen müssen geschaffen werden.
Als Beispiel einer eher nicht gelungenen Integration ist die „Parallelgesellschaft" mit zunehmender Ghettoisierung zu werten, die sich bereits in manchen Großstädten in Deutschland entwickelt hat.
„Die ungenügende Integration eines Teils der türkischsprachigen Menschen mit Migrationshintergrund ist jedoch Tatsache in Deutschland" (Dettmers et al. 2002).
Allerdings fallen fast immer nur diejenigen der z. B. Türkei-stämmigen Menschen mit Migrationshintergrund auf, die äußerlich nicht integriert zu sein scheinen. Inwieweit jemand bereits integriert ist oder nicht, wird häufig nur am äußeren Erscheinungsbild festgemacht. Ist denn jemand integriert, der sich äußerlich anpasst? Bei der Integration geht es auch um die gleichberechtigte Teilhabe an Politik, Gesellschaft, Wirtschaft, Arbeit, Gesundheit. Es geht auch um Chancengleichheit und Zugangsmöglichkeiten. Dazu muss sich die Aufnahmegesellschaft zur Integration öffnen und Integration zulassen. Integration ist ein Geben und Nehmen.

8.4 Aspekte der Krankheitsentstehung

In den ersten Jahren des Aufenthaltes der „Gastarbeiter" sah man in der Medizin die aufgetretenen psychischen Störungen im Wesentlichen als depressiv geprägte „Heimwehreaktion", „Entwurzelungsdepression", „nostalgisches Syndrom" oder ganz allgemein als **„Gastarbeitersyndrom"** an. Die sehr bald im Vordergrund stehenden psychosomatischen Beschwerden wurden unscharf als „vegetative Dystonie" oder einfach als „psychogene Störungen" bezeichnet und in der Literatur als hysterisch-hypochondrisch und neurasthenisch geprägt gewertet. Für die deutschen Ärzte manchmal bizarr wirkende Leibgefühlsstörungen wurden anfangs sogar manchmal als psychotisch gewertet, mit zunehmender Kenntnis des soziokulturellen Hintergrundes als kulturspezifische volksmedizinische Deutungsschemata erkannt. Letztlich ist die Art und Weise, wie eine

Krankheit vom Betroffenen erlebt und gewertet wird in hohem Maße abhängig von der Gesellschaft und der Kultur in der er lebt und in der er seine Sozialisation erfahren hat.

8.4.1 Somatisierung

Die Somatisierung sozialer und psychischer Konflikte spielt hier aus verschiedenen Gründen eine besondere Rolle. Häufig sind die Menschen mit Migrationshintergrund nicht in der Lage, ihre seelischen Probleme in einer für deutsche Ärzte verständlichen Form zu formulieren. Die Regression auf präverbale, körpernahe Formen der Konfliktbewältigung steht oft im Vordergrund. Die **vorherrschende Präsentation körperlicher Symptome** führt zu einer überproportionalen ärztlichen Diagnostik psychosomatischer und funktioneller Störungen bei Menschen mit Migrationshintergrund (➤ Abb. 8.1).

Das „Einverständnis im Missverständnis“ (Brucks 2004) führt zur Somatisierung psychosozialer Probleme, die durch diesen Prozess in eine Medikalisierung der sozialen Problemlagen münden, chronische Patientenkarrieren und erlernte Hilflosigkeit unterstützen. Fehlversorgung, Überversorgung mit nicht indizierten Medikamenten, Therapien und nicht indizierter Schonung bis hin zu „iatrogenen sekundären Schäden“ können als Folgen zu erheblichen Kostenexplosionen im Gesundheitssystem beitragen.

Das Gesundheitssystem wiederum übt mit seiner apparativen und pharmakologischen Hochtechnologie und der Möglichkeit, alles jederzeit kostenlos in Anspruch nehmen zu können, auf die Betroffenen eine ungeheure Faszination aus. Jeder Arzt, der am Notfalldienst teilnimmt, bemerkt die Bereitwilligkeit, mit der die Arbeitnehmer mit Migrationshintergrund – häufiger als die Ein-

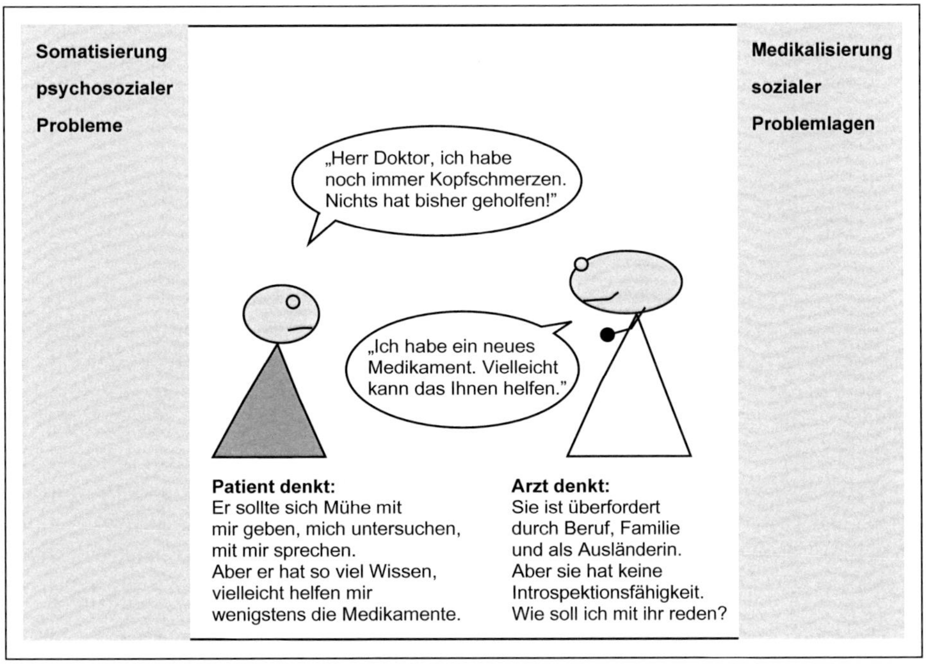

Abb. 8.1 Somatisierung psychosozialer Probleme (nach Brucks 2004)

heimischen – das Angebot einer jederzeit verfügbaren, kostenlosen ärztlichen Hilfe auch nachts und am Wochenende annehmen.

Menschen mit Migrationshintergrund erwarten sich – aus ihrer kulturellen Prägung heraus verständlich – primär vom Arzt, dass ihre körperlichen Beschwerden als solche wahrgenommen und akzeptiert werden. Eine sorgfältige körperliche Untersuchung muss daher stets im Vordergrund stehen, auch wenn dem psychiatrischen Gutachter sehr bald im Rahmen der Exploration die seelische Bedingtheit klar wird. In der Behandlung haben häufig psychosomatische oder psychologische Erklärungen oder auch Therapieansätze, vor allem anfangs wenig Raum. Eine mangelnde Resonanz des Arztes kann seitens seines Patienten eine Verstärkung der Symptome hervorrufen, die wiederum als Aggravation und zweckgerichtetes demonstratives Verhalten gewertet wird und zur Abwertung des Betroffenen durch den Arzt führt.

Das bloße **ärztliche Gespräch** wird häufig nicht gewürdigt, nicht verstanden und auch nicht angestrebt und dem Vorschlag einer Psychotherapie stehen sie oft verständnislos gegenüber. Die bei uns in der Praxis übliche Zweiteilung der Medizin in organisch versus psychisch wird von den Betroffenen nicht verstanden, da sie ihren herkömmlichen Krankheitsvorstellungen nicht entspricht. Die ebenfalls oft hilflosen deutschen Ärzte, die weder die Sprachbarriere überwinden können, noch mit den kulturellen Gegebenheiten vertraut sind, nehmen nur zu gerne das körperliche Leidensangebot an, bringt es doch zumindest kurzfristig die Möglichkeit, zu agieren. Häufig wird aus Ratlosigkeit oder Überfürsorglichkeit großzügig und langfristig krankgeschrieben. Harmlose Befindlichkeitsstörungen werden dadurch zu schwerwiegenden Erkrankungen hochstilisiert. Der Patient sieht sich jedoch als schwer krank, weil ja Arbeitsunfähigkeit attestiert wird. Die Beschwerden als solche ändern sich nicht, auch nicht durch Konsultation weiterer Organspezialisten und der Patient mit Migrationshintergrund empfindet sich als „unheilbar".

Langfristig fördert dies natürlich die **Fixierung** auf die somatischen Beschwerden, die später nicht mehr zu durchbrechen ist und zu immer neuen frustranen Behandlungsversuchen führt. Zu Recht werden Somatisierungen auch als soziales Kunstprodukt der gegenseitigen Rollenerwartungen von Ärzten und Patienten gewertet.

!

Somatisierung ist oft ein soziales Kunstprodukt der gegenseitigen Rollenerwartungen von Ärzten und Patienten.

Gerade in schwierigen Lebenssituationen, wenn zugleich die traditionelle Sicherheit gebenden Normen nicht mehr verfügbar sind, kann Krankheit Schutz vor Gesichtsverlust und Überforderung bieten. Dazu kommt, dass der Kranke in der türkischen Familie von allen Pflichten entbunden wird und sie ein hohes Maß an Verantwortung für den Kranken trägt. Dieser hohe und dauerhafte sekundäre Krankheitsgewinn lässt die Therapieresistenz bei manchen Patienten mit türkischem Migrationshintergrund verstehen (Koch 1996).

Somatische Symptome können in verschiedenen Kulturen gesehen werden als Index für körperliche Erkrankung, Ausdruck einer Psychopathologie, Symbol für einen intrapsychischen Konflikt, ein kulturell-kodierter Ausdruck für Disstress, ein Medium für den Ausdruck von sozialer Unzufriedenheit, ein Mechanismus, um sich in einem bestimmten kulturellen Umfeld neu zu positionieren (Kirmayer & Young 1998).

In einer WHO Cross-National Studie (Gureje et al. 1997) in14 Länder, „primary care" (n = 5438) wurde Somatisierung häufig in allen ethno-kulturellen Gruppen und Gesellschaften, die bisher untersucht wurden gefunden. Somatisierung und ihre Auswirkungen sind also nicht auf eine be-

stimmte Kultur beschränkt, sondern Somatisierung nicht korrelierbar mit ökonomischen, geographischen oder kulturellen Faktoren in den 14 Ländern. Aber Somatisierung korrelierte hoch mit emotionalem Distress (Gureje et al. 1997).
In einer Studie an der Charité, in Rettungsstellen der Inneren Medizin und Gynäkologie untersuchten Borde et al. (2004) Schmerzschilderungen bei Migrantinnen und Migranten. Sie verglichen die Schmerzschilderungen von einheimischen Patienten und türkisch/kurdischen Patienten, Patienten aus Ex-Jugoslawien, arabischen Patienten, persischen Patienten, asiatischenPatienten und afrikanischen Patienten. Sie konnten feststellen, dass MigrantInnen mehr Schmerzregionen als deutsche Patienten zeigen. Zudem gaben MigrantInnen deutlich höhere Schmerzstärken an als im Vergleich einheimische Patienten. Und, sie fanden heraus, dass MigrantInnen deutlich jünger [69a ± vs. 50a ±] waren. Borde et al. (2004) berichteten, dass für diese Befunde verschiedene Interpretationsmöglichkeiten gesehen werden können. So könne kulturbedingt eine andere Schmerzwahrnehmung und -darstellung vorliegen. Es könne auch ein (un)bewusstes Verstärken sein, um behandelt/beachtet zu werden. Der Schmerzausdruck könne auch eine Art Kompensation für Kommunikationsprobleme darstellen. In diesem Zusammenhang diskutierten Borde et al. (2004) auch, dass evtl. die Schmerzwahrnehmung der einheimischen Patienten „normabweichend“ sein könne.
Kohnen (2003) teilte mit, dass die Schmerzbewältigung zu den kulturübergreifenden Grundbedürfnissen zählt. Dabei gehe es auch darum, den Schmerz (eine kognitive Ordnung erstellen) logisch nach Grund und Ursache und reflexiv nach Bedeutung und Sinn für die Lebensumstände sowie den weiteren Lebensweg erklären zu können. Dadurch reduziert sich Hilflosigkeit, die Kontrollüberzeugung wird gestärkt. Zugleich wird die Schuld genommen, sodass es wichtig ist, die Schuldfrage anzusprechen und zu klären. Der Schmerz hat auch gesellschaftliche Anteilnahme (Social Support) zum Ziel.
Diese Ausführungen machen deutlich, wie wichtig die genauere Analyse der somatischen Symptomatik auch im Begutachtungsprozess ist, um die zu Begutachtenden mit Migrationshintergrund zu verstehen und die sozialmedizinische Beurteilung entsprechend vornehmen zu können.

Was macht Migranten krank?

Es sind teils einschneidende Lebensereignisse, lebenslange Trennungen und Verlust von Angehörigen und Freunden, fehlender oder unzureichender Abschied und Trauerarbeit, Verlust protektiver Faktoren wie Heimat, das Fehlen von Akzeptanz und Wertschätzung, offene Diskrimination und Frustration, aber auch die vielen kleinen Sticheleien, Zurücksetzungen und Kränkungen.
Der Mensch mit Migrationshintergrund im Alter stellt ein eigenes Problem dar. Er vermisst meist schmerzlich die vom Heimatland her gewohnte Einbindung in die Großfamilie auch im Alter, die in unserer Gesellschaft aus verschiedenen Gründen nicht gegeben ist, sodass soziale Kälte, Unpersönlichkeit und Ablehnung oft vorherrschen. Oft spielen Einsamkeit, Isolation und Verarmung gerade auch im Alter eine besondere Rolle. Die Kinder und Enkelkinder wenden sich im Rahmen der Anpassungsvorgänge in Deutschland zunehmend von den Großeltern ab und wollen in Kleinfamilien leben.
Es ist jedoch zu berücksichtigen, dass kulturell geprägte Verhaltensweisen und Deutungsmuster auch innerhalb der Bevölkerung mit Migrationshintergrund variieren und sich ebenfalls in einem stetigen Wandlungsprozess befinden. Die Konfrontation mit der neuen Kultur führt bewusst oder unbewusst zu mancher Änderung in der Einstellung gegenüber manchen Lebensproblemen.

Wie in Kapitel 5.5 (➤ Kap. 5.5) betont, wird in zahlreichen Studien berichtet, dass kulturelle Aspekte, psychosoziale und migrationsspezifische Faktoren die Prävalenz, die Manifestation und den Verlauf seelischer Erkrankungen bei Menschen mit Migrationshintergrund beeinflussen. Neben den bekannten psychosozialen Risikofaktoren sind auch die Erziehung und das Leben in städtischen Regionen zu den Risikofaktoren für die Entstehung einer Schizophrenie zu zählen. Zudem wird berichtet, dass die ethnische Dichte der Stadtteile, in denen Menschen mit Migrationshintergrund leben, ebenfalls als ein Risikofaktor betrachtet wird.
Die Datenlage bezüglich der psychischen Gesundheit von Menschen mit Migrationshintergrund ist uneinheitlich und heterogen (Bermejo et al. 2010; Glaesmer et al. 2009). Die Reanalyse des Bundesgesundheitssurveys 1998/1999 hatte ergeben, dass bei Ausländern im Gegensatz zu Einheimischen eine insgesamt signifikant höhere Prävalenzrate von psychischen Störungen dokumentiert wurde (Bermejo et al. 2010). Insbesondere wurden signifikant höhere Lebenszeitprävalenzen psychischer Störungen (gesamt), für affektive Störungen und somatoforme Störungen gefunden (Bermejo et al. 2010).

8.4.2 Körperliche Erkrankungen

Nicht zu vergessen ist aber auch, dass körperliche Erkrankungen bei Menschen mit Migrationshintergrund überdurchschnittlich häufig im Vergleich zur einheimischen Population auftreten.
Arbeiter mit Migrationshintergrund sind besonders stark von Arbeitslosigkeit betroffen und ihre Arbeitsplätze sind häufig durch **starke körperliche Beanspruchung**
geprägt. Zwangshaltung, Monotonie, Lärmbelästigung, ungünstige Temperaturverhältnisse und Schichtarbeit sind bei ihnen häufiger als bei einheimischen Arbeitnehmern. Es kommt zu deutlich mehr Arbeitsunfällen und längeren Arbeitsunfähigkeitszeiten. Schließlich sind sie auch deutlich früher von Frühberentung betroffen, obwohl gerade dieser Personenkreis in der Anwerbephase 1955–1973 die medizinischen Kontrollen der Anwerbekommissionen mit einem überdurchschnittlich guten Gesundheitszustand durchlaufen hat (Berg 1998).
Als klassische Armutskrankheit gilt die Tuberkulose, die sowohl in der Vergangenheit, als auch gegenwärtig bei Menschen mit Migrationshintergrund, besonders bei Asylanten ein Krankheitsrisiko darstellt.
Nach einer Reihe von regionalen Studien leiden Menschen mit Migrationshintergrund im Durchschnitt **10 Jahre früher** als die deutsche Bevölkerung **an schweren chronischen Erkrankungen** wie Allergien, Asthma oder Verschleißerkrankungen. Auch gesicherte Magen- und Zwölffingerdarmgeschwüre sind bei Menschen mit Migrationshintergrund häufiger als bei deutschen Patienten.
Patienten mit Migrationshintergrund kommen **häufiger in Notfallambulanzen** der Krankenhäuser, werden öfters in Krankenhäuser aufgenommen und verweilen dort länger, bekommen auch öfter Medikamente verordnet.
Es finden sich häufiger problematische Schwangerschaftsverläufe mit überproportional vielen Fehl-, Tot- oder Frühgeburten, auch eine höhere Sterblichkeit und Erkrankungshäufigkeit von Säuglingen. Migrantenkinder leiden häufiger an psychosomatischen Befindlichkeitsstörungen, Infektionskrankheiten und Behinderungen und erleiden häufiger Unfälle. Erwachsene Menschen mit Migrationshintergrund fehlen überdurchschnittlich häufig krankheitsbedingt im Betrieb, haben ein erhöhtes Unfallrisiko, leiden häufig unter akuten psychosomatischen Befindlichkeitsstörungen, Magen-Darm-Erkrankungen sowie Erkrankungen des Skelett- und Stützsystems (Yildirim-Fahlbusch 2003).

Das häufige Fehlen der sozialen Unterstützung durch die ursprünglich als selbstverständlich angesehene familiäre Bindung trifft dann im Alter besonders hart.

8.4.3 Migration als Lebenseinschnitt

Sluzki (2001) hat den Migrationsprozess in einem kulturübergreifenden Modell dargestellt. Danach wird der Migrationsprozess in **unterschiedliche Phasen** unterteilt (➤ Abb. 8.2):
- die Vorbereitungsphase
- den Migrationsakt
- die Phase der Überkompensierung
- die Phase der Dekompensation
- die Phase der generationsübergreifenden Anpassungsprozesse.

Grundsätzlich gilt, dass die Migration nicht per se zu Krankheit und Leiden führen muss. Als **entscheidende Faktoren** sind vielmehr anzusehen (➤ Abb. 8.3),
- ob sie zu einem positiven Lebensaspekt geführt hat,
- ob die Verwirklichung der persönlichen Lebensziele möglich war,
- wie die Umstände der Migration waren,
- unter welchen Bedingungen sie erfolgte und
- wie sie verarbeitet wurde.

Zu berücksichtigen ist auch, dass viele Menschen mit Migrationshintergrund bereits eine sog. Binnenmigration etwa von Anatolien in die Touristikzentren der Türkei wie Antalya hinter sich haben und dann von dort nach Deutschland eingewandert sind.
Einer Reihe erfolgreicher Menschen mit Migrationshintergrund, die hier sehr viel bessere Möglichkeiten der Selbstverwirklichung als in der Heimat fanden und diese auch bewusst mit positiver Einstellung akzeptierten, steht eine ebenso große Zahl von Personen gegenüber, die in irgendeiner Form gescheitert sind. Gründe dafür können sein, dass sie ihr **persönliches Lebensziel** nicht erreichten, enttäuscht sind und teils an tatsächlich oder vermeintlich kränkenden und zurücksetzenden Lebenssituationen, teils auch an ihrer eigenen mangelnden Flexibilität zerbrachen.

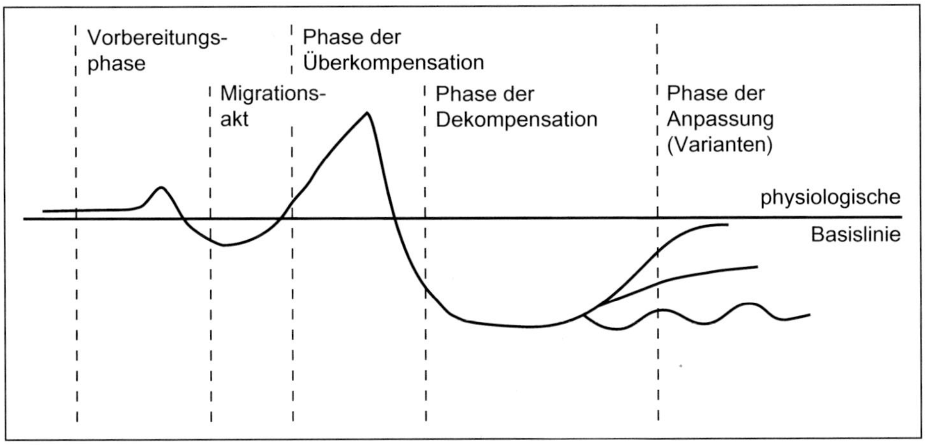

Abb. 8.2 Phasenverlauf der Migration nach Sluzki (2001)

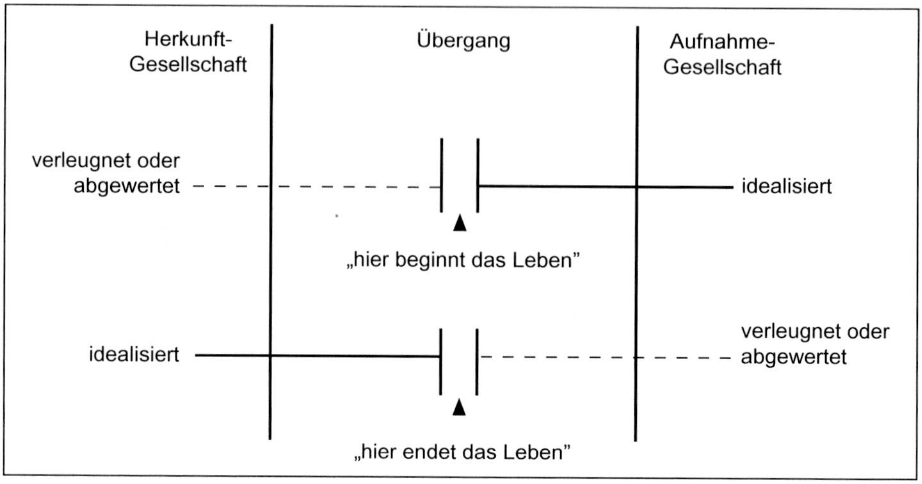

Abb. 8.3 Spannungsfeld zwischen Idealisierung und Abwertung (aus Sluzki 2001)

Je stärker die Migration erzwungen und je weniger alltägliche Integration in die neue Umwelt möglich ist, umso wahrscheinlicher wird es, dass die Trauer nicht nachlässt, sondern in eine anhaltende Depression übergeht (Brucks 2003).

Drei lebensgeschichtliche Phasen gelten als besonders sensibel für die Entwicklung von psychischen Krisen:

- die Pubertät mit ohnehin bestehenden Identitätskrisen, wobei es durch die Überforderung im Rahmen der Migration zu vielfachen unangepassten Reaktionsweisen kommen kann
- die Ankunftsphase im Gastland mit hoher existentieller Verunsicherung
- die „Bilanzierungskrise" im mittleren Lebensalter, wenn sich die in die Migration gesetzten Wünsche und Hoffnungen nicht realisiert haben. (Brucks 2003)

Unseres Erachtens existiert auch eine vierte lebenskritische Phase, nämlich die Bilanzierungskrise im Alter, wenn die Arbeitsmigranten das lang ersehnte und herbei gewünschte **Rentenalter** erreichen. Viele stellen mit Entsetzen fest, dass ihre Rente weit unter den Erwartungen liegt und gerade zum Überleben in Deutschland reicht. Die durchschnittliche Rente eines Arbeitsmigranten liegt bei etwa 640 Euro. Ein weiterer wichtiger Aspekt ist darin zu sehen, dass viele der Menschen mit Migrationshintergrund der 1. Generation nach ihrer Berentung die Möglichkeit hatten, auch längere Zeitabschnitte in der voller Sehnsucht in Erinnerung gehaltenen alten Heimat, die sie während ihres Erwerbslebens nur wenige Wochen im Jahr aufsuchen durften, zu verbringen. Erst jetzt nahmen viele die Veränderungen während ihrer Abwesenheit realistischer wahr und wurden nicht selten unsanft desillusioniert.

Diese Phänomene sind nicht neu, sondern wurden in gleicher Form schon seit Jahrhunderten bei Menschen mit Migrationshintergrund unterschiedlicher Herkunft beobachtet, sei es bei den vielen Auswanderern in die USA oder bei den Revolutionsflüchtlingen aus Russland.

Dem ärztlichen Gutachter kommt die Aufgabe zu, die Einzelschicksale neutral und objektiv, gleichzeitig aber auch einfühlend zu werten und hinsichtlich ihres **Einflusses auf das aktuelle Leistungsvermögen** einzuschätzen. Ein schematisches Vorgehen ist nicht möglich und der Gutachter muss sich sowohl vor einer unsensibel-ablehnenden Haltung als auch vor einer überschießenden Empathie hüten. Neutralität und Sachlichkeit unter dem Aspekt der Gleichbehandlung sind hier – wie auch sonst bei der Begutachtung – von entscheidender Bedeutung.

8.5 Lebensgeschichtliche Probleme

Life-change-Forschung und empirische Sozialforschung gingen ursprünglich davon aus, dass die Zunahme psychosomatischer Krankheitsbilder bei den damals sogenannten „Gastarbeitern" mit einer verstärkten Heimwehreaktion korrespondiere, die in eine hypochondrische Entwurzelungsdepression übergehen könne. Schon damals stand bei Arbeitnehmern mit Migrationshintergrund, die ärztliche Hilfe in Anspruch nahmen, eine Vielzahl von Befindlichkeitsstörungen im Vordergrund und es wurden ein Teil aller Krankheiten der Menschen mit Migrationshintergrund als psychisch bedingt gewertet.

8.5.1 Überforderung durch die Migration

Die Migration war bei vielen Betroffenen bereits im Verlauf durch eine Vielzahl von Überforderungssituationen gekennzeichnet. Folgende Faktoren sind dabei häufig **Ursache einer Stressbelastung** im weitesten Sinn:
- rechtliche Unsicherheiten
- Diskriminierung
- Unüberschaubarkeit und mangelnde Planbarkeit der zukünftigen Gestaltung wichtiger Lebensaspekte
- Unsicherheit über weite Lebensabschnitte hinweg
- Gefühl des Ausgeliefertseins, obwohl es sich bei der Migration im Allgemeinen um eine freiwillig gewählte Änderung der Lebensumstände handelt
- Erleben von Ausgegrenztsein
- Bevormundung, Ablehnung und fehlende Wertschätzung durch die Mehrheitsbevölkerung
- Aufgabe oder zumindest Erschwernis gewohnter Lebensformen, Trennungserfahrungen
- Auflösung von Familienverbänden, Vereinsamung, Rollenverlust
- schlechtere Qualifikation in Schule und Beruf
- Arbeitslosigkeit, geringe Anteilnahme am Arbeitsleben, Armut
- ungünstige Wohn- und Arbeitsbedingungen
- schlechtere gesundheitliche Versorgung
- geringe Anteilnahme an gesellschaftlichen Ereignissen der Mehrheitsbevölkerung
- Versagens- und Insuffizienzgefühle
- Kommunikationsschwierigkeiten.

(nach Schouler-Ocak 2003)

Inwieweit diesen Faktoren dann eine krankmachende Wirkung zukommt, hängt von den schon angeführten sozialen Rahmenbedingungen und den individuellen Gegebenheiten, letztlich einem Konglomerat von Faktoren, ab.

Eine „Bilanzsymptomatik" nach erfolgter Migration vor den Scherben eines zunächst ambitionierten und selbst gewählten Lebensplans gilt als häufigste Ursache für psychosomatische Erkrankungen bei Menschen mit Migrationshintergrund.

Brucks (2004) spricht vom „kumulativen Schlamassel" wenn verminderte Belastbarkeit und auslösendes Ereignis zu einer unverhältnismäßig starken Reaktion geführt haben, Unverständnis bei Bezugspersonen hinzutrat, vielleicht auch falsche professionelle Handlungen mit der Folge der Verschlechterung des sozialen Status (lange Krankschreibung mit daraus resultierendem Arbeitsplatzverlust), dadurch eingeengte Handlungsfähigkeit, was schließlich in die chronische Patientenrolle ausmündet (Dettmers et al. 2002).

Dabei sind nicht nur die großen „life events“ entscheidend, sondern auch die alltäglichen Ärgernisse oder – im positiven Sinn – die Freuden und Anerkennungen im Alltag. Der Zusammenhang zwischen negativer Stressbelastung und Erkrankung ist inzwischen allgemein anerkannt.

> !
> Stressoren in der Migration bei gleichzeitigem Assimilationsdruck der Aufnahmegesellschaft fördern das Auftreten von Krankheiten. Dem Gleichgewicht zwischen individueller Vulnerabilität und ausgleichender sozialer Unterstützung kommt dabei besondere Bedeutung zu.

In der Begutachtung ist es völlig unzulässig, bereits die Migration als solche mit Entwurzelung und Erkrankung gleichzusetzen. In der Mehrzahl der Fälle wird ja das angestrebte Lebensziel – eine Verbesserung der finanziellen Situation sowie die Verwirklichung besserer Lebenschancen für sich selbst und für die nachkommenden Generationen – erreicht. Entscheidend ist es, im Einzelfall herauszufinden, wo **krankmachende Faktoren** in der Biografie ganz allgemein und im Rahmen der Migration speziell bestehen und welche Rolle ihnen bei der Beurteilung der anstehenden sozialmedizinischen Fragestellungen zukommt. Somit bleibt entscheidend, unter welchen Bedingungen die Migration erfolgte und wie sie vom Einzelnen verarbeitet wurde.

Allgemein lässt sich sagen, dass die Mehrzahl aller Menschen mit Migrationshintergrund die Umstellung auf die neuen Verhältnisse auch ohne längere psychiatrische und sozialrechtliche Interventionen bewältigt hat. Waren doch Maßnahmen erforderlich, so bewegten sich diese im Rahmen einer kurzfristigen Arbeitsunfähigkeit und beinhalteten ggf. auch Rehabilitationsmaßnahmen.

8.5.2 Entwicklung psychischer Krankheiten

Ebenso wie unter dem Begriff Migration ganz verschiedene Lebensschicksale mit sehr heterogenen Bedingungen, Bewältigungsstrategien, Motivationen und persönlichen Erfahrungen zusammengefasst werden, finden sich keine typischen Prägnanztypen psychischer Störungen und Reaktionen auf das Migrationsgeschehen. Es ist die gesamte Bandbreite der klassifizierten psychischen Erkrankungen zu erwarten (Assion 2005).

Die **schwerwiegenden seelischen Krankheiten** wie Schizophrenie, bipolare Störungen und Demenzen entwickeln sich bei Menschen mit Migrationshintergrund – wie bei anderen Menschen auch – primär abhängig von biologischen und genetischen Faktoren. Sekundär haben aber das Migrationsgeschehen wie auch sonstige lebensgeschichtliche Faktoren Bedeutung für die Manifestation und die Ausprägung der Krankheitserscheinungen.

Allerdings gilt es hier, Fehldiagnosen und Fehlbehandlungen zu vermeiden. Neben der sprachlichen Verständigung sind besonders schichten- und kulturspezifische Ausdrucksformen zu berücksichtigen. Gerade bei der Beurteilung von Wahnvorstellungen sind kulturelle Ausdrucksweisen und ethnopsychiatrische Erfahrungen einzubeziehen.

Mit zunehmender Aufenthaltsdauer verschieben sich oft primär psychiatrische Störungen zu mehr psychosomatisch geprägten Beschwerden, wie Magenschmerzen, Herzbeklemmungen und „Ganzkörperschmerzen“.

Die **psychoreaktiven Störungen** im engeren Sinn, vor allem die somatoformen Störungen sind bei Menschen mit Migrationshintergrund außerordentlich häufig und stellen in der Begutachtungssituation die eigentliche Herausforderung dar. Die Symptompräsentation erfolgt dabei kulturspezifisch.
Als Sonderform ist die Ausbildung einer posttraumatischen Belastungsstörung nach traumatischen Erlebnissen politisch verfolgter Menschen mit Migrationshintergrund zu werten und bei der Begutachtung angemessen zu berücksichtigen.

Kasuistik

55-jähriger türkischer Mann, Herr A., aus ländlicher Region aus der Osttürkei, aus einer Familie mit 9 Geschwistern, der älteste Sohn. Eltern seien Bauern und Hirten gewesen. Habe fünf Schwestern und drei Brüder, darunter auch Zwillingspaare. Vater sei früh an den Folgen einer Krankheit verstorben als Herr A. 14 gewesen sei. Herr A. habe die Rolle des Familienoberhauptes übernehmen müssen, Er habe nur fünf Jahre zur Schule gehen können, habe für das Auskommen der Familie mitsorgen müssen, habe in Nachbardörfern als Tagelöhner gearbeitet. Im Alter von 19 Jahren sei er mit einer Cousine, die drei Jahre jünger sei, verheiratet worden. Keine Liebesheirat. Seine Ehefrau sei seiner Mutter zur Hand gegangen, um die große Familie versorgen zu können. Nach der Militärzeit sei Herr A. nach Deutschland gereist, um Geld zu verdienen. Hier arbeitete Herr A. in verschiedenen Straßenbaufirmen, z. T. schwere körperliche Arbeit. Seinen Verdienst habe er zur Familie geschickt. Er habe nach und nach alle Schwestern gut verheiratet, bei den Brüdern habe er eine Ausbildung finanziert. Ein Bruder sei in einem Büro tätig, ein anderer arbeite in einer Bank und der dritte lebe inzwischen in Istanbul und sei Ingenieur von Beruf. Allen Geschwistern gehe es inzwischen gut und sie bräuchten seine Unterstützung nicht mehr. Herr A. habe seine Ehefrau und seine vier Kinder im Dorf bei seiner Mutter gelassen, seine Frau sorge für die Mutter. Er sehe seine eigene Familie nur während seines Jahresurlaubes von über sechs Wochen. Seine Kinder kenne er nur von diesen Aufenthalten, habe keine richtige Beziehung zu ihnen. Seine Kinder seien inzwischen alle verheiratet und keiner der Kinder wolle bei der Mutter im Dorf verbleiben. Herr A. habe früher nicht daran gedacht, seine eigene Familie zu sich zu holen, er habe immer nur an die Versorgung seiner Großfamilie gedacht. Nun sei er selbst auf Unterstützung durch die Familie angewiesen, aber es gebe keinen, der ihm helfe.
Durch die schwere körperliche Arbeit habe er bereits vor etwa 15 Jahren Rückenschmerzen, später Nackenschmerzen, Gelenkschmerzen und schließlich am ganzen Körper Schmerzen entwickelt. Er habe aufgrund der Schmerzen schließlich nicht mehr arbeiten können und sei inzwischen nach häufigen Fehlzeiten am Arbeitsplatz gekündigt worden und sei seit fünf Jahren arbeitslos. Herr A. habe all die Jahre in einem Männerwohnheim für Arbeitsmigranten gewohnt. Als er aufgrund seiner Beschwerden überlegt habe, seine Frau doch zu sich zu holen, habe er dazu keine Erlaubnis erhalten, da sein Einkommen für zwei Personen zu wenig gewesen sei. Zudem habe er eine eigene Wohnung nicht finanzieren können.
Als Herr A. von seinem jüngsten Bruder, dessen Schule und Studium er finanziert habe, vor etwa fünfzehn Jahren zu hören bekommen habe, dass er für ihn nicht hätte bezahlen müssen, hätte er seine Beschwerden bekommen. Herr A. habe kein Wort des Dankes gehört, auch von den anderen Geschwistern nicht. Nur die Mutter lobe ihn sehr. Sein „Rückgrat sei gebrochen", als seine eigene Tochter vor etwa zehn Jahren einfach mit einem Mann, den er nicht gewollt habe, durchgebrannt sei. Herr A. sei über die Respektlosigkeit seiner Tochter empört gewesen und habe sogar seine Frau beschuldigt. Mit seiner Tochter bestehe kein Kontakt, er könne ihr nicht verzeihen. Danach sei es mit den Schmerzen schlimm geworden. Er könne nicht mehr arbeiten und habe daraufhin den Rentenantrag gestellt. Im Rahmen des Klageverfahrens beim Sozialgericht erfolgte die Begutachtung in der Muttersprache. Herr A. war sehr erfreut darüber, all seine Beschwerden in der Muttersprache schildern zu können. Der erste Gutachter habe sich mit seinen schlechten Deutschkenntnissen begnügt, keinen Dolmetscher hinzugerufen. Der orthopädische Gutachter konnte zahlreiche degenerative

Veränderungen im Bereich der Wirbelsäule und der Gelenke feststellen. Die gesamte Wirbelsäule war in zwei Ebenen geröngt. Er befand Herrn A. für 6 und mehr Stunden für leichte Arbeiten belastbar. Die Sozial- und Familienanamnesen wurden nur bruchstückhaft erhoben. Aus psychopathologische Sicht war Herr A. zum Untersuchungszeitpunkt deutlich depressiv, affektiv kaum schwingungsfähig, deutlich antriebsgemindert und latent suizidal. Er wirkte deutlich enttäuscht, gekränkt, verletzt und verbittert. Des Weiteren wirkte er hoffnungs- und perspektivlos. Zudem wirkte er erschöpft und ausgelaugt. Diagnostisch wurde neben einer schweren depressiven Episode (F32.2) eine langanhaltende somatoforme Schmerzstörung (F45.4) diagnostiziert. Eine EU-Rente war zu befürworten. Zudem wurde eine psychiatrische Behandlung für dringend indiziert gehalten

8.6 Akzeptanzprobleme funktioneller Störungen

Funktionelle Störungen und hier wiederum vor allem Schmerzen, für die sich kein organisches Korrelat findet, stehen in der Begutachtungssituation bei den Arbeitsmigranten bekanntermaßen im Vordergrund. Die Häufigkeit der Somatisierung sozialen und psychischen Leids wurde schon angesprochen. Eine „psycho-somatische" Betrachtungsweise im ganz ursprünglichen Sinn ist hier erforderlich. Hier spielt auch eine Rolle, dass Leid im Mittelmeerraum allgemein als primär elementar und körperlich erlebt wird, was als kulturtypisch gewertet werden kann. **Das Ausagieren von Leid und Trauer** unter Einbeziehung der Umgebung ist kulturelle Norm und unterscheidet sich grundsätzlich von den Vorstellungen der Mittel- und Nordeuropäer, bei denen es als ehrenhaft gilt, den Schmerz zu unterdrücken.

So betrachten mediterrane Patienten die Krankheit häufig als etwas, das in den Körper eindringt und Besitz von ihm ergreift. Übernatürlich orientierte Erklärungs- und Handlungsmuster sind bei ihnen nicht selten anzutreffen. **Magische Vorstellungen** bilden Erklärungsmodelle für Störungen im Verhältnis zu den Mitmenschen. So können z. B. Böser Blick, Verzauberung, Verwünschung mit dem Gefühl der Bedrohung einhergehen. Zudem können sie die Unfähigkeit aufzeigen, sich gegen andere abzugrenzen.

Während die moderne westliche Medizin eine Trennung von Psyche und Soma vollzieht, existiert hier ein **ganzheitliches Krankheitskonzept.** Die körperlich-seelischen Unbehaglichkeiten äußern sich in Form von u. a. ganzheitlichen Befindlichkeitsstörungen. Bei einem sozio-kulturell-ganzheitlichen Krankheitsgefühl fällt es schwer, klar abgrenzbare Symptome an zugeben. Es werden daher häufig allgemeine Umschreibungen wie Erschöpfungs- und Verstimmungszustände, Schmerzsyndrome vorgetragen.

Dementsprechend wird das Beschwerdebild oft dramatisch, leibnah und schmerzbetont ausgedrückt (Koch 1996).

8.6.1 Kulturtypische Beschwerdedarstellung und Behandlung

Leid wird im Mittelmeerraum allgemein primär und elementar als körperlich erlebt, was als kulturtypische Beschwerdedarstellung bezeichnet wird. Das Ausagieren von Leid und Trauer unter Einbeziehung der Umgebung ist **kulturelle Norm** und unterscheidet sich grundsätzlich von den Vorstellungen der Mittel- und Nordeuropäer, bei denen es als ehrenhaft gilt, den Schmerz im weitesten Sinn zu unterdrücken.

Grundsätzlich gilt aber auch Krankheit in südosteuropäischen Ländern als etwas, das „von außen kommt", wobei materielle Faktoren wie Wasser und Luft, ebenso wie immaterielle Medien wie „Böser Blick" oder „Böse Geister" verantwortlich gemacht werden. Die letztgenannten Faktoren spielen bei der Erklärung von Depressionen, Müdigkeit und Unwohlsein eine große Rolle, nicht zuletzt auch bei Epilepsie, Lähmungen oder Psychosen. Als Folge dieser Auffassung von Krankheit werden traditionelle Heiler und Heilmethoden der Volksmedizin in Anspruch genommen, meist parallel zur Behandlung durch die wissenschaftliche Medizin. **Organchiffren,** die uns fremd sind, etwa die „fallende Leber" drücken das aus dem Lot geratene Leben aus. Was wir als Somatisierungstendenz bezeichnen, ist nicht selten Ausdruck einer ganz anderen „ganzheitlichen" Krankheitsvorstellung auf der Basis der in diesem Kulturkreis nicht vollzogenen kartesianischen Trennung von Leib und Seele. Deshalb werden von Menschen mit Migrationshintergrund Symptome überwiegend leiblich und organbezogen geäußert.

Gerade Patienten mit türkischem Hintergrund drücken ihre Leiden oft in Organchiffren aus, die bei uns meist missverstanden werden. Leber und Lunge werden oft als Metapher für Trauer, Krankheit und Schmerzen benutzt. Auch der Begriff des „Fallens von Organen", der bei uns auf Unverständnis stößt soll ausdrücken, dass die Balance im Körper nicht mehr stimmt (Yildirim-Fahlbusch 2003).

Wir sollten uns aber auch vor Augen halten, dass eine körpernahe Symptompräsentation und damit eine Somatisierung schichtenspezifisch ist und bei niedrigem sozialen Status und einfach strukturierten Menschen auch in unserer Bevölkerung außerordentlich häufig vorkommt. Diese Verhaltensweise ist also keinesfalls migrationsspezifisch.

Die **Compliance** der Patienten mit Migrationshintergrund ist sehr unterschiedlich und hängt stark vom Gefühl ab, angenommen und verstanden zu werden. Fühlt sich der Patient hierin enttäuscht, setzt ein unkontrolliertes „doctor shopping" ein. Die Zuflucht zu aus der Heimat bekannten volkstümlichen Heilmethoden und Laienheilern ist oft die nächste Konsequenz und sollte in der Begutachtungssituation auch vorurteilsfrei angesprochen werden. Bei den durch die Religion geprägten Muslimen dient **der Hodscha** nicht nur als religiöse Bezugsperson, sondern auch in medizinischen Fragen als Autorität, aus unserer Sicht in der Rolle des Wunderheilers. Allerdings bilden Mitbürger mit Migrationshintergrund, fühlen sie sich von einem Arzt ihrer Wahl angenommen und verstanden, oft eine besonders anhängliche und dankbare Klientel.

8.6.2 Schmerzen stehen im Vordergrund

Umgang mit Kranken

Peseschkian (1998) beschreibt den **Umgang mit einem Kranken und seiner Umgebung** in verschiedenen kulturellen Kontext folgendermaßen:

Im Osten: „Ist hier jemand erkrankt, so wird das Bett ins Wohnzimmer gestellt. Der Kranke steht im Mittelpunkt des Geschehens und wird von zahlreichen Familienmitgliedern, Verwandten und Freunden besucht. Ein Ausbleiben der Besucher würde als Beleidigung und mangelnde Anteilnahme aufgefasst." Dies ist auch der Grund dafür, warum z. B. Patienten aus dem mediterranen Raum sehr viel Besuch auf einmal bekommen und die üblichen Zwei-Bettzimmer schnell überfüllt sind. Mitpatienten beschweren sich über den vielen Besuch, Krankenhauspersonal beklagt sich darüber, dass die Besucher z. B. den Ablauf auf der Station stören.

Damit wird deutlich hervorgehoben, dass **soziale Kontakte** für die Familie sehr gute Ressourcen darstellen, die auch den Genesungsprozess unterstützen können.

Im Westen hingegen sei es laut Peseschkian (1998) so, dass „wenn jemand krank ist, möchte er seine Ruhe haben". „Er wird von sehr wenigen Personen besucht, Besuche werden auch als soziale Kontrolle empfunden." Diese Ausführungen spiegeln das unterschiedliche soziale Gefüge wieder, in dem den Betroffenen Platz eingeräumt wird.
Ein weiteres Beispiel stellt der **Umgang mit dem Tod und der Trauer** dar.

- **Im Osten:** „8 bis 40 Tage lang besuchen alle Verwandte, Freunde, Bekannte und andere Mitmenschen die Hinterbliebenen und geben ihnen so das Gefühl der Geborgenheit. Geteiltes Leid ist halbes Leid."
- **Im Westen:** „Von Beileidsbesuchen bitten wir Abstand zu nehmen." „Ich muss mit meinem Schicksal allein fertig werden." „Jetzt muss ich allein so viel Leid ertragen."

Neben dem unterschiedlichen Umgang mit einem Kranken existieren auch gegensätzliche Einstellungen und Erwartungen von Patienten mit Migrationshintergrund und Therapeuten (Pfeiffer 1995). Unter anderem erwarten Patienten mit Migrationshintergrund umgehende Hilfe durch die Autorität des Therapeuten/Arztes bei den Befriedigungen des Hilfebedürfnisses, während der Therapeut/Arzt nach westlichem Modell auf Mobilisierung der eigenen Potenziale, Stärkung des Patienten, Selbstverantwortlichkeit und Autonomie hinarbeitet. Von der Beziehung zum Therapeuten/Arzt erwartet der Patient mit Migrationshintergrund eher ein familiäres Autoritätsverhältnis, während der Therapeut/Arzt eher sachlich partnerschaftlich mit ihm umgeht und an der Übertragung und Gegenübertragungsreaktion arbeitet. Auch in Bezug auf das Verhältnis zum Körper gibt es unterschiedliche Vorstellungen. Das Erleben und der Ausdruck sind beim Patienten mit Migrationshintergrund körperbetont, beim Therapeuten/Arzt dagegen körperfern, beherrscht und ausdrucksarm, also genau entgegengesetzt. Aus diesen Ausführungen ist durchaus ableitbar, dass ohne entsprechende Informationen Missverständnisse vorprogrammiert sind.
Die aufgeführten Aspekte geben nur einen Teil der **Unterschiede in den Erwartungen und Einstellungen in unterschiedlichen kulturellen Kontexten** zwischen Therapeut/Arzt und Patient mit Migrationshintergrund wieder. Der Zugang zueinander erscheint erst nach Abklärung dieser Aspekte möglich. Hierzu ist die interkulturelle Kompetenz unverzichtbar.
Menschen mit Migrationshintergrund beschreiben und erleben auch ihre Beschwerden mit einer deutlich höheren Schmerzbetonung.

> !
> Der allgemeine Begriff „Schmerz" dient oft dazu, Missempfindungen und psychisches Leid auszudrücken. Die reflektorische Gabe von Schmerzmitteln führt naturgemäß nicht zum Erfolg und enttäuscht Arzt und Patient.

Die Hilflosigkeit unseres westlichen Medizinsystems gegenüber somatisierenden Ausländern dokumentiert sich in der meist enormen Zahl von Medikamenten, vor allem Psychopharmaka und Schmerzmitteln, die von den behandelnden Ärzten verschrieben werden. Allerdings muss auch angemerkt werden, dass daran nicht zuletzt auch die häufig nicht angestrebte Integration schuld ist. Wenn eine Frau mit türkischem Migrationshintergrund 30 Jahre in Deutschland lebt und immer noch so gut wie kaum deutsch spricht, dann kann sie nicht von einem Allgemeinarzt in der Praxis erwarten, dass er auf ihre vielfältigen Befindlichkeitsstörungen im Sinne einer Somatisierungsstörung anders als mit der Verschreibung von Medikamenten reagiert. Die immer wieder angeprangerten Fehleinschätzungen und Fehlbehandlungen haben ihre Ursache sowohl im Verhalten der Ärzte als auch ihrer Patienten mit Migrationshintergrund. Die Sprachkompetenz der Menschen mit Migrationshintergrund ist gerade im ärztlichen Bereich die entscheidende Komponente für eine erfolgreiche „ganzheitliche" Behandlung.

Kritische Autoren wie Schröder und Täschner (1989) sehen bei südländischen Rentenantragstellern ein „weitgehend einheitliches Syndrom, bestehend vor allem aus Schmerzen, Schwindel, Kraftlosigkeit, Vergesslichkeit, Reizbarkeit, Schwunglosigkeit und Schlafstörungen", dem keine psychopathologische Bedeutung beigemessen werden könne. Diese generalisierende und vereinfachende Sichtweise wird dem Einzelschicksal nicht gerecht. Sie wirkt schablonenhaft und vorurteilsbeladen sowie abwertend. Damit lässt sie die nötige Objektivität und Neutralität im Rahmen einer Begutachtung missen.

Bei den Schmerzen stehen die **Wirbelsäulenbeschwerden** ganz im Vordergrund. Einerseits sind Verschleißerscheinungen bei dieser Personengruppe tatsächlich häufiger als bei anderen Bevölkerungsschichten vorhanden, andererseits sind in unserer Zeit somatoforme Schmerzstörungen mit Bezug auf die Wirbelsäule allgemein sehr häufig.

Unfälle werden auch oft nur schwer und unzureichend verarbeitet. Der dann vorgebrachte „Schmerz" korreliert meist nicht mit den somatischen Befunden und die Schwierigkeit, diesen vorgebrachten Schmerz zu definieren und richtig einzuordnen, ist enorm.

Der Antragsteller fühlt sich in diesen Fällen häufig unverstanden, schlecht beurteilt und benachteiligt und neigt dazu, beim nächsten Gutachter die Symptome in verstärkter Form vorzubringen, was ihm den Vorwurf der Aggravation einträgt. Er dagegen sieht – in seinem subjektiven Empfinden – die Schmerzsymptomatik als die entscheidende Ursache an, nicht mehr arbeiten zu können. Medikamentös lassen sich solche Beschwerden erwartungsgemäß nicht beeinflussen, einer Psychotherapie sind die Betroffenen häufig nicht zugänglich. Allerdings ist anzumerken, dass die meisten Betroffenen erst nach einer Chronifizierung der Schmerzen und Fixierung auf die körperliche Ebene und damit häufig Versperrung des psychotherapeutischen Zugangs zu einem Psychotherapeuten überwiesen werden. Für die Zukunft ist zu fordern, dass Schmerzpatienten in einer relativ frühen Phase der Erkrankung psychotherapeutisch mitbehandelt werden sollten.

8.7 Suchtprobleme

Sie sind nicht nur unter der deutschen Bevölkerung, sondern auch bei Menschen mit Migrationshintergrund weit verbreitet. Als wichtige Faktoren gelten **sozialer Ausschluss und instabiles soziales Gefüge.**

Nicht-deutsche Betroffene werden meist vom deutschen Suchthilfesystem nicht erreicht. Sprachliche und kulturelle Unterschiede erschweren den Umgang mit der Suchtproblematik. Auch die unzureichende interkulturelle Öffnung des Suchthilfesystems stellt eine Zugangsbarriere dar.

Muslime haben im Allgemeinen vor ihrem religiösen Hintergrund weniger Alkoholprobleme, obwohl solche in der letzten Zeit immer wieder auch bei diesem Personenkreis bemerkt werden. Gelegentlich rebellieren junge Frauen aus dem islamischen Kulturkreis durch verstärkten Substanzgebrauch, auch von Alkohol gegen die traditionelle Frauenrolle ihrer Herkunftsländer.

Russlanddeutsche gelten dagegen weit mehr vom Alkoholkonsum betroffen, nicht zuletzt auf Grund gesellschaftlicher Gepflogenheiten in ihrem Heimatland.

Jugendliche Menschen mit Migrationshintergrund gelten als besonders drogengefährdet.

Nach Meyer und Bachmann (2011) ist der Anteil an suchtkranken Menschen mit Migrationshintergrund mit etwa 3 bis 5 % mit der der einheimischen Bevölkerung vergleichbar. Wie hoch der Anteil an pathologischem Glückspielen dagegen liegt, ist schwer zu eruieren. Meyer (2007) schätzt die Anzahl aller behandlungsbedürftiger Spieler in Deutschland bezüglich des pathologischen Glücksspielverhaltens im Zusammenhang mit allen Geldspielformen auf 100.000–170.000 Personen (etwa 0,1–0,2 % der gesamten Bevölkerung) ein. Kastirke (2011) und Petry et al. (2003) berichten, dass bei Menschen mit Migrationshintergrund im Vergleich zu Menschen ohne Migrationshintergrund die Lebenszeitprävalenz für pathologisches Glücksspiel deutlich höher liegt. Als Gründe hierfür werden soziokulturelle Einflussfaktoren wie Stress z. B. durch mangelnde Integration diskutiert. Faktoren, die mit weniger gelungenem Integrationsprozess der 2. Generation verbunden sind, können zu sozialen und psychischen Belastungen führen (Meyer und Bachmann, 2011).

Kastirke (2011) und Petry et al. (2003) berichten allerdings, dass bei Menschen mit Migrationshintergrund im Vergleich zu Menschen ohne Migrationshintergrund die Lebenszeitprävalenz für pathologisches Glücksspiel deutlich höher liegt. Schubert (2012-unveröffenlichte Diplomarbeit) konnte feststellen, dass die Stressbelastung bei Glücksspielern mit Migrationshintergrund signifikant höher lag. Meyer und Bachmann (2011), Kirkaldy et al. (2006) und Raylu & Oei (2004) weisen darauf hin, dass die Akzeptanz des Glücksspielens möglicherweise als kulturelle Überzeugung im Migrationsprozess beibehalten und somit auch an die 2. und 3. Generation weitergegeben wird.

Im muslimischen kulturellen Kontext besteht eine Missbilligung des Glücksspielens und der Glücksspieler, im Koran wird explizit auch das Glücksspiel- und Alkoholverbot ausgesprochen. In der Sure 5/90 bis 91 (Der Koran 1991) steht geschrieben „oh ihr, die ihr glaubt, siehe der Wein, das Glücksspiel (…) sind ein Gräuel von Satans Werk. Meidet sie gleich, ergeht es euch wohl."

In Bezug auf Abhängigkeitserkrankungen wurden in verschiedenen Untersuchungen höhere Inzidenzen unter Menschen mit Migrationshintergrund beobachtet. In den Großstädten entspricht der Anteil der abhängig erkrankten Menschen mit Migrationshintergrund in etwa dem der Wohnbevölkerung. So waren in Frankfurt am Main in 1994 und 1995 37 % der Drogenabhängigen Menschen mit Migrationshintergrund (Philippi 1996). In Hamburg wurde bei 33–35 % aller neu erfassten Drogenabhängigen ein Migrationshintergrund festgestellt (Haasen et al. 2001).

Dagegen zeigen Versorgungsdaten eine Unterrepräsentation von Suchtkranken mit Migrationshintergrund in Einrichtungen der Suchthilfe. Während in Hannover der Anteil der Migranten unter 5 % der Gesamtklientel lag, nahm in Hamburg 8–10 % der Suchtkranken mit Migrationshintergrund die ambulante oder stationäre Suchtkrankenhilfe in Anspruch, obwohl sie 33–35 % aller Drogenabhängigen ausmachten (Haasen et al. 2001).

Nach Hoffmann et al. (2007) sieht u. a. die Suchtkrankenhilfe junge Aussiedler als eine Problemgruppe an. Häufige problematische Sozialisationen mit Gewalt und frühem Suchtmittelmissbrauch, häufige Übersiedlung nach Deutschland gegen den Willen auf Druck der Familien und Re-Inszenierung des kollektiven Ausgeschlossen-Seins (in Russland waren sie Deutsche, hier sind sie Russen) führen gerade bei suchtkranken Aussiedlern zu engen internen Strukturen, die durch Misstrauen gegenüber staatlichen Organen gekennzeichnet sind. Sowohl in den Justizvollzugs- als auch in den Maßregelvollzugsanstalten sind Aussiedler gegenüber ihrem Bevölkerungsanteil deutlich überrepräsentiert (Hoffmann & Mielke 2007).

Nach wie vor ist wenig bekannt über das süchtige Verhalten von Menschen mit Migrationshintergrund.

Eine adäquate Versorgung ist demnach nur möglich, wenn über Kenntnisse der Erklärungsmodelle süchtigen Veraltens, Einstellungen und Erwartungen der Zielgruppen verfügt wird. So z. B. sollten Aufklärungsbroschüren sich am Erklärungsmodell der Zielgruppe orientieren, wenn Missverständnisse ausgeschlossen und Effektivität erzielt werden soll.

8.8 Suizidproblematik bei Menschen mit Migrationshintergrund

Nach statistischen Erhebungen kommen Suizide offenbar bei Menschen mit Migrationshintergrund eher selten und keinesfalls gehäuft im Vergleich zur Bevölkerung sowohl des Ursprungs- als auch des Aufnahmelandes vor. Allerdings gibt es hier eine Ausnahme. Nämlich junge Türkeistämmige Frauen weisen eine fast doppelt so hohe Suizidrate auf wie einheimische junge Frauen (Razum 2004).

Suizidversuche sind jedoch bei Frauen mit Migrationshintergrund unter 45 Jahren im Vergleich zur deutschen Bevölkerung eindeutig gehäuft. Dies entspricht der täglichen Erfahrung in Notaufnahme- und Intensivstationen unserer Krankenhäuser. Man findet häufig als Ursache **„transkulturelle Konfliktsituationen"** gerade junger Frauen, die sich von den kulturellen Normen ihres Herkunftslandes emanzipieren wollen und auf das Unverständnis erst der Eltern, dann des der traditionellen Norm der Heimat verpflichteten Ehemannes stoßen. Demonstrativ anmutende eher parasuizidale Handlungen im Sinne eines Hilferufes an die Umgebung ohne echte, geplante Absicht, sich das Leben zu nehmen, sind ausgesprochen häufig.

Verschiedene Studien konnten ein höheres Risiko für das Vorliegen psychischer Beschwerden wie Depression, Ängstlichkeit oder ein erhöhtes Suizidrisiko bei Menschen mit Migrationshintergrund aufzeigen (Hovey & Magaña, 2000; Merbach et al. 2008). Die Suizidraten unter Menschen mit Migrationshintergrund in Deutschland im Allgemeinen niedriger als bei Einheimischen. Die niedrigen Raten können jedoch auch daran liegen, dass die Statistiken zu Suizid sich nur auf die Menschen mit ausländischer Nationalität beziehen (Razum & Zeeb, 2004).

In der Analyse der Todesursachenstatistik 1980–1997 konnten Razum und Zeeb (2004) feststellen, dass die Suizidraten von Menschen mit türkischem Migrationshintergrund niedriger als bei Deutschen (Relatives Risiko: 0,3) waren. Doch die Rate bei jungen türkischen Frauen war fast doppelt so hoch wie bei gleichaltrigen einheimischen Frauen (Relatives Risiko:1,8).

Bei den Suizidversuchen konnte Grube (2004) in der Akutpsychiatrie feststellen, dass in 32,2 % türkischstämmige Migranten stationär aufgenommen wurden. Er sah ein erhöhtes Risiko um den Faktor 3,02, wenn Migrantenstatus, niedriges Alter und weibliches Geschlecht gleichzeitig vorlagen. Ähnliche Ergebnisse fanden auch Yilmaz & Riecher-Rössler (2008). Sie untersuchten Suizidversuche von türkischen Migranten in der Notfallstation und fanden heraus, dass die Gruppe mit dem höchsten Risiko die zweite Generation war, davon waren 75,6 % Frauen mit einem Durchschnittsalter von 22,6 Jahren.

Zu den spezifische Risikogruppen (hohe Prävalenz) werden gezählt:

- Flüchtlinge und Asylbewerber
- Südasiatische Frauen und Männer (UK, Niederlande)
- Türkischstämmige junge Frauen (Deutschland, Schweiz, Niederlande, Schweden)
- Marokkanischstämmige junge Frauen (Niederlande)
- Karibische und dunkelhäutige Frauen und Männer (UK, Niederlande)

(Lipsicas et al. 2012)

Diese Publikationen zeigen auf, dass die Migration ein Risikofaktor für Suizid und suizidales Verhalten ist, da Menschen mit Migrationshintergrund oft besonderen Belastungen ausgesetzt sind. Insbesondere junge Frauen weisen häufiger Suizid und suizidales Verhalten auf als gleichaltrige einheimische Frauen. Die Beweggründe für suizidale Krisen bei Frauen mit türkischem Migrationshintergrund wurden nur wenig untersucht, doch erste Studien weisen darauf hin, dass neben psychischen und psychiatrischen insbesondere psychosoziale Faktoren ausschlaggebend sind. Zu den psychosozialen Faktoren gehören Dissonanzen zwischen Normen und Werten der Herkunftsgesellschaft und der Aufnahmegesellschaft, Identitätsfindungsprobleme, die konkreten Lebensbedingungen im Aufnahmeland, Probleme bei der Akkulturation, stressige Lebensereignisse und ein als kontrolliert erlebtes Leben. Allerdings entwickeln nicht alle Menschen mit Migrationshintergrund diese Art von Problemen. Neben den genannten Risikofaktoren existieren auch Schutzfaktoren vor Suizidalität, zu denen Persönlichkeitsvariablen wie Extraversion und Selbstwirksamkeitserwartung sowie soziale Unterstützung und der Akkulturationsgrad zählen.

8.9 Problem der „Hektik"

Viele Arbeitsmigranten haben erhebliche Probleme, sich an die in Westeuropa übliche, als selbstverständlich angesehene Hektik am Arbeitsplatz und im Alltag anzupassen. Tatsächlich ist unser Leben ja – allein schon im Vergleich zur Zeit vor 30 oder 60 Jahren – immer hektischer und schnelllebiger geworden, wobei sich kaum jemand diesem Trend entziehen kann. Die moderne Technik mit immer schnelleren Kommunikationsmöglichkeiten hat daran zweifellos erheblichen Anteil.

In Südosteuropa gilt bisher eher eine größere Gelassenheit als Standard. Klagen über „Stress" sind zwar auch bei Deutschen geläufig, aber bei Menschen mit Migrationshintergrund durchaus häufiger und werden als belastend für die ganze Lebenssituation empfunden.

8.10 Problem der „Ehre"

Gerade in der türkischen Kultur hat der Begriff der „Ehre" eine für uns eher ungewohnte und besondere Bedeutung. Sie ist streng familienbezogen und fordert oft über Generationen hinweg bei entsprechenden Kränkungen Kompensation und Genugtuung. Der zentrale Wert der Ehre kommt der Familie und nicht so sehr einzelnen Personen zu. Für Mitteleuropäer ist dieser strenge Ehrbegriff fremd und war in Europa auch in der Vergangenheit überwiegend auf bestimmte soziale Schichten, etwa den Adel, beschränkt. Vielleicht waren für breite Schichten hierfür auch Elemente des christlichen Glaubens bestimmend.

In der türkischen Familie gilt der Vater nach außen als repräsentierend, stellvertretend der älteste Sohn, nach innen allerdings ist oft die Mutter tonangebend. Die Kinder sind zu Achtung, Gehorsam und Loyalität den Eltern gegenüber verpflichtet. Jeder haftet für die Handlungen der anderen Familienmitglieder, wer seine Verpflichtungen nicht erfüllt, bedroht automatisch das Ansehen seiner Angehörigen (Koch 1996).

Ein **türkisches Sprichwort** besagt: *„Es ist besser, das Leben als die Ehre zu verlieren"* oder *„Die Ehre ist das Einzige, wofür es sich lohnt zu leben"*.

Semantisch lässt sich die Ehre in **drei Hauptbereiche** aufteilen. Diese sind **Namus, Seref** und **Onur.** Alle drei Begriffe bedeuten nach Übersetzung Ehre.

Namus gibt die Gefühle eines Menschen wieder, die er gegenüber den moralischen Regeln hat. *Namuslu* ist das ehrenhafte Verhalten einer Person, die nach den Regeln der Moral lebt. *Namussuz* dagegen beschreibt das unehrenhafte Verhalten einer Person, die die Regeln der Moral missachtet, mit den Füßen tritt. *Namus* bezieht sich bei der Frau vor allem auf die Sexualität, Keuschheit und Enthaltsamkeit. Sie kann nicht erworben werden und eine Frau kann nur *Namus* besitzen oder diese beflecken bzw. verlieren. *Namus* wird der Frau zugeschrieben.

Seref dagegen bezeichnet den Wert, der durch den Respekt einem anderen entgegengebracht wird. *Serefsizlik* ist Unehrenhaftigkeit, die Situation seine Ehre nicht schützen zu können. *Seref* bezieht sich auf Männer. *Seref* können nur Männer besitzen und es spielt in den öffentlichen und politischen Beziehungen eine Rolle. Es bezieht sich auf die Stellung des Mannes in der Gesellschaft und geht einher mit dem Ehrbegriff des Mannes, wird mit Männlichkeit, Stärke, Selbstbewusstsein assoziiert. Der Verlust der Ehre ist mit dem öffentlichen Verlust des „Gesichts" gleichzusetzen.
Onur meint „Ehrgefühl", „stolz sein auf", „sich geehrt fühlen" (Tuna 1999).
Diese detaillierte Betrachtung des Ehrbegriffs verdeutlicht, wie wichtig eine professionelle Sprach- und Kulturmitt-lung sein kann, um gerade Missverständnisse durch Übermittlungsfehler zu vermeiden.
Durch die Migration in ein fremdes Land können sich tradierte Wertesysteme, die Sicherheit und Stabilität vermittelten, verändern oder verloren gehen, wodurch die Identität erheblich gefährdet sein kann.

8.11 Spezielle familiäre Aspekte in der türkischen Gesellschaft

Die typisch türkische Familie gibt es nicht, auch nicht in der Türkei. Es existieren in der Türkei **verschiedene Volksgruppen** mit unterschiedlichen gesellschaftlichen Regeln, Ritualen, Werten, Weisheiten und volksmedizinischen Heilmethoden. Des Weiteren existieren unterschiedliche Religionen nebeneinander z. B. im Süden die griechisch-orthodoxe, im Osten aramäische sowie die zwei großen Glaubensrichtungen des Islam – sunnitische und schiitische.
Der Islam als Religion regelt mit klaren und eindeutigen Verhaltensanweisungen das alltägliche Leben. Daher gestaltet es sich oft schwierig, die kulturellen Normen und Werte von denen der Religion zu unterscheiden (Güc 1990).
„Mit „Kultur" ist nach Pfeiffer ein (1994) Komplex gemeint, der überlieferte Erfahrungen, Vorstellungen und Werte umfasst sowie gesellschaftliche Ordnungen und Verhaltensregeln. Es geht um die Kategorien und Regeln, mit denen die Menschen ihre Welt interpretieren und woran sie ihr Handeln ausrichten." Kultur ist zwar auf den naturgegebenen Eigenschaften des Menschen und auf den natürlichen Umweltbedingungen gegründet; der Einzelne erwirbt sie aber, wächst hinein, indem er Mitglied einer Gesellschaft ist.
Diese Ausführungen zeigen, dass eine enorme **Heterogenität der Gesellschaft**
besteht. Eine eindeutige Organisationsstruktur nimmt darin die traditionelle Großfamilie ein, die sich nach Geschlecht und Alter orientiert. Eine traditionelle Familie kann man als streng hierarchisch bezeichnen. Die Hierarchie ist geschlechts- und auch generationenabhängig geregelt. Die Generationengrenzen sind klar und nach außen wirkt das Bild patriarchal. Es existiert ein **Nebeneinander der Geschlechter** mit eigener Hierarchie und spezifisch zugeordneten Aufgabenteilungen. Hierbei kommt der Mutter eine zentrale Rolle zu. Die Verantwortung ist zwischen älteren und jüngeren Geschwistern, zwischen Mädchen und Jungen klar aufgeteilt (Güc 1990).
In Großfamilien wird das Land vorwiegend zwischen den Söhnen verteilt. Die männlichen Familienmitglieder vertreten ihre Familien nach außen, sodass sie einen höheren Status erfahren. Im innerfamiliären Bereich haben dagegen die Frauen ihren Einfluss. Die Zuständigkeiten sind nach Güc (1990) nicht so streng getrennt, sodass Frauen durchaus viele Einflussmöglichkeiten auch

außerhalb ihres Bereichs haben, obwohl sie nach außen die Autorität ihrer Männer mittragen. Eine versteckte Machtstruktur der Frauen kommt hier zum Ausdruck.
Ausgenommen sind hiervon zunächst die eingeheirateten Frauen, die Schwiegertöchter, **gelin.** Häufig handelt es sich hier um zwischen den Familien arrangierte Ehen. Zwangsverheiratungen kommen immer noch vor. Eine *gelin* heiratet oft in eine Familie ein, in der sie eine Fremde ist. Die Familie, in die sie einheiratet ist sich ihrer Solidarität nicht sicher. Daher muss sie sich zunächst bewähren. Sie muss vielfach die unangenehmsten Arbeiten erledigen. Hierarchisch nimmt sie eine der niedrigsten Stufen ein. Sie ist der Schwiegermutter ausgeliefert, der sie oft beweisen muss, dass sie hart und gut arbeiten kann, den Haushalt ohne Probleme bewältigen kann. Die *gelin* darf nicht zeigen, dass sie nur ihren Mann im Kopf hat. Sie darf nicht widersprechen und muss den Anweisungen der Schwiegereltern, des Ehemannes und dessen Brüder Folge leisten. Erst wenn sie durch Ehrerbietung und Fleiß die Zuneigung und das Vertrauen der Schwiegermutter erworben hat, wird sie wie eine Tochter behandelt und damit in die Familie aufgenommen.
Anfangs ist häufig die **Beziehung zur Schwiegermutter** wichtiger als die zum Ehemann. Denn in dieser Zeit muss sich die *gelin* bewähren und zeigen, dass sie die richtige Wahl für den Sohn war. Das ehrenhafte Verhalten und der Fleiß der Schwiegertochter haben auch Einfluss auf das Ansehen und die Ehre der Familie nach außen hin. Häufig gibt es jedoch Spannungen zwischen den Ansprüchen und Forderungen der eingeheirateten Familie und den Erwartungen und Wünschen der *gelin.* Oft möchte die *gelin* nicht die traditionell ihr zugeschriebene Rolle einnehmen, sondern sich durchsetzen, was zu erheblichen Missstimmungen führen kann. Zudem können die *gelin* und ihre eigene Familie sehr viele Gegenleistungen wie Goldschmuck etc. zur Bedingung machen, sodass der Familienbesitz der eingeheirateten Familie stark in Mitleidenschaft gezogen wird. Diese Spannungen können soweit gehen, dass der Familienzusammenhalt gefährdet sein kann. Es kann sogar so weit kommen, dass der Sohn der Familie entfremdet wird.
Auch in Deutschland geborene Söhne werden oft mit einem **Mädchen aus der Heimat,** der Herkunftsregion verheiratet, da diese Mädchen als anständig, nicht verdorben, nicht verrufen gelten, während hier geborene und aufgewachsene Mädchen als z. T. unanständig, verrufen, verdorben oder verzogen gelten.
Etwa 80 % der Söhne werden mit einem Mädchen aus der Türkei verheiratet. Diese „gelin" – hinzugekommene Schwiegertochter – soll der älter werdenden Schwiegermutter zur Hand gehen. Bei dieser Partnerwahl ist ein gutes Verständnis zwischen Mutter und Ehefrau oft wichtiger als erotische Anziehung zwischen den jungen Verlobten, denn typischerweise zieht die junge Familie nicht in eine eigene Wohnung. Erst wenn Kinder hinzukommen und die gemeinsame Wohnung zu eng wird, erfolgt der Umzug in eine eigene Wohnung, wobei der Kontakt zu den Schwiegereltern noch eng bestehen bleibt. Es besteht hier ein weiteres Problem. Die nachgezogenen jungen Ehefrauen kommen z. T. aus der Mittelschicht, haben evtl. in der Türkei Abitur gemacht oder gar studiert oder einen Beruf erlernt. Durch die Heirat nach Deutschland erhoffen sie sich bessere Lebensbedingungen. In Deutschland angekommen müssen sie häufig feststellen, dass sie in eine dörfliche Familie oder in eine Arbeiterfamilie eingeheiratet haben. Sie sind ihren Partnern, die hier vorwiegend Arbeiter sind, im intellektuellen Bereich oft überlegen. Folgen sind deutliche Spannungen zwischen den jungen Partnern. Diese Frauen mit Migrationshintergrund, quasi auch 1. Generation, müssen zu Hause bleiben und den Haushalt bewältigen. Ihren erlernten Beruf dürfen oder können sie nicht ausüben. Das junge Paar hat oft **kaum eine Privatsphäre.** Sie müssen in den eingeheirateten Familien allen alles recht machen – ihren Männern eine gute Ehefrau sein und den Schwiegereltern ohne Widerworte duldend und ertragend den Haushalt machen. Ihr Verhalten wird ständig kritisch beobachtet und Fehlverhalten wird entsprechend reglementiert.

Sogar wenn Kinder geboren werden, mischen sich die Eltern, insbesondere die Schwiegermutter in die Erziehung ein.
In der Regel leben viele Menschen unter einem Dach, mehrere Generationen einer Familie. Beziehungen, Kontakte und der Umgang miteinander sowie die Konfliktbewältigungsmechanismen sind streng geregelt (Güc 1990).
Die traditionell dörfliche Familie ist in ein soziales Netz mit **starker sozialer Kontrolle** eingebunden. Hierin sind u. a. Konzepte von *namus* und *seref,* Ehre und Ansehen enthalten.
Der größte Anteil ethnischer Minorität türkischer Herkunft (1. Generation) stammt mit ca. 90 % aus ländlichen Gebieten mit niedrigem Bildungsniveau und aus unteren sozialen Schichten. Sie wurden – männlich oder weiblich – je nach Bedürfnissen des damaligen Arbeitsmarktes als Einzelne, nicht als Familien, völlig unvorbereitet angeworben (Güc 1990).
Nach Güc (1991) gibt es in Deutschland vier verschiedene Familientypen. Diese sind die traditionell verstrickte Familie, die überangepasste Familie, die gespaltene Familie und die vom Zerfall bedrohte Familie.
In der traditionell verstrickten Familie gibt es weiterhin klare Rollenverteilungen, hierarchische Strukturen, eine **starke Dominanz des Ehemannes,** geschlechtlich getrennte Aufgabenverteilung und rollengebundene Konfliktbewältigung. Diese Familie erinnert an die Familie im Heimatland. Grenzüberschreitungen wie Verletzung der Ehre können hart sanktioniert werden. Veränderungen werden verleugnet. Eine wichtige Rolle nimmt häufig die Religiosität ein, oft extremer als in der Heimat, sie kann im Extremfall in Fanatismus münden.
Die **überangepasste Familie** orientiert sich an den neuen Werten des aufnehmenden Landes, ohne sich damit tiefer beschäftigt zu haben. Sie ist pseudoangepasst, möchte bloß nicht als fremd auffallen, oder als „bessere oder besondere Türken" gelten. Sie steht unter **Anpassungsdruck,** überfordert sich ständig damit und kann die psychisch stabilisierende kulturelle Orientierung nicht finden. Diese Familie lebt oft völlig isoliert in Umgebung von deutschen Familien, hat kaum Kontakt zu ihrer eigenen ethnischen Gruppe. Identitätsprobleme und Orientierungsschwierigkeiten sind häufig die Folge und führen zu Delinquenzen und Sucht.
Bei der gespaltenen Familie wird die **Trauer um das Verlorene** (z. B. Heimat, Freundeskreis) abgespalten. Einige Familienmitglieder idealisieren das Verlassene. Sie können eher Depressionen und psychosomatische Beschwerden entwickeln. Andere Familienmitglieder negativieren das Verlassene. Sie hingegen können in eine Identitätskrise geraten. Die verschieden orientierten Elternteile können ihre Kinder zu Koalitionspartnern machen, was schon durch das äußerliche Erscheinungsbild erkennbar sein kann.
Bei der vom Zerfall bedrohten Familie besteht Dauerarbeitslosigkeit bei einem oder beiden Elternteilen. Sie können auch Sozialhilfeempfänger sein oder frühberentet sein. Wichtige Themen sind in diesen Familien besonders in der Vergangenheit erlittene Ungerechtigkeiten und/oder Verluste, Kränkungen. Dieser Familientyp lässt sich an fehlenden Ressourcen und Konfliktvermeidung erkennen. Sie gilt eher als traditionell losgelöst.
Die Übergänge zwischen diesen Familientypen sind fließend.
Die Familien bewegen sich nach Güc (1991) zwischen den Polen der traditionellen Lebensweise und der Überanpassung an die neue Umgebung. „Durch ein Zuviel an Veränderung (Anpassung) geht nämlich die ethnische Identität der Familie verloren, während ein Zuviel an Beharrung die für die familiäre Entwicklung lebensnotwendige Adaptation an die neue Umgebung verhindern kann. Eine „gesunde", funktionierende Migrantenfamilie ist also darauf angewiesen, sowohl in der einen (Beharrung) als auch in der ande-ren Richtung (Veränderung) flexibel zu sein, was ich als Integrationsfähigkeit bezeichne."

Vor allem Menschen mit Migrationshintergrund haben noch enge **emotionale Bindungen zur Heimat,** in der sie ihre Eltern und Geschwister zurückgelassen haben. Sie sind bei wichtigen familiären Ereignissen, Entscheidungen oder Vorkommnissen nicht vor Ort und können nicht direkt an diesen Entwicklungen teilnehmen. Sie leben in ihren Hoffnungen, in den meist jährlichen Urlauben in der Heimat alles nachholen zu können. Es gibt dann von beiden Seiten viel zu berichten. Von den Menschen mit Migrationshintergrund wird erwartet, dass sie am wirtschaftlichen Aufschwung, den sie ja vermeintlich in Deutschland erleben, teilhaben lassen. So fahren die Menschen mit Migrationshintergrund mit zahlreichen Geschenken bepackt zu ihren Verwandten. An dieser Entwicklung haben sie maßgeblich mitgewirkt, denn sie haben in Deutschland z. T. sehr sparsam gelebt, sich in der Türkei jedoch z. B. Immobilien wie Grundstücke, Häuser, Wohnungen zugelegt. Durch ihre erheblichen materiellen Investitionen in der Türkei haben sie die Erwartungen bei den Verwandten hochgeschraubt.
In der Hoffnung, im Urlaub die bis dahin angestauten Wünsche und Erwartungen gegenüber den Verwandten befriedigen zu können, verbringen viele Menschen mit Migrationshintergrund nach wie vor ihren gesamten Jahresurlaub mit diesen und erleben **auch im Urlaub eine Mehrfachbelastung.** Denn sie müssen ihre Gäste und Verwandte entsprechend bewirten. Der erhoffte Erholungswert des Jahresurlaubes bleibt aus. Eine körperliche Regeneration kann nicht stattfinden. Aus Schuldgefühlen heraus, eben weil sie z. B. in schlechten Tagen die Eltern in der Türkei allein lassen, sind diese nicht in der Lage, sich abzugrenzen und die verdiente Ruhe- und Erholungsphase für sich einzufordern. Viele versuchen durch regelmäßige finanzielle Zuwendungen an die Eltern und Geschwister sich von diesen Schuldgefühlen zu befreien.
Auch aus Dankbarkeit, weil diese Verwandten die Kinder in der Anfangszeit betreut haben, fühlen sich die Menschen mit Migrationshintergrund verpflichtet, ihre Hilfsmaßnahmen fortzusetzen.

Wie verhält sich eine traditionell organisierte Familie im Migrationsprozess?

Bezüglich der Hierarchie unterscheidet sich die dörfliche Familie von der städtischen Familie, die von geringeren sozialen und verwandtschaftlichen Netzwerken umgeben ist. In städtischen Familien herrscht eine weniger hierarchische Struktur vor. Hier besteht mehr Raum für individuelle Entwicklung, der Grad an Kollektivismus und starker emotionaler Verbundenheit bleibt hoch.
Eine dörfliche Familie trifft auf eine ganz anders strukturierte Umgebung, in der neue soziale Netzwerke schwierig herstellbar sind. So nimmt die **Entscheidungsmacht der Mütter** in der Migration tendenziell zu, und dies hat Nauck schon 1985 bei Zuwandererfamilien als „heimliches Matriarchat“ bezeichnet (Nauck 1985).
Andererseits gibt es z. B. in Berlin, Hannover und im Ruhrgebiet sogenannte Kolonien von Verwandten und Bekannten aus der gleichen Herkunftsregion, sodass sich auch **Großfamilienstrukturen** wieder herstellen.
Schepker und Toker (1998) untersuchten in dem Projekt „Familiäre Bewältigungsstrategien“ an 77 Familien aus der Türkei in Essen und Umgebung. Diese Familien verteilten sich hinsichtlich ihrer Herkunft, Bildung, Kinderzahl etc. typisch. Angewandt wurde das Olsson Schema von Kohäsion und Adaptabilität.
Die Familien verteilten sich nach diesem Schema zu 70 % auf Bereiche mit hohem Kohäsionsgrad, und zu 80 % auf geringe Adaptabilität. Insgesamt ließen ihre Ergebnisse darauf schließen, dass Familien in der Migration das Leben mit seinen erhöhten Bewältigungs- und Komplexitätsforderungen durch relative Erstarrung beantworten – das heißt zusammengerückt bleiben und wenig

verändern. Hohe Kohäsion und Rigidität bilden überlieferte Muster, die in der Fremde mehr Sicherheit geben (Schepker und Toker 1998).
In diesen Mustern sind der Einzelne und die Familien nicht flexibel genug, um auf neue Anforderungen und gesellschaftliche Veränderungen mit neuen Coping-Mechanismen zu reagieren. Innerpsychische und innerfamiliäre Konflikte müssen aufgrund des hohen Anpassungsdrucks verdrängt und abgewehrt werden mit oft schwerwiegenden Folgen für die Gesundheit der Betroffenen.

Kasuistik

45-jährige Frau C. wird zur Begutachtung durch das Sozialgericht geschickt. Frau C. befindet sich seit 20 Jahren in Deutschland, spricht einigermaßen deutsch. Sie stammt aus einer Großstadt im Westen der Türkei. Die einzige Tochter eines Beamten und einer Hausfrau, noch zwei Brüder. Alle Geschwister hätten studiert, Frau C. Chemie. Unmittelbar nach dem Studium habe sie im Alter von 25 Jahren durch Vermittlung ihren zwei Jahre älteren Mann, Cousin einer Nachbarin, kennen gelernt. Er sei Arbeiter in Deutschland gewesen. Sie hätten sich verliebt und in kurzer Zeit geheiratet. Drei Monate später sei sie zur Familie ihres Mannes nach Deutschland, in einer ländlichen Region, nachgereist. Es sei eine große Familie mit sieben Personen gewesen. Neben den Schwiegereltern, lebten noch die drei Geschwister ihres Mannes in der Familie. Frau C. habe alles in dem Haushalt machen müssen. Ihr Mann, der in einer metallverarbeitenden Firma tätig gewesen sei, habe im Dreischichtdienst gearbeitet und seinen gesamten Verdienst der Mutter gegeben. Er habe sie immer damit vertröstet, dass sie ja bald in eine eigene Wohnung ziehen werden und die Mutter das Geld für sie zusammenhalte. Sie habe ihm geglaubt, sie habe ihn geliebt. Frau C. habe dann auch noch kurz nacheinander zwei Kinder bekommen, sodass sie nun auch die Kinder habe mitversorgen müssen. Weder Schwiegermutter, noch die zu Hause lebende Schwägerin hätten ihr geholfen. Vier Jahre habe Frau C. ausgehalten. Sie habe niemanden gehabt, mit dem sie sprechen konnte, keine Freundin. Zudem habe sie ihre Eltern in der Türkei nicht besuchen dürfen und nur in Gegenwart der Schwiegereltern Kontakt zu ihnen haben dürfen. Auch der Kontakt zum Ehemann, der sehr viel gearbeitet habe, sei nicht mehr so gut gewesen. Irgendwann sei ihr alles egal gewesen und sie habe mit Tabletten einen Suizidversuch unternommen. Es sei danach gelungen, ihren Mann vom Auszug in eine eigene Wohnung zu überzeugen. Die Schwiegerfamilie sei dagegen gewesen und habe sich geweigert, ihnen finanziell zu helfen. All die Verdienste des Herrn C. seien bei den Eltern verblieben. Der Kontakt sei abgebrochen. Als die Kinder größer geworden seien, habe Frau C. angefangen, in einer Textilfirma im Schichtdienst Akkord zu arbeiten.
Sie hätten über Jahre ein gutes Einkommen gehabt. Die Versorgung der Kinder hätten sie durch Wechselschichtdienste bewältigt. Immer wieder habe die Schwiegermutter versucht, ihren Sohn zurückzugewinnen und sie zu trennen. Als Frau C. erfahren habe, dass die Schwiegereltern in der Türkei ein Haus mit mehreren Wohnungen darin gebaut hätten und diese den anderen Kindern übertragen hätten, seien bei ihr Beklemmungsgefühle, innere Unruhe, Anspannung, das Gefühl, kurz vor dem Platzen zu sein, aufgetreten. Zudem seien Anfälle aufgetreten, die in der differentialdiagnostischen Einordnung sogar als epileptische Anfälle betrachtet worden seien. Bisherige organische Abklärung habe keinen pathologischen Befund ergeben. Trotzdem wurde sie mit verschiedenen antiepileptischen Medikamenten behandelt, ohne eine durchgreifende Besserung. Es kam sogar zu einer Anfallshäufung als sie erfuhr, dass ihr Mann wieder Kontakt zu den Schwiegereltern aufnahm und die Kinder dorthin mitnahm. Bei der Untersuchung gab Frau C. an, dass sie noch nie mit jemandem über ihre Probleme gesprochen habe. Ihre Eltern wüssten von all diesen Problemen nichts. Sie seien von Anfang an gegen diese Heirat gewesen und sie wolle nicht, dass sie sich Sorgen machen. Frau C. schilderte, dass sie immer, wenn sie nicht weiterkomme, einen Anfall bekomme. Diese sehen auch so aus, dass sie hinfalle und alles um sich herum mitbekomme. In Zeiten, in denen es ihr besser gehe, habe sie keine Anfälle. Das abgeleitete EEG fiel völlig regelmäßig aus. Diagnostisch bestand eine dissoziative Störung (F 44.7) und eine Anpassungsstörung mit langanhaltender reaktiver Depression (F 43.21). Frau C. wurde für 6 und mehr Stunden leistungsfähig eingestuft.

Literatur

Bermejo I, Mayninger E, Kriston L, Härter M. (2010) Psychische Störungen bei Menschen mit Migrationshintergrund im Vergleich zur deutschen Allgemeinbevölkerung. Psychiat Prax 37:225–232.

Borde T, Braun T & David M. (2003) Unterschiede in der Inanspruchnahme klinischer Notfallambulanzen durch deutsche Patienten/innen und Migranten/innen. Problembeschreibung, Ursachenanalyse, Lösungsansätze: Schlussbericht 2003. Berlin: Universitätsklinikum Charité, Campus Virchow-Klinikum, Klinik für Frauenheilkunde und Geburtshilfe.

Bundesames für Migration und Flüchtlinge im Auftrag der Bundesregierung. (2011) Nürnberg: Bundesamt für Migration und Flüchtlinge.

Der Koran. (1991) Stuttgart: Philipp Reclam.

Glaesmer H, Wittig U, Brähler E, Martin A, Mewes R, Rief W. (2009) Sind Migranten häufiger von psychischen Störungen betroffen? Eine Untersuchung an einer repräsentativen Stichprobe der deutschen Allgemeinbevölkerung. Psychiat Prax; 36:16–22.

Grube, M. (2004). Suizidversuche von Migranten in der Akutpsychiatrie. Nervenarzt, 75, 681–687.

Gureje O, Simon GE, Ustun TB, Goldberg DP. (1997) Somatization in cross-cultural perspective: a World Health Organization study in primary care. Am J Psychiatry. Jul;154(7):989–95.

Haasen, C., Toprak, M. A., Yagdiran, O., Kleinemeier, E. (2001). Psychosoziale Aspekte der Sucht bei Migranten. Suchttherapie. Prävention, Behandlung, wissenschaftliche Grundlagen (2);p. 161–166.

Hoffmann, K., Mielke, R. (2007). Suchtkranke delinquente Aussiedler – Ist eine schlechte Prognose unabwendbar? Forensische Psychiatrie und Psychotherapie 2.

Harms S-L. (2001) Subjektiv erlebte Auswirkungen der Traumatherapie auf Traumatherapeuten. Unveröffentlichtes Manuskript einer Diplomarbeit. FU Berlin,

Hovey JD, Magaña C. (2000) Acculturative stress, anxiety, and depression among Mexican immigrant farmworkers in the midwest United States. J Immigr Health ;2(3):119–31.

Kastirke N. (2011) Das Projekt PAGE: Pathologisches Glücksspiel und Epidemiologie. Symposium Glückspiel,

Kirkaldy B, Wittig U, Furnham A, Merbach M, Siefen RG. (2006) Migration und Gesundheit. Psychosoziale Determinanten. In: Bundesgesundheitsblatt Gesundheitsforschung Gesundheitsschutz, 49 (9), 873–883.

Kirmayer LJ, Young A. (1998) Culture and somatization: clinical, epidemiological, and ethnographic perspectives. Psychosom Med. Jul-Aug;60(4):420–30.

Kohnen N. (2003) Von der Schmerzlichkeit des Schmerzerlebens. Wie fremde Kulturen Schmerzen wahrnehmen, erleben und bewältigen. ppv-Verlag, Ratingen

Lipsicas BC, Mäkinen I H, Wasserman D, Apter A, DeLeo D, Kerkhof A, Lönnqvist J, Michel K, Salander Renberg E, Sayil I, Schmidtke A, van Heeringen C, Värnik A. (2011) Attempted Suicide among Immigrants in European Countries – An International Perspective. Social Psychiatry and Psychiatric Epidemiology, Epub ahead of print.

Merbach M, Wittig U, Brähler E. (2008) Anxiety and depression by Polish and Vietnamese migrants in Leipzig depending on their adaptation process. Psychother Psychosom Med Psychol ;58:146–54.

Meyer G, Bachmann M. (2010) Spielsucht – Ursachen und Therapie. 3 Aufl. Heidelberg: Springer.

Meyer G. (2007) Glücksspiel – Zahlen und Fakten. In Deutsche Hauptstelle gegen die Suchtgefahren (Hrsg.), Jahrbuch Sucht 2007 (S. 99–115). Geesthacht: Neuland.

http://www.zeit.de/gesellschaft/familie/2011-04/spielsucht-migranten (letzter Zugriff 11.8.2013)

Mezzich H, Giovanni C, Horacio F, Kirmayer L (2009). Cultural Formulations Guidelines. Transcultural Psychiatry 46: 383–406.

Mösko MO, Pradel S, Schulz H. (2011) Die Versorgung von Menschen mit Migrationshintergrund in der psychosomatischen Rehabilitation. Bundesgesundheitsblatt Gesundheitsforschung Gesundheitsschutz 54(4):465–74.

Petry NM, Armentano C, Kuoch T, Norinth T, Smith L. (2003) Gambling Participation and Problems Among South East Asian Refugees to the United States. Psychiatric Services, 54 (8), 1.142–1.148.

Philippi, R. (1996). Drogenkriminalität und Gefährdungspotenzial. In: Kommunale Ausländerinnen und Ausländervertretung (KAV) der Stadt Frankfurt am Main (Hrsg.) Drogen und Migration: Dokumentation der Anhörung am 4. März 1996 zur Situation drogenabhängiger junger Menschen ausländischer Herkunft in Frankfurt am Main. Forum Verlag Godesberg, Bonn: 67–72.

Pross C. (2009) Verletzte Helfer – Umgang mit dem Trauma: Risiken und Möglichkeiten sich zu schützen. Klett-Cotta Verlag Stuttgart

Raylu N, Oei TP. (2004) Role of culture in gambling and problem gambling. Clinical Psychology Review, 23, 1.087–1.114.

Razum O, Geiger I, Zeeb H, Ronellenfitsch U. (2004) Gesundheitsversorgung von Migranten. Dtsch Ärztebl 101;2.882–2.887.

Razum O, Zeeb H. (2004) Suicide mortality among Turks in Germany. Nervenarzt 75:1.092–1.098

Saß H, Wittchen H-U, Zaudig M, Houben I. (2003) Diagnostisches und Statistisches Manual Psychischer Störungen – Textversion – DSM-IV-TR. Hogrefe, Göttingen.

Schubert H. (2012) Pathologisches Glücksspielen und Inanspruchnahme von Hilfsangeboten: Vergleich von Menschen mit und ohne Migrationshintergrund. Unveröffentlichte Diplomarbeit; Universität Potsdam.

Yilmaz, A. T., Riecher-Rössler, A. (2008). Suizidversuche in der ersten und zweiten Generation der ImmigrantInnen aus der Türkei. Neuropsychiatrie, 22, 261–267.

9 Frauenspezifische Probleme

Spezifische Bedürfnisse von Frauen mit Migrationshintergrund werden in Deutschland in den verschiedenen Strukturen des Gesundheitssystems manchmal nur ungenügend berücksichtigt.
In einer Analyse zur Situation der Frauen mit Migrationshintergrund innerhalb des Gesundheitssystems in Berlin (David et al. 1999) ergab sich, dass türkische Patientinnen nach deutschen Frauen die **zweitgrößte Gruppe von Gebärenden** stellten. Während die Gesamtzahl der Geburten in den letzten Jahren leicht abnahm, stieg der Anteil der Geburten von Frauen mit Migrationshintergrund an.
Es fiel auf, dass Frauen mit Migrationshintergrund durch **mangelnde Sprachkenntnisse, ihre Schichtzugehörigkeit und ihren niedrigen Bildungsgrad** häufig von gesundheitsfördernden Informationen ausgeschlossen waren. Es muss jedoch sachlich festgestellt werden, dass eine adäquate Beherrschung der deutschen Sprache von vielen Frauen noch nicht in ausreichender Form angestrebt wird. Sie ist jedoch für eine angemessene Inanspruchnahme des Gesundheitssystems von entscheidender Bedeutung. Durch die Sprachkompetenz senkt sich auch der Zugang zu den entsprechenden Angeboten.
Die Autoren der Studie sahen **vier Teilaspekte des Fachgebietes Frauenheilkunde** als besonders relevant an:

- Sterilitätstherapie
- gynäkologische Notfälle
- Geburtsbegleitung
- Perinataldaten.

9.1 Sterilitätstherapie

Bei den aus ländlichen Gegenden stammenden türkischen Paaren hat **die Fruchtbarkeit und damit die Kinderzahl** einen hohen Stellenwert. Kommt es nicht zur erwünschten und dringend erhofften Schwangerschaft, so ist das Selbstwertgefühl dieser Frauen schwerwiegend erschüttert. Obgleich bei knapp der Hälfte der Paare der Ehemann als Verursacher der Sterilität zu sehen war (männliche Subfertilität) wurde dies nur von einer geringen Zahl von Männern akzeptiert. Den Gynäkologen stellte sich das Problem mangelnder Kenntnisse ihrer Patientinnen über den eigenen Körper, gerade auch im sexuellen Bereich. Erschwerend trat hinzu, dass das Aufsuchen – vor

Begutachtung bei Menschen mit Migrationshintergrund. http://dx.doi.org/10.1016/B978-3-437-31624-1.00009-X

allem eines männlichen Gynäkologen – sehr schambesetzt empfunden wird. Der Islam gestattet einer gebärfähigen Frau nicht, sich einem fremden Mann unverhüllt zu zeigen. Außerdem wird nur die jungfräuliche, also unberührte, Frau als vollwertige Partnerin in der Ehe anerkannt. Schließlich wurden aus dieser Unkenntnis heraus auch moderne Therapieverfahren wie die IVF kaum verstanden. Die Behandlung der Sterilität gestaltet sich dementsprechend schwierig.

9.2 Gynäkologische Notfälle

Die Inanspruchnahme einer gynäkologischen Notfallambulanz durch Frauen mit Migrationshintergrund war in der Berliner Studie erstaunlich hoch. Sie ist sicher von der **positiven Einschätzung und hohen Erwartung** ausländischer Patienten allgemein hinsichtlich der technisch-apparativen und personellen Ausstattung im Krankenhaus geprägt. Auffällig war die im Vergleich mit deutschen Frauen kürzere Anamneseerhebung und -dokumentation, die aber offenbar nicht zu Qualitätseinbußen bei Diagnose und Therapie führte. Als schwierig wurde das **Verhältnis zwischen Arzt und Patientin** dann angesehen, wenn einer von beiden oder beide sich nicht darauf einlassen konnten oder wollten, sich mit dem anderen, dem Fremden auseinanderzusetzen. Das Problem ist mehr das gegenseitige Verstehen, weniger die Verständigung. Von den behandelnden Ärzten wurden häufiger psychosomatisch zu interpretierende Diagnosen gestellt.

9.3 Geburtsbegleitung

In der Türkei ist bis heute die Teilnahme des Vaters bei der Geburt weder üblich noch erwünscht. Die in Deutschland lebenden Türken befinden sich in einer Situation des **soziokulturellen Umbruchs.** In den letzten Jahren hat sich jedoch die Zahl der Türkei-stämmigen Väter, die in Deutschland bei der Geburt anwesend sind erhöht. Die meisten befragten Türkei-stämmigen Männer zeigten ein insgesamt positives Resümee bezüglich ihrer Anwesenheit bei der Geburt.

9.4 Perinataldaten

Zink und Korporal fanden 1984 im Vergleich zu deutschen Frauen Multiparität, schlechtere Schwangerschaftsüberwachung, schlechtere Geburtsüberwachung, höhere perinatale Mortalität, weniger Vorsorgeuntersuchungen der Kinder, häufigere Störungen der kindlichen Gesamtentwicklung und geringeren Impfschutz der Kinder.

David et al. (1999) konnten dagegen bei ihrer Erhebung 1999 keine signifikanten Unterschiede bei den dokumentierten Schwangerschaftsrisiken, der Anzahl der Vorsorgeuntersuchungen, der Anzahl der Geburtseinleitungen, dem Geburtsmodus, der kindlichen Mortalität, der Müttersterblichkeit und dem fetalen Outcome finden. Als Erklärung wurde angenommen, dass regelmäßige ärztliche Betreuung und die Klinikentbindung für Frauen mit Migrationshintergrund üblich geworden sind. Zudem handelt es sich bei den jetzt entbindenden Frauen vermehrt um Frauen mit Migrationshintergrund der zweiten oder dritten Generation, die mit der Struktur des deutschen Gesundheitssystems und nicht zuletzt mit der deutschen Sprache besser vertraut sind, als ihre Mütter in den 70er Jahren.

Die **geringe Inanspruchnahme von Vorsorgeuntersuchungen** gilt allgemein als Problem bei der Betreuung von Frauen mit Migrationshintergrund.

Es soll an dieser Stelle darauf hingewiesen werden, dass auch **Frauen als Arbeitsmigrantinnen angeworben** wurden. 1972 waren 29 % der Arbeitskräfte mit Migrationshintergrund und 23 % derer aus der Türkei Frauen, dass heißt, dass fast jede vierte weibliche Arbeitskraft eine Frau aus der Türkei war. 1972 lebten und arbeiteten 15 % der Türkei-stämmigen Frauen ohne ihre Ehemänner in Deutschland. Frauen sind also nicht nur als Familienangehörige eingereist oder nachgereist, sie wurden Anfang der siebziger Jahre von der Industrie als billige Arbeitskräfte angeworben. Sie entschieden sich z. T. selbstständig für die Migration.

Viele Frauen mit Migrationshintergrund wurden in der Migrationssituation zum ersten Mal in ihrem Leben außerhalb des Hauses tätig (Eryilmaz 1998).

Bei einer Umfrage 1980 waren etwa 72 % der Frauen erwerbstätig (Wilpert 1980). Die Berufstätigkeit der Frauen veränderte die **traditionell geprägten Strukturen der Migrantenfamilien.** Die Frauen mit Migrationshintergrund entwickelten ein anderes Selbstbild, Selbstwertgefühl und Selbstbewusstsein und sind nicht mehr bereit, sich in die alten Strukturen einzuordnen.

Die Partner sammelten während der o. g. Trennung unterschiedliche Erfahrungen und entwickelten sich unabhängig voneinander. Befürchtungen, Verlassenheitsgefühle und -ängste sowie Eifersuchtsgedanken konnten nicht ausgetauscht werden und führten teilweise zu erheblichen **Partnerkonflikten bis hin zur Trennung** und somit zum Zusammenbruch der Familien. Solche Gedanken und Gefühle können eine erhebliche Belastung für die Familien darstellen, die festgefahrenen im alten starren Familiensystem zu massiven Spannungen führen und in Folge schwere psychische und/oder psychosomatische Störungen induzieren können.

Wie bei sehr vielen Frauen mit Migrationshintergrund der 1. Generation machen auch die jungen nachgezogenen Ehefrauen die Erfahrung, von der behütenden und beschützenden sowie **Sicherheit gebenden Familie** weit weg zu sein, in der Fremde allein, einsam und isoliert zu sein. Lebensereignisse wie Geburt, Operationen oder ernsthafte Krankheiten, aber auch traumatische Ereignisse – also Umstände, in denen ein Mädchen oder eine Frau die Nähe ihrer weiblichen Angehörigen besonders nötig hat – müssen in der Migration oft allein überwunden werden, da solche Bezugspersonen meist nicht erreichbar sind. Gefühlsaufwallungen und Ressentiments können sich als Frühreaktionen in psychischen Symptomen manifestieren; oder sie werden unterdrückt und treten in späteren Jahren mit unterschiedlicher Symptomatik in Erscheinung.

Diese jungen nachgezogenen Frauen sind häufig enttäuscht, auch von ihren Partnern, z. T. frustriert und fühlen sich ohnmächtig und ausgeliefert.

Sie reagieren u. a. mit depressiver Verstimmung, Anpassungsproblemen, psychosomatischen Beschwerden wie Kopfschmerzen, Magenschmerzen, Unterleibsschmerzen, innerer Unruhe, Anspannung, Schlafstörungen bis hin zu Suizidversuchen.

Alleinstehende Frauen, denen der **Schutz der Familie** fehlt, müssen ständig auf der Hut sein, um nicht in schlechten Ruf zu geraten; dies umso mehr, als sie von den eigenen Landsleuten, die sich auch hier zu Ehrenwächtern aufwerten, unter Druck gesetzt und ständig kritisch beobachtet werden.

Der massive körperliche und psychische Einsatz, die multiplen Konflikte, wiederholte **Traumatisierungen und sozioemotionale Überforderung und Überlastung** sowie die Verausgabung bzw. Erschöpfung im Verlauf des Migrationsprozesses haben dazu geführt, dass bei vielen Frauen mit Migrationshintergrund häufige Erkrankungen, vermehrte körperliche Gebrechen und bei einem Teil von ihnen häufiger und früher auftretende Chronifizierungen festzustellen sind. In der Migration kumulieren spezifische soziale und psychische Faktoren zu Mehrfachbelastungen. Insbesondere sei hier noch einmal auf die chronische Mehrfachbelastung durch Arbeitstätigkeit, Kinderbetreuung, Haushalt und Partnerschaft hingewiesen.

Nicht zu unterschätzen ist auch das **Versagensgefühl** bei vielen Frauen mit Migrationshintergrund. Sie erleben sich als gescheitert. Ihr ursprünglicher Lebensentwurf und ihre Lebensplanung konnten häufig nicht umgesetzt werden. Des Weiteren ist von Bedeutung, dass Frauen mit Migrationshintergrund erhebliche **Schuldgefühle ihren Kindern gegenüber** haben, weil sie sich vermeintlich nicht um sie gekümmert haben. Sie fühlen sich verantwortlich für das Scheitern ihrer später nach Deutschland zurückgeholten Kinder, die hier keinen Schulabschluss absolvieren konnten, keine Lehrstelle fanden, arbeitslos sind oder in die Kriminalität oder Sucht abgerutscht sind. Ein nicht unerheblicher Teil von ihnen erlebt sich als Verlierer der Migration. Folgen sind insbesondere psychische und psychosomatische bis hin zu schweren psychiatrischen Erkrankungen. In diesem Zusammenhang ist auch von Bedeutung, dass Krankheit von ethnischen Minoritäten wie Türkei-stämmigen Menschen aufgrund einer höheren sozialen Vulnerabilität häufig viel ernster und gefährdender erlebt wird.
Die erwähnten Aspekte tragen mit dazu bei, dass der Krankenstand unter den Frauen mit Migrationshintergrund den der deutschen gleichaltrigen Frauen erreicht, vielleicht sogar überholt hat (Collatz 1995).
In Studien wurde mehrfach nachgewiesen, dass Frauen mit Migrationshintergrund Schmerzsymptome doppelt so häufig als deutsche Patientinnen zum Anlass nehmen, einen Arzt aufzusuchen. Neben Rückenschmerzen und Magenschmerzen sind Kopfschmerzen vorrangig (Berg 1998).
Das **Problem der Multimorbidität** mit ausgeprägter Somatisierung („alles kaputt") spielt hier eine besondere Rolle.
Wenig bekannt ist über die gesundheitlichen Auswirkungen von Gewalt im Rahmen familiärer Konflikte, ebenso wenig über die psychosoziale Situation alter, alleinlebender, meist geschiedener Frauen, die oft in keiner der Kulturen heimisch geworden sind. Beide Problemkreise berühren aber die Begutachtung in besonderer Weise.

Kasuistik

55-jährige Türkei-stämmige Frau, Begutachtung für das Sozialgericht. Seit 32 Jahren in Deutschland lebend, trotzdem spreche sie kein Wort deutsch, könne die deutsche Sprache auch nicht verstehen. Auf entsprechende Fragen zuckte sie mit den Schultern. Im Vorfeld wurde vom Sozialgericht ein Dolmetscher abgelehnt mit dem Hinweis, dass die erwachsene Tochter perfekt deutsch spreche. Diese war anwesend und gab dem Gespräch eine eigene Wendung. Eine Wort-für-Wort-Übersetzung war nicht möglich, da die Klägerin die Beantwortung entsprechender Fragen an die Tochter delegierte. Diese war ausgesprochen differenziert, intelligent und sprachlich geschickt und legte die Vorgeschichte der Klägerin aus eigener Sicht dar. Es gelang aber nicht, sich ein unmittelbares Bild von der Klägerin zu machen. Sie gab an, nicht deutsch zu verstehen und verwies ausschließlich auf die Tochter. Geboren in Izmir, die Eltern früh verstorben. Mit 23 Jahren nach Deutschland eingewandert. Der Ehemann sei aggressiv geworden und habe dem Alkohol zugesprochen, offenbar auch in Deutschland straffällig geworden. Konnte nach einem vorübergehenden Aufenthalt in der Türkei nicht mehr nach Deutschland zurückkehren, sodass die Klägerin hier alleine war, auch ihre 3 Kinder alleine aufziehen musste, nebenher Tätigkeit in einer Textilfabrik. Seit dem Konkurs der Firma vor 5 Jahren arbeitslos. Die Klägerin lebe jetzt alleine, jammere und klage nach Aussagen der Tochter ständig und erwarte, dass die erwachsenen Kinder bei jedem Telefonat sofort für sie da seien. Sie spreche kein Wort Deutsch, habe nie den Wunsch gehabt, Deutsch zu lernen, auch nie Kontakt zu Deutschen gesucht. Durch ihre Isolation bestehe auch kein Kontakt zu Landsleuten. Im Rahmen eines Heilverfahrens kurzfristig Kontakt mit einem türkischen Psychotherapeuten, was als hilfreich empfunden wurde. Auch kurzer Kontakt mit einem türkischen Psychotherapeuten bei einem Besuch in der Türkei.

Man habe dies aber selbst zahlen müssen und daran sei die Therapie gescheitert. Die Klägerin war tief enttäuscht vom Verhalten des Ehemannes, der unter Alkoholeinfluss aggressiv geworden sei und sie dann verlassen habe. Hinweise auf eine tiefer gehende depressive Verstimmung ergaben sich nicht. Sie wirkte hier durchaus lebhaft in Gestik und Mimik. Die Tochter beklagte sich, dass die Mutter ständig die Kinder „auf Trab halte", offenbar da ihr auch langweilig sei. Diagnostisch war von einer Dysthymia (F 34.1) auszugehen gewesen. Arbeitsfähigkeit bestand bis zum Konkurs der Firma. Sozialmedizinisch war davon auszugehen, dass entsprechende Tätigkeiten auch weiterhin zumutbar sind. Die von der Klägerin beklagte Isolation war vorrangig vor dem Hintergrund ihrer mangelnden Integrationswilligkeit zu sehen. Es fand auch keinerlei fachärztlich-psychiatrische Behandlung statt.

Bei einer Untersuchung zur Erfassung der selbsteingeschätzten Deutschkenntnisse bei anderer Muttersprache als Deutsch (Berliner DFG-Studie 2011/2012 zu Perinataldaten „Migrantinnen vs. dt. Frauen …") konnte festgestellt werden, dass Migrantinnen der 1. Generation im Vergleich zur 2. und 3. Generation deutlich weniger Deutschkenntnisse angaben. Im Vergleich zu einheimischen Frauen waren die Deutschkenntnisse von binationalen Frauen am besten.
In einer Untersuchung zur Früherkennungsuntersuchung Zervixkarzinom bei Frauen (Machbarkeitsstudie MARZY zur Früherkennung von Gebärmutterhalskrebs) wurden Frauen zwischen 30 u. 65 Jahren (n=5.000), als Zufallsstichprobe in Mainz und Umgebung angeschrieben. Ca. 54 % haben auf die Einladung reagiert. Die Daten haben gezeigt, dass einheimische Frauen bei gezielter Einladung eher zur Teilnahme an der Krebsfrüherkennung bereit waren als Frauen ausländischer Herkunft. Dieses Ergebnis war unabhängig von der Sprache des Einladungsschreibens.
(Marquardt et al. 2007)
In der Gesundheitsberichterstattung des Bundes Migration und Gesundheit wurden Migrantinnen auch zu Gruppen mit besonderen Risiken und Belastungen gezählt, da Frauen mit Migrationshintergrund Mehrfachbelastungen mit negativen Auswirkungen, Familie, Beruf oder Arbeitslosigkeit ausgesetzt sind und das Leben in einer fremden Kultur bewältigen müssen.
Darüber hinaus werden Kinder und Jugendliche aus Familien mit Migrationshintergrund als Risikogruppe eingeordnet, da sie überproportional von Bildungsarmut betroffen sind und sich in benachteiligten sozialen Lagen befinden. Zudem sind sie größere Gesundheitsrisiken ausgesetzt.
Auch ältere zugewanderte Personen, eine zahlenmäßig stark anwachsende Gruppe, wird zu den Risikogruppen gerrecchnet. Auch sie haben einen relativ schlechten Gesundheitszustand. Sie werden möglicherweise einen großen Pflegebedarf haben.
Des Weiteren sind Personen ohne rechtlich gesicherten Aufenthaltsstatus (sog. Illegale) besonderen Risiken ausgesetzt. Sie haben keine akzeptablen Arbeitsbedingungen und keine reguläreGesundheitsversorgung.
(Razum et al. : GBE, RKI 2008)
In einer altersstandardisierte Sterberate für Brustkrebs und Krebserkrankungen insgesamt bei türkischen und deutschen Frauen zeigte sich, dass Brustkrebssterblichkeit bei türkischen Migrantinnen im Vergleich mit einheimischen Frauen deutlich niedriger liegt. Allerdings nimmt sie mit zunehmendem Aufenthalt in Deutschland zu. Auch bei Karzinommortalität insgesamt sind die Zahlen bei türkischen Migrantinnen im Vergleich zu einheimischen Frauen deutlich niedriger. Während hier allerdings die Daten bei türkischen Migrantinnen langsam mit zunehmendem Aufenthalt in Deutschland auch steigen, nimmt die Zahl bei einheimischen Frauen langsam ab (Zeeb und Razum et al. 2004)

Literatur

Berg G (1998):Migranten. In: Schwartz FW, Badura B, Leidl R, Raspe H, Siegrist J (Hrsg.): Das Public Health Buch. München, Wien, Baltimore: Urban & Schwarzenberg

Berliner DFG-Studie 2011/2012: Dokumentarin/Interviewerin an der Klinik für Gynäkologie CVK, Charité Universitätsmedizin Berlin im DFG-Projekt „Perinataldaten von Migrantinnen und deutschen Frauen im Vergleich" in Kooperation mit der Alice-Salomon Hochschule Berlin; http://medsoz.charite.de/institut/mitarbeiter/akademische_mitarbeiter/jordan_laura_maria/ (letzter Zugriff 11.8.2013)

Collatz J (1995) Auf dem Wege in das Jahrhundert der Migration. Auswirkungen der Migrationsbewegungen auf den Bedarf an psychosozialer und sozialpsychiatrischer Versorgung. In: Koch E, Özek M, Pfeiffer W (Hrsg.): Psychologie und Pathologie der Migration. Deutsch-türkische Perspektiven. Freiburg: Lambertus, S. 31–45.

David M, Yüksel E, Pette G et al. (1999): Unterschiedliche Inanspruchnahme von Gesundheitsleistungen bei deutschen und ausländischen Frauen. In: Collatz J, Hackhausen W, Salman R (Hrsg.): Begutachtung im interkulturellen Feld. Berlin: Verlag für Wissenschaft und Bildung

Eryilmaz A (1998): Die Ehre der Türkei, Frauen als Arbeitsmigrantinnen. In: Eryilmaz A, Jamin M (Hrsg.): Fremde Heimat. Eine Geschichte der Einwanderung aus der Türkei. Essen: Klartext Verlag. 1. Auflage Februar,133–138.

Marquardt K, Broschewitz U, Büttner HH, Barten M für die Gemeinsame Qualitätssicherungskommission Gynäkologische Zytologie der Ärztekammer und der Kassenärztlichen Vereinigung Mecklenburg-Vorpommern. (2007) Zervixkarzinom trotz Früherkennungsprogramm Analyse von Teilnahmeraten und Tumorstadium; Frauenarzt 48/; Nr. 11.

Razum O, Zeeb H, Schenk L. (2008) Ähnliche Krankheiten, unterschiedliche Risiken. Migration und Gesundheit. Deutsches Ärzteblatt 47: A2.520–1.

Razum O, Zeeb H, Meesmann U, Schenk L, Bredehorst M, Brzoska P, Dercks T, Glodny S, Menkhaus B, Salman R, Saß A-C, Ulrich R. (2008) Migration und Gesundheit. Berlin: Robert Koch-Institut.

Wilpert S (1980): Die Zukunft der zweiten Generation. Anton Hain Verlag.

Wirtgen W (2002): Krankheitsbild und Diagnostik, Unterstützung und Begutachtung der PTSD. In: Asylpraxis Bd. 9, Bundesamt für Migration, Nürnberg.

10 Die Begutachtung von Kindern und Jugendlichen

Die medizinische Versorgung von Kindern mit Migrationshintergrund war sehr früh ein Thema der „Gastarbeitergesundheitsforschung", nicht zuletzt da für die Säuglingssterblichkeit sichere Daten zur Verfügung standen. Zwischen den einzelnen Nationalitäten zeigten sich dabei erhebliche Unterschiede. Bei Türkei-stämmigen Kindern wurden anfangs hohe Totgeburtsraten und Säuglingssterblichkeiten nachgewiesen. Die Zahlen waren jedoch in der Folgezeit rückläufig, die Anteile Türkei-stämmiger Kinder in der Statistik liegen aber immer noch über dem Durchschnitt deutscher Neugeborener. Erkrankungen der Luftwege, wie Bronchitiden oder Lungenentzündungen und des Magen-Darm-Trakts sind bei Kindern mit Migrationshintergrund immer noch häufiger. Auch ist die Zahl behinderter Kinder erhöht.

Es sei hier noch einmal betont, dass die Familie in der türkischen Gesellschaft auch in Deutschland einen hohen Stellenwert hat. Die gegenseitige **Bindung von Eltern und Kindern** ist ein geltender Wert, der nach Akgün (1991) in allen Schichten der Gesellschaft vorherrscht. Die Abhängigkeit der Kinder von den Eltern kehrt sich in den späteren Jahren um in die Abhängigkeit der Eltern von den Kindern.

In einer Untersuchung von 1981 in der Türkei wurde als wichtigste oder zweitwichtigste Eigenschaft eines Kindes „Gehorsam" angegeben. Nur 18 % der befragten Eltern gaben die Unabhängigkeit und Selbstsicherheit des Kindes als sehr wichtig an. Bei den erwachsenen Kindern wurde „gut und segensreich für ihre Eltern" als wichtigste Eigenschaft hervorgehoben.

Nach einer Untersuchung von 1972 wollten 75 % der ländlichen Bevölkerung in Großfamilien leben, die für sie als Zeichen für Wohlstand und Achtung gelten. Die Frage, ob sie mit ihren verheirateten Söhnen gemeinsam leben möchten, bejahten 73 % der Männer und 79 % der Frauen.

Auch **Eheschließungen sind Sache der Eltern** bzw. der Familien. Bei der gleichen Untersuchung gaben ⅔ der Frauen an, dass ihre Ehe von den Eltern arrangiert wurde, bei 67 % mit Einwilligung und bei 11 % ohne ihre eigene Einwilligung. Nur 13 % der Frauen hatten ihre eigene Wahl getroffen (Akgün 1991).

Begutachtung bei Menschen mit Migrationshintergrund. http://dx.doi.org/10.1016/B978-3-437-31624-1.00010-6

Vergiftungen insbesondere mit Haushaltschemikalien, immer häufiger auch durch Medikamentenreste vor.
Dagegen fanden Schepker und Toker (1998) in ihrer Untersuchung heraus, dass sich „bezüglich des Vorhandenseins einer psychiatrischen Störung kein signifikanter Unterschied, allenfalls leichte Tendenzen bei funktionellen Störungen und bei Aufmerksamkeitsdefizit-Hyperaktivitäts-Störungen" ergaben. Auch bei Entwicklungsrückständen fanden sie keine Unterschiede. Solche wurden bei 23 % festgestellt. Dagegen stellten die Untersucher fest, dass bei 5 %-Niveau ein signifikanter Unterschied im Bereich Intelligenzdefizite vorhanden war. Während bei deutschen Kindern und Jugendlichen bei 17 % Intelligenzdefizite gefunden wurden, lag ihr Anteil bei Türkei-stämmigen Kindern und Jugendlichen bei 31 %.
In diesem Zusammenhang weisen die Autoren auf die Problematik der Kulturgebundenheit von Schulaufnahmetests und auf sogenannte kulturunabhängige Intelligenztestverfahren hin. Die Autoren betonen auch, dass „schulische Fördermöglichkeiten den Eltern türkischer Herkunft oft ebenso unbekannt sind wie psychotherapeutische, und auch ein Verständnis von Lernbehinderung und geistiger Behinderung oft erst erarbeitet werden musste."

10.3 Migrationshistorie

An dieser Stelle muss darauf hingewiesen werden, dass Familien selten gemeinsam ausgewandert sind. Sehr oft blieben die Kinder zurück und wurden zu Verwandten, Bekannten oder auch zu Fremden in Pflege gegeben. Diese „Migrationswaisen" mussten oft ihre „sozialen Eltern" wechseln, verloren dabei wiederholt Bezugspersonen, konnten das für ihre Entwicklung sehr wichtige „Urvertrauen" nicht ausbilden. Viele von ihnen wurden, auch wenn sie hier geboren waren, nach Ablauf des Mutterschutzes oder Erziehungsurlaubes in die Heimat zu Verwandten gebracht, da die Eltern beide arbeiteten oder aber auch die Wohnung zu klein und die vorgeschriebene Fläche zu begrenzt war.
Wenn diese Kinder mit Migrationshintergrund später zu den leiblichen Eltern geholt werden, müssen sie sich völlig neu anpassen. Diese Forderung wird häufig noch traumatischer erlebt als die erste Trennung von den Eltern. Sie müssen zu den leiblichen Eltern eine neue Beziehung aufbauen, sich neue Freunde suchen, sich in einer völlig neuen, für sie bislang nicht bekannten Umgebung z. B. im Großstadtverkehr zurechtfinden. Sie verlieren dabei ihre Teilobjektbeziehungen, werden in ihren inneren Selbstbildern verunsichert, werden ängstlich und können in ihrer weiteren Entwicklung erheblich gestört werden bzw. sein. Von großer Bedeutung ist hierbei auch, dass diese Kinder ihre Bezugs- und Vertrauenspersonen und ihre vertraute Umgebung verlieren.

10.4 Rolle der Mädchen

Diese Kinder mit Migrationshintergrund weisen vermehrt psychische und psychosomatische Symptome auf als Gleichaltrige. Gehäuft werden dabei regressive Haltungen wie Daumenlutschen, Einnässen und Einkoten, Schlafstörungen, Sprachentwicklungsstörungen beobachtet. Dazu kommt, dass das deutsche Schulsystem die Kinder mit Migrationshintergrund sehr stark belastet, nicht nur wegen des **Sprachproblems,** sie werden nicht selten von Mitschülern, aber auch von Lehrern diskriminiert. Die Eltern können sie hier nicht bzw. nur unzureichend schützen. Mädchen haben eine besonders schwierige Rolle zu bewältigen. Sie müssen zusätzlich oft im Haushalt mithelfen oder sich um Geschwister kümmern. **Psychische und psychosomatische Störungen** und Erkrankungen können folgen. Es kann sich dabei um Konzentrationsschwäche, Umtriebigkeit, Sprachverweigerung, Außenseiterverhalten, Aggressivität, Lernstörung und Leistungsverweigerung handeln.

Die Pubertät und die Adoleszenz sind besonders konfliktreich. Betroffen sind vor allem Mädchen mit Migrationshintergrund. Die ängstlich-überprotektive Erziehungshaltung der Eltern, die häufig zu Auseinandersetzungen führt, sowie die Isolierung von der deutschen peer-group führt oft bei Mädchen zu funktionellen Störungen, wie Kopf- und Bauchschmerzen, zu konversionsneurotischen Symptomen bis hin zu Suizidversuchen. Anstatt eine psycho- und soziotherapeutische Hilfe anzubieten, wird fast ausschließlich eine somatisch ausgerichtete Ersatztherapie angeboten. Daraus resultiert meist für alle Seiten eine unbefriedigende Drehtürmedizin.

Kasuistik

Die 17-jährige Tochter Türkei-stämmiger Eltern hat zwei ältere Brüder. Der Vater betreibt mit der Mutter in der 100 km entfernten Großstadt erfolgreich einen Gemüseladen. Die junge Frau besucht die örtliche Realschule, anfangs mit guten schulischen Leistungen.

Sie wird von der Großmutter und den älteren Brüdern beaufsichtigt und nach den ländlich-türkischen Moralvorstellungen „bewacht". Sie darf keine Disko besuchen. Auch ist es ihr nicht erlaubt, wie ihre Schulkameradinnen Freunde zu haben. Sie soll das traditionelle Kopftuch tragen, was sie jedoch ablehnt. Die Konflikte in der Familie reißen nicht ab.

In der Schule kam es erstmals zum Auftreten von „Krampfanfällen". Der eintreffende Notarzt fand eine blasse, freundlich lächelnde Patientin vor. Mitschüler und Lehrer berichteten von einem dramatischen Anfall. Dies wiederholte sich immer wieder.

Neurologische Untersuchungen und mehrere EEG's ergaben keinen pathologischen Befund. Der Hausarzt setzte schließlich Tegretal® an, ohne dass sich eine Änderung ergab. Im Krankenhaus wurden zunächst Anfälle beobachtet, die an ein komplex-fokales Anfallsgeschehen denken ließen. Schließlich zeigte sie dort einmal einen klassischen „arc de cercle" und genoss jeweils sichtlich die ihr zuteil gewordene Zuwendung.

Gespräche mit den Eltern stießen auf Unverständnis, diese drängten auf eine Verlegung in eine Universitätsklinik. Dort ergab sich kein Hinweis auf ein zerebral-organisches Anfallsleiden. Einer Psychologin offenbarte die junge Frau nähere Einzelheiten ihrer problematischen Familiensituation. Eine Änderung der familiären Problematik scheiterte jedoch an der rigiden Haltung der Eltern.

10.5 Berufschancen

Ein weiterer Aspekt sollte nicht vernachlässigt werden. Geringer werdende Verdienstchancen, drohende Arbeitslosigkeit oder gar Verlust des Arbeitsplatzes und die überproportionale Zunahme der Lebenshaltungskosten haben eine Änderung der traditionellen Ernährungsgewohnheiten bewirkt. Zudem werden immer mehr Migrantenfamilien an den Rand des **Existenzminimums** gedrängt, viele Kinder mit Migrationshintergrund müssen an der Grenze zur Armut leben. Neben den vielfältigen innerpsychischen und innerfamiliären Konflikten ist diese ein zusätzlicher Grund dafür, dass mehr und mehr Kinder und Jugendliche mit Migrationshintergrund in die Kriminalität abrutschen, Delinquenz und Sucht zunehmen.

Nicht zu unterschätzen ist eine dramatisch zunehmende Suchtproblematik, insbesondere bei Menschen mit Migrationshintergrund in der zweiten und dritten Generation. Zu den bereits genannten Belastungen kommen gerade bei diesen hinzu:

Schulische Misserfolge, geringe Berufschancen, schlechte Wohnverhältnisse, soziale Randgruppensituation durch Diskriminierung, schlechte materielle Ausstattung, sprachliche Defizite, Delinquenzen, Perspektivlosigkeit, negative Zukunftserwartungen, Trennungserfahrungen durch nicht gelungene Familienzusammenführung u. a.

10.6 Drogenproblematik

Nach dem Drogen- und Suchtbericht 2012 ist das Glückspielen in Deutschland weit verbreitet und führt nicht selten zu schwerwiegenden psychischen, sozialen und finanziellen Problemen. So wird mitgeteilt, dass etwa 45 % der Erwachsenen Bevölkerung in Deutschland in den letzten vergangenen 12 Monaten in irgendeiner Art und Weise an öffentlichen angebotenen Glückspielen um Geld beteiligt waren (Drogen- und Suchtbericht, 2012). Auch der Anteil von Betroffenen, die sich wegen pathologischen Glücksspielens in einer Behandlung befanden, nahm kontinuierlich zu. Zudem wird berichtet, dass bei der Entstehung des pathologischen Glücksspiels verschiedene Variablen zusammenwirken. Diese sind Persönlichkeitsmerkmale, das soziale Umfeld und die Eigenschaften des Glücksspiels selbst. So berichtet Johannson (2008), dass frühes Einstiegsalter, männliches Geschlecht, niedriges Einkommen, niedriges Bildungsniveau, Delinquenz und komorbide Erkrankungen aus dem psychiatrischen Bereich wie Depression, Alkohol- und Nikotinabhängigkeit als Risikofaktoren zu nennen sind. Aber auch der „Migrationshintergrund" und positive Einstellungen im sozialen Umfeld gegenüber pathologischem Glücksspiel werden zu den wesentlichen Risikofaktoren gezählt. Von großem Interesse ist hierbei, dass der „Migrationshintergrund" als ein Risikofaktor betrachtet wird. Dies wird damit erklärt, dass die Präferenz von pathologischem Glücksspiel unter Menschen mit Migrationshintergrund in einigen Untersuchungen sich als deutlich höher erwies als bei Patienten ohne Migrationshintergrund (Johannson et al., 2008, Bühringer et al., 2010, Petry et al., 2003; Raylu & Oei, 2004). Nach Meyer und Bachmann (2011) ist der Anteil an suchtkranken Menschen mit Migrationshintergrund mit etwa 3 bis 5 % mit der der einheimischen Bevölkerung vergleichbar. Wie hoch der Anteil an pathologischem Glückspiel dagegen liegt, ist schwer zu eruieren. Meyer (2007) schätzt die Anzahl aller „behandlungsbedürftigen Spieler" in Deutschland bezüglich des pathologischen Glücksspielverhaltens im Zusammenhang mit allen Geldspielformen auf 100.000–170.000 Personen (etwa 0,1–0,2 % der gesamten Bevölkerung) ein. Dabei stellt die Schätzgrundlage das Verhältnis von Alkoholabhängigen in Behandlung zu allen Alkoholabhängigen in der Bevölkerung (3–5 %), übertragen auf die Anzahl von Spielern in ambulanter Behandlung dar. Problematisch bei dieser Schätzung ist, dass es keine Hinweise zur Therapienachfrage bei Spielern gibt (Bühringer und Türk, 2000).

Kastirke (2011) und Petry et al. (2003) berichten allerdings, dass bei Menschen mit Migrationshintergrund im Vergleich zu Menschen ohne Migrationshintergrund die Lebenszeitprävalenz für pathologisches Glücksspiel deutlich höher liegt. Als Gründe hierfür werden soziokulturelle Einflussfaktoren wie Stress z. B. durch mangelnde Integration diskutiert. Faktoren, die mit weniger gelungenem Integrationsprozess der 2. Generation verbunden sind, können zu sozialen und psychischen Belastungen führen (Meyer und Bachmann, 2011). Schubert (2012-unveröffenlichte Diplomarbeit) konnte feststellen, dass die Stressbelastung bei Glücksspielern mit Migrationshintergrund signifikant höher lag. Meyer und Bachmann (2011), Sonntag (2006) und Wood & Griffiths (2007) zeigten, dass Menschen mit problematischem Spielverhalten oftmals stressanfällige und problembelastete Menschen sind, die zufällig an das Glückspiel geraten sind. Kirkaldy et al. (2006) und Raylu & Oei (2004) weisen darauf hin, dass die Akzeptanz des Glücksspielens möglicherweise

als kulturelle Überzeugung im Migrationsprozess beibehalten und somit auch an die 2. und 3. Generation weitergegeben wird.
In Bezug auf Abhängigkeitserkrankungen wurden in verschiedenen Untersuchungen höhere Inzidenzen unter Menschen mit Migrationshintergrund beobachtet. In den Großstädten entspricht der Anteil der abhängig erkrankten Menschen mit Migrationshintergrund in etwa dem der Wohnbevölkerung. So waren in Frankfurt am Main in 1994 und 1995 37 % der Drogenabhängigen Menschen mit Migrationshintergrund (Philippi 1996). In Hamburg wurde bei 33–35 % aller neu erfassten Drogenabhängigen ein Migrationshintergrund festgestellt (Haasen et al. 2001). Der Anteil der durch Rauschgiftkonsum verstorbenen Aussiedler hat sich von 1999 zu 2000 mehr als verdreifacht (Bundeskriminalamt 2001).
Nach Hoffmann et al. (2007) sieht u. a. die Suchtkrankenhilfe junge Aussiedler als eine Problemgruppe an. Häufige problematische Sozialisationen mit Gewalt und frühem Suchtmittelmissbrauch, häufige Übersiedlung nach Deutschland gegen den Willen auf Druck der Familien und Re-Inszenierung des kollektiven Ausgeschlossen-Seins (in Russland waren sie Deutsche, hier sind sie Russen) führen gerade bei suchtkranken Aussiedlern zu engen internen Strukturen, die durch Misstrauen gegenüber staatlichen Organen gekennzeichnet sind. Sowohl in den Justizvollzugs- als auch in den Maßregelvollzugsanstalten sind Aussiedler gegenüber ihrem Bevölkerungsanteil deutlich überrepräsentiert (Hoffmann & Mielke 2007).
Statistische Daten und Angaben von Einrichtungen der Suchthilfe in Hannover haben gezeigt, dass von der Drogenproblematik besonders Menschen aus der Türkei und aus Osteuropa und vorwiegend Aussiedler aus den ehemaligen Staaten der Sowjetunion zunehmend betroffen sind. Sie machen **20 % der Drogenkonsumenten** aus, obwohl ihr Anteil an der Gesamtbevölkerung in Hannover nur 10 % beträgt. Nur wenige Menschen mit Migrationshintergrund nutzen die vorhandenen Angebote der Beratung, Begleitung und Behandlung. Bei einem Migrantenanteil von ca. 10 % an der Gesamtbevölkerung betrug 1996 die Inanspruchnahme von stationären medizinischen und sonstigen Leistungen der Rehabilitation nur 5,7 %. Bei stationärer Entwöhnungsbehandlung lag ihr Anteil sogar nur bei 4,1 %. Konzepte für kultursensible Suchthilfe werden erst in den letzten Jahren entwickelt.
Sowohl im alten Ausländergesetz (AuslG) als auch in dem seit dem 1. Januar 2005 gültigen Zuwanderungsgesetz wird nicht zwischen **hilfebedürftigen Suchtkranken und Dealern** unter den Menschen mit Migrationshintergrund unterschieden. Wenn sich suchtkranke Menschen mit Migrationshintergrund infolge von Beschaffungskriminalität strafbar machen, kann es zu aufenthaltsrechtlichen Konsequenzen bis hin zur Ausweisung kommen. In § 53 AufenthG – zwingende Ausweisung, Absatz 2 des Zuwanderungsgesetzes – wird festgelegt, dass Ausländer ausgewiesen werden, wenn sie wegen vorsätzlicher Straftaten nach dem Betäubungsmittelgesetz (BtMG) „rechtskräftig zu einer Jugendstrafe von mindestens zwei Jahren oder einer Freiheitsstrafe“
ohne Bewährung verurteilt worden sind. In so einem Falle haben Jugendliche mit Migrationshintergrund keine Möglichkeit, eine Therapie zu beginnen oder eine Kostenzusage von dem entsprechenden Kostenträger zu erhalten. Eine Abschiebung ist dann besonders schwerwiegend, wenn die Betroffenen in Deutschland geboren wurden und das „Heimatland“ nur aus dem Urlaub kennen (Kaya 1999).
Erst die Gleichbehandlung drogenabhängiger Jugendlicher mit Migrationshintergrund im Vergleich zu Abhängigkeitserkrankten mit deutschem Pass könnte zu einer Entspannung führen. Der Grundsatz „Therapie statt Strafe“ sollte auch für Jugendliche mit Migrationshintergrund gelten (Penka et al. 2004).
Eine adäquate Versorgung ist demnach nur möglich, wenn über Kenntnisse der Erklärungsmodelle süchtigen Verhaltens, Einstellungen und Erwartungen der Zielgruppen verfügt wird. So z. B.

sollten sich Aufklärungsbroschüren am Erklärungsmodell der Zielgruppe orientieren, wenn Missverständnisse ausgeschlossen und Effektivität erzielt werden soll. Die Forschung ist daher angefragt, den spezifischen Bedarf und Ansätze einer migrantensensiblen Versorgung aufzuzeigen. Eine vergleichende bevölkerungsbasierte Untersuchung der verschiedenen Ansätze zur interkulturellen Öffnung des Gesundheitssystems, hier des Suchthilfesystems, auch im Vergleich zur vermehrten Einstellung muttersprachlicher Therapeuten, oder Spezialangebote für Suchterkrankte mit Migrationshintergrund, steht sowohl national, als auch international aus.

10.7 Straffälligkeit

Eine ganz andere Problematik besteht bei der Begutachtung von straffälligen Jugendlichen mit Migrationsherkunft. Der emotionale Zusammenhalt in Migrationsfamilien ist traditionell sehr hoch und es kann daher zu einer wenig kritischen Inschutznahme der straffällig gewordenen Jugendlichen (oder Kinder) durch die Eltern kommen, vor allem wenn diese die deutschen Rechtsnormen wenig verinnerlicht haben.

Literatur

Akgün L (1991): Strukturelle Familientherapie bei türkischen Familien. Familiendynamik Heft.15; 24–36.

Atabay I (1995): Die Identitätsentwicklung türkischer Migrantenjugendlicher in Deutschland. In: Koch E, Özek, M, Pfeiffer; W M (Hrsg.): Psychologie und Pathologie der Migration – Deutsch-türkische Perspektiven, Band 1 der Schriftenreihe der Deutsch-Türkischen Gesellschaft für Psychiatrie, Psychotherapie und Psychosoziale Gesundheit e. V., 160–168.

Bühringer G, Krus L, Höhne B, Küfner H, Künzel J. (2010) Untersuchung zur Evaluierung der Fünften Novelle der Spielverordnung vom 17.12.2005. Institut für Therapieforschung.

Bühringer, G. & Türk, D. (2000). Geldspielautomaten – Freizeitvergnügen oder Krankheitsverursacher? Ergebnisse empirischer Studien von 1984 bis 1997. Göttingen: Hogrefe.

Bundesamt für Migration und Flüchtlinge (2010). Migrationsbericht 2010 des Bundesames für Migration und Flüchtlinge im Auftrag der Bundesregierung. Nürnberg: Bundesamt für Migration und Flüchtlinge. 2011.

Dirim I (1995): Sprachliche Interaktion in mehrsprachigen Kindergruppen. In: KOCH, E., Özek M, Pfeiffer W M (Hrsg.): Psychologie und Pathologie der Migration – Deutsch-türkische Perspektiven, Band 1 der Schriftenreihe der Deutsch-Türkischen Gesellschaft für Psychiatrie, Psychotherapie und Psychosoziale Gesundheit e. V., 169–177.

Drogen- und Suchtbericht 2012: http://www.drogenbeauftragte.de/fileadmin/dateien-dba/Presse/Downloads/12-05-22_DrogensuchtBericht_2012.pdf

Hoffmann, K., Mielke, R. (2007). Suchtkranke delinquente Aussiedler – Ist eine schlechte Prognose unabwendbar? Forensische Psychiatrie und Psychotherapie 2.

Johannson A, Grant JE, Kim SW; Odlaug BL, Götestam KG. (2008) Risk Factors for Problematic Gambling: A Critical Literaure Review. Journal of Gambling Studies, 25 (1), 67–92.

Kastirke N. (2011) Das Projekt PAGE: Pathologisches Glücksspiel und Epidemiologie. Symposium Glückspiel,

Kaya D. (1999). Ansätze und Erfahrungen einer Langzeittherapieeinrichtung für drogenabhängige junge Männer ausländischer Herrkunft. In: Salman R et al. (Hrsg.).Handbuch interkulturellen Suchthilfe. Modelle, Konzepte und Ansätze der Prävention, Beratung und Therapie. Giessen, Psychosozial-Verlag, p.170–183.

Kirkaldy B, Wittig U, Furnham A, Merbach M, Siefen RG. (2006) Migration und Gesundheit. Psychosoziale Determinanten. In: Bundesgesundheitsblatt Gesundheitsforschung Gesundheitsschutz, 49 (9), 873–883.

Meyer G, Bachmann M. (2010) Spielsucht – Ursachen und Therapie. 3 Aufl. Heidelberg: Springer. Meyer G. (2007) Glücksspiel – Zahlen und Fakten. In Deutsche Hauptstelle gegen die Suchtgefahren (Hrsg.), Jahrbuch Sucht 2007 (S. 99–115). Geesthacht: Neuland.

http://www.zeit.de/gesellschaft/familie/2011-04/spielsucht-migranten (letzter Zugriff (11.8.2013)

Penka S. et al (2004). Suchtprobleme bei Migranten – Gemeinsamkeiten und Unterschiede. Psychoneuro; 30; 401–404.

Petry NM, Armentano C, Kuoch T, Norinth T, Smith L. (2003) Gambling Participation and Problems Among South East Asian Refugees to the United States. Psychiatric Services, 54 (8), 1.142–1.148.

Philippi, R. (1996). Drogenkriminalität und Gefährdungspotenzial. In: Kommunale Ausländerinnen- und Ausländervertretung (KAV) der Stadt Frankfurt am Main (Hrsg.) Drogen und Migration: Dokumentation der Anhörung am 4. März 1996 zur Situation drogenabhängiger junger Menschen ausländischer Herkunft in Frankfurt am Main. Forum Verlag Godesberg, Bonn: 67–72.

Raylu N, Oei TP. (2004) Role of culture in gambling and problem gambling. Clinical Psychology Review, 23, 1.087–1.114.

Schepker R, Toker M, Eberding A (1998): Zum familiären Umgang mit Verhaltensproblemen Jugendlicher in der Migration: Ist die Jugendpsychiatrie eine Lösung? In: Koch E, Pfeiffer W M, Schepker R (Hrsg.): Chancen und Risiken von Migration. Band 2 der Schriftenreihe der Deutsch-Türkischen Gesellschaft für Psychiatrie, Psychotherapie und psychosoziale Gesundheit e. V., Freiburg: Lambertus-Verlag,116–123.

Schubert H. (2012) Pathologisches Glücksspielen und Inanspruchnahme von Hilfsangeboten: Vergleich von Menschen mit und ohne Migrationshintergrund. Unveröffentlichte Diplomarbeit; Universität Potsdam.

Sonntag D. (2006) Risikofaktoren des problematischen Glückspielveraltens. Zeitschrift für Klinische Psychologie und Psychotherapie, 35(4), 314–321.

Wood RTA, Griffiths MD. (2007) A qualitative investigation of problem gambling as an scape-based oping strategy. Psychology and Psychotherapy, 80, 107–125.

Wood RTA, Griffiths MD. (2007) A qualitative investigation of problem gambling as an scape-based oping strategy. Psychology and Psychotherapy, 80, 107–125.

11 Der alternde Mensch

Die Zahl der Menschen mit Migrationshintergrund, die freiwillig im fortgeschrittenen Lebensalter ihre Heimat verlassen ist weltweit gering, da ältere Menschen dazu neigen, ihre gewohnte Lebensweise und ihre vertraute Umgebung beizubehalten. Migration ist ganz überwiegend jungen, aktiven und zukunftsorientierten Menschen vorbehalten.
In Deutschland sind wir jedoch heute, nach einer über 50 Jahre andauernden Einwanderung von Menschen unterschiedlicher Herkunft mit dem Problem des alternden bzw. alten Menschen mit Migrationshintergrund konfrontiert.
Aufgrund der besonderen Arbeitsbelastung und der schwierigen kulturellen Faktoren beginnt bei Arbeitsmigranten das psychosoziale Alter deutlich vor dem chronologischen (Berg 1998).

11.1 Lebensentwurf

Die **ursprüngliche Rückkehridee** wurde inzwischen zu der viel zitierten **Rückkehrillusion.** In Bezug auf Rückkehr wird genau geprüft, was bisher erreicht wurde und wie im Falle der Rückkehr der gesellschaftliche Status in der Heimat aussehen würde. Es wird quasi ständig Bilanz gezogen. Hierbei spielen die z. T. massiven Loyalitätsbindungen der 1. Generation und z. T. auch der 2. Generation gegenüber ihren Ursprungsfamilien, von denen sie sich noch nicht gelöst haben, eine bedeutende Rolle. Selbst wenn die Großeltern nie in Deutschland waren und das Leben hier nicht kennen, haben sie bei familiären Entscheidungen, die auch das Leben hier betreffen, immer noch sehr großen Einfluss.
Die Rückkehrphantasie dient nach Güc (1990) auch häufig als Frustrationsventil. Oft kommt es zur Delegation der Entscheidung z. B. auf die Kinder „wenn meine Tochter die Schule beendet hat“ etc. Auf Dauer können solche Abwehrmechanismen nicht aufrechterhalten werden. Zudem ist es nicht leicht, nach 30–40 Jahren in die Türkei zurückzukehren. Dort haben sie auch einen Sonderstatus – **„Almanci“-Deutschländer** – sie werden dort quasi auch diskriminiert. Auch die alte Heimat hat sich in ihrer Abwesenheit verändert, auch dort hat eine rasante Entwicklung stattgefunden, sodass ihnen auch dort der Anschluss nicht ohne Probleme gelingen dürfte.
Die Verluste an Selbstwertgefühl, Handlungskompetenz, kultureller Sinnorientierung und kommunikativer Beziehungen begünstigen in der Fremde zusätzlich die Regression. Nicht zu unterschätzen ist auch das Versagensgefühl bei vielen. Sie erleben sich als gescheitert. Ihr ursprüngli-

Begutachtung bei Menschen mit Migrationshintergrund. http://dx.doi.org/10.1016/B978-3-437-31624-1.00011-8

cher **Lebensentwurf,** ihre Lebensplanung konnte häufig nicht umgesetzt werden. Ein Teil von ihnen erlebt sich als Verlierer der Migration.
Diejenigen, die es sich leisten können, versuchen zwischen der Herkunftsheimat Türkei und der neuen Heimat zu pendeln. Die von ihnen erwartete und langanhaltende Besserung der Beschwerden in der alten Heimat führt zu einer Verstärkung der Regression. Die erhoffte Besserung nach der Berentung bleibt jedoch oft aus.

11.2 Das Alter – eine sensible Phase für Krisen

Das höhere Alter bildet auch eine sensible Phase für Krisen, wenn nämlich der erhoffte Ruhestand erreicht ist und die **Rentenbezüge** deutlich unter den Erwartungen liegen. Spätestens in dieser Phase wird den meisten zudem bewusst, dass ihre Kinder und Enkelkinder bereits in Deutschland verwurzelt sind. Eine Rückkehr in die Heimat der Eltern ist für sie kein Thema mehr. Für die Elterngeneration, die nach der Berentung in die alte Heimat zurückwollen, bedeutet dies, zwischen der alten und der neuen Heimat zu pendeln. Auch wegen des besseren Angebots einer jederzeit verfügbaren, kostenlosen ärztlichen Hilfe stellt dies einen Grund dar. Aber mit dieser Lösung sind die meisten nicht glücklich.
An Beschwerden werden überwiegend Beeinträchtigungen des Stütz- und Bewegungsapparates und psychosomatische Störungen genannt.
Der Anteil der älteren Menschen mit Migrationshintergrund an der Gesamtzahl der 60-Jährigen und Älteren in Deutschland ist von 1,3 % im Jahre 1987 auf 2,5 % im Jahre 1995 angestiegen. Der Ausländeranteil der 60-Jährigen und Älteren an der ausländischen Bevölkerung lag 1995 bei 5,8 %, bei der deutschen Bevölkerung dagegen bei 22,5 %. Für das Jahr 2030 wird ihr Anteil bei der ausländischen Bevölkerung auf 24,1 % erwartet, die der deutschen Bevölkerung auf 36,2 % geschätzt. (Dietzel-Papakyriakou 1999).
Remigrationskonflikte (Bhugra 2005), intrafamiliäre Akkulturationskonflikte (Porter & Haslam 2005) sowie Verlust des Partners im fremden Land (Grüsser et al. 2005) oder andere Gründe tragen dazu bei, dass im Alter die Depression häufiger vorkommt. Interessanterweise hat die Islington Studie in Ost-London in England bei MigrantInnen eine deutlich erhöhte Demenzprävalenz 17.3 % (relatives Risiko=1.72, Cl=1.06–2.81) festgestellt. Als Gründe für diese sehr hohe Prävalenz wurden die erhöhten kardiovaskulären Komorbiditäten heran gezogen. Damit wurden die erhöhten Demenzraten und der frühere Beginn bei MigrantInnen erklärt (Livingston et al., 2001). Diese Untersuchung zeigt, dass Migranten früher und häufiger an einer Demenz erkranken können. Allerdings sind die zur Verfügung stehenden Testinstrumente nicht geeignet, um bei diesen Menschen eine Demenzdiagnostik valide zu ermöglichen. Kultursensible und sprachunabhängige Instrumente müssen noch adaptiert werden. Auch ist hier eine Testung ohne die Hinzuziehung von Sprach- und Kulturvermittlern nicht möglich, da Migranten der 1. Generation oftmals über schlechte Deutschkenntnisse verfügen.

11.3 Soziale Strukturen

Allgemein gilt, dass ältere Menschen mit Migrationshintergrund überwiegend **Kontakte innerhalb der eigenen ethnischen Gruppe** unterhalten. Dieser „Ethnizität“ wird einerseits eine protektive Wirkung hinsichtlich der Anpassung an diese Lebensphase zugeschrieben, andererseits hemmt sie auch im Alter die Integration in bestehende **soziale Strukturen** für alte Menschen, etwa in Alters- und Pflegeheime, Tagesstätten für Senioren, Seniorennachmittage und seniorenspezifische Veranstaltungen. Allerdings ist hier anzumerken, dass die genannten Einrichtungen sich noch nicht hinreichend auf die alternden Menschen mit Migrationshintergrund eingestellt haben. Der alternde Mensch mit Migrationshintergrund ist erst in einigen Ballungszentren wie Berlin oder Ruhrgebiet als Kunde erkannt worden. Inzwischen werden Seminare und Fortbildungsmöglichkeiten zur kultursensiblen Altenpflege angeboten. Zudem nimmt auch der Anteil an Alten- bzw. Senioreneinrichtungen zu, die sich interkulturell öffnen und dadurch den Zugang für den alternden Menschen mit Migrationshintergrund erleichtern.

Kasuistik

Frau C., 60 Jahre alt, arbeitet seit knapp 39 Jahren in Deutschland, war in dieser Zeit in verschiedenen Betrieben, zuletzt in einer Fabrik bei der Herstellung von Elektrogeräten beschäftigt, Schichtdienst und über viele Jahre Gruppenakkord. Seit drei Jahren zunehmende körperliche Beschwerden mit Kopfschmerzen, Rückenschmerzen, Gliederschmerzen und Gelenkschmerzen sowie innere Unruhe, Anspannung, Schlafstörung und zunehmend depressive Verstimmung, Lust- und Interesselosigkeit. Frau C. kommt zur Begutachtung im Auftrag des Sozialgerichtes. Es geht um die Frage der Berentung. Sie kommt in Begleitung einer Bekannten, die sie immer zu Behörden und Ämtern begleite, um für sie zu übersetzen. Obwohl sie schon so lange in Deutschland sei, habe sie Deutsch nicht lernen können. Es sei einfach nicht gegangen und sie habe ja auch immer Unterstützung gehabt und daher es nicht lernen müssen. Frau C. stamme aus einer ländlichen Region in Mittelanatolien in der Türkei. Ihre Familie sei sehr groß gewesen und sie hätten immer wenig zu essen gehabt. Daher habe sie immer schon mitarbeiten müssen. Als älteste Tochter habe sie der Mutter auch bei der Erziehung der sieben Geschwister helfen müssen und sei daher nicht verheiratet worden. Im Alter von 21 Jahren habe sie die Möglichkeit erhalten, als Arbeiterin nach Deutschland zu gehen. Ihre Eltern hätten sie zwar ungern gehen lassen, doch die Not sei groß gewesen. In Deutschland habe sie anfangs in den Frauenheimen der Fabriken gewohnt, später als diese aufgelöst worden seien, sei sie in eine kleine eigene Wohnung gezogen. Sie habe immer gearbeitet, um möglichst viel zu verdienen. In dieser Zeit habe sie ihre in der Heimat verbliebene Familie unterstützt, teilweise habe sie fast ihren gesamten Verdienst dorthin geschickt, damit die Geschwister ihre Ausbildungen finanziert bekommen konnten und gut verheiratet werden konnten. Später seien auch die Eltern erkrankt gewesen, sodass sie die Behandlung dieser auch habe finanzieren müssen. Die Geschwister seien selber mit ihren Einkommen gerade so ausgekommen.

Frau C. habe zweimal heiraten wollen, doch die Familie habe dies abgelehnt, da sie ihnen dann kein Geld mehr hätte schicken können. Sie habe sich immer an die Anweisungen der Eltern gehalten. Die Männer hätten nicht auf sie gewartet. Inzwischen sei sie auch so weit, dass sie auch nicht mehr wolle.

Vor vier Jahren sei zunächst die Mutter, kurze Zeit später auch der Vater verstorben. Ihre Vorstellung, nach der Berentung zu den Eltern zurückzukehren, sei damit zunichte geworden. Parallel dazu hätten ihre Beschwerden angefangen. Die Schmerzen seien zunehmend unerträglich geworden, ihre Stimmung sei schlecht geworden; zunehmend habe sie keine Lust, keine Freude, keine Interessen mehr. Sie sehe im Leben keinen Sinn mehr. Außerdem habe sie keine Bleibe mehr. Wohin solle sie denn überhaupt noch. Auch wenn die Geschwister sagen würden, sie könne bei ihnen bleiben, wolle sie nicht. Früher sei sie nie krank gewesen. Nun sei sie krankheitsbedingt nicht mehr arbeitsfähig, ausgesteuert und erhalte wenig Geld. Sie habe keine Kraft mehr weiter zu arbeiten.

Bei der Untersuchung war eine schwere depressive Episode ohne psychotische Symptome (F 32.2) und eine anhaltende somatoforme Schmerzstörung zu diagnostizieren. Frau C. wurde die EU-Rente empfohlen und eine psychiatrische Behandlung wurde dringend für indiziert gehalten.

Frau C. zählt zu den Arbeitsmigrantinnen, die **auf Anweisung der Familie, die nicht selber migriert war,** ihre eigenen Bedürfnisse in den Hintergrund verschoben, um den Interessen und den Bedürfnissen der Familie nachgehen zu können. Sie versorgte alle Familienmitglieder in der Heimat ohne irgendeine Gegenleistung zu erhalten. Erst nach Verlust der Eltern brachen ihre Kompensationsmechanismen zusammen und sie bilanzierte.

Es ist wenig bekannt über die Menschen mit Migrationshintergrund, die sich fast ausschließlich nach den Bedürfnissen der Herkunftsfamilie in der Türkei orientierten und sich vernachlässigten, quasi im Dienste der Familie lebten. Sie erhielten von der Ursprungsfamilie nicht die Erlaubnis, eine eigene Familie zu gründen.

Später, im Alter, geraten sie wie auch Frau C. in eine Position, in der sie für sich weder eine Perspektive in Deutschland noch in der Türkei finden können. Eine Rückkehr in die alte Heimat erscheint für sie nicht erstrebenswert, da die Menschen, die sie mit Heimat in Verbindung brachten, nicht mehr existieren. Es gibt also keine bzw. kaum vertrauensbildende und -aufbauende Verbindungen mehr.

In der neuen Heimat, Deutschland, haben sie dagegen selber kaum entsprechende Verbindungen aufgebaut. Mit Wegfall der Sinn gebenden Beschäftigung, der Arbeit, fallen sie in ein großes Loch, aus der sie schwer wieder herauskommen können. Die Unterbringung in einem anonymen Seniorenpflegeheim ist für diese Menschen mit Migrationshintergrund nicht das erstrebte Ziel gewesen.

Kasuistik

58-jähriger Türkei-stämmiger Facharbeiter, zuhause Schneider, mit seiner 20 Jahre jüngeren Ehefrau seit 22 Jahren in Deutschland, hatte rasch Arbeit in einer Strumpffabrik gefunden, zwei gemeinsame Kinder, seit 2½ Jahren krankgeschrieben wegen Rückenbeschwerden ohne organisches Korrelat, zunehmend depressiv. Vorrangig wird bei der Begutachtung die Arbeit als „zu schwer" geschildert (objektiv leichte Fabrikarbeit), bei eingehender Exploration ergibt sich eine anhaltende Eheproblematik: er vorgealtert, Potenzprobleme, Diabetes mellitus (gut eingestellt), sie lebenslustig gepflegt, westlich orientiert, Kontakt zu anderen Menschen suchend, er enttäuscht, früher durch guten Verdienst imponierend, jetzt Arbeitslosengeld, deshalb von ihr verachtet, links liegen gelassen. Migration gelang problemlos, Integration gut, Sprache wird gut beherrscht, adäquater Kontakt zu deutschen Hausbewohnern. Problem ist das individuelle Lebensschicksal, nicht die Migration. Psychopathologisch ausgeprägtes depressives Syndrom.

Rente wegen voller Erwerbsminderung war zu empfehlen.

Kasuistik

56-jährige Türkei-stämmige Versicherte, Begutachtung für die DRV.

Geboren in Izmir, habe 8 Klassen Schule besucht und den Beruf einer Schneiderin gelernt. Habe auch in der Türkei im Beruf gearbeitet. Mit 23 Jahren nach Deutschland eingewandert. Hier Hilfsarbeiterin in einer Elektronikfirma. Die Arbeit habe ihr nicht zugesagt. Die Migration sei problemlos verlaufen. Das Familienleben harmonisch. 1999 Verkehrsunfall als Beifahrerin, dabei diverse Extremitätenfrakturen und Commotio cerebri. Ehemann und Tochter seien ebenfalls verletzt worden, ein mitfahrender Bekannter sei dabei ums Leben gekommen. Als organische Unfallfolge mäßige posttraumatische Coxarthrose links nach Azetabulumfraktur. In der Folgezeit jedoch nie mehr arbeitsfähig geworden. Zunehmende Schmerzen im ganzen Körper, „alles kaputt, immer weinen". Der Orthopäde habe ihr gesagt, sie müsse immer zwei Krücken benutzen, dies das ganze Leben lang! Es wird eine Fülle von Medikamenten eingenommen: mehrere Schmerzmittel, Antidepressiva, auch Lyrica®; und Timonil®. Sie könne auch zu Hause „überhaupt nichts machen". Internistisch und neurologisch kein pathologischer Befund. Sehr demonstrative Verhaltensweisen mit heftiger Minder- und Gegeninnervation, verbunden mit lautem Stöhnen und Jammern. Allenfalls mäßige Funktionseinschränkung des linken Hüftgelenks. Sie sprich gut Deutsch und kann sich auch durchaus differenziert ausdrücken. Sehr detaillierte Schilderung des Beschwerdebildes. Völlig auf die Beschwerden und auf die Unfallfolgen fixiert. Affektiv deutlich eingeengt, depressiv herabgestimmt, der Antrieb wechselnd, teilweise passiv-adynam, teilweise aber auch lebhaft in Gestik und Mimik mit lautem Weinen, Jammern und Klagen. Nachdrücklich den Unfallzusammenhang betonend. Das Denken schien ausschließlich um die Unfallfolgen zu kreisen. Orthopädisch lediglich funktionelle Leistungseinschränkungen. Psychiatrisch Anpassungsstörung mit längerer depressiver Reaktion und anhaltender somatoformer Schmerzstörung. Es klang an, dass die berufliche Tätigkeit ihr von jeher nicht zugesagt habe. Alternativen standen offenbar nicht zur Verfügung. Mittlerweile aber fixierte seelische Störung, wohl auch nicht mit zumutbarer Willensanspannung überwindbar. Das Leistungsvermögen wurde auf unter drei Stunden täglich eingeschätzt.

Kasuistik

55-jähriger türkischer Mann, Herr A., aus ländlicher Region aus der Osttürkei, aus einer Familie mit 9 Geschwistern, der älteste Sohn. Eltern seien Bauern und Hirten gewesen. Habe fünf Schwestern und drei Brüder, darunter auch Zwillingspaare. Vater sei früh an den Folgen einer Krankheit verstorben als Herr A. 14 gewesen sei. Herr A. habe die Rolle des Familienoberhauptes übernehmen müssen, er habe nur fünf Jahre zur Schule gehen können, habe für das Auskommen der Familie mitsorgen müssen, habe in Nachbardörfern als Tagelöhner gearbeitet. Im Alter von 19 Jahren sei er mit einer Cousine, die drei Jahre jünger sei, verheiratet worden. Keine Liebesheirat. Seine Ehefrau sei seiner Mutter zur Hand gegangen, um die große Familie versorgen zu können. Nach der Militärzeit sei Herr A. nach Deutschland gereist, um Geld zu verdienen. Hier arbeitete Herr A. in verschiedenen Straßenbaufirmen, z. T. schwere körperliche Arbeit. Seinen Verdienst habe er zur Familie geschickt. Er habe nach und nach alle Schwestern gut verheiratet, bei den Brüdern habe er eine Ausbildung finanziert. Ein Bruder sei in einem Büro tätig, ein anderer arbeite in einer Bank und der Dritte lebe inzwischen in Istanbul und sei Ingenieur von Beruf. Allen Geschwistern gehe es inzwischen gut und sie bräuchten seine Unterstützung nicht mehr. Herr A. habe seine Ehefrau und seine vier Kinder im Dorf bei seiner Mutter gelassen, seine Frau sorge für die Mutter. Er sehe seine eigene Familie nur während seines Jahresurlaubes von über sechs Wochen. Seine Kinder kenne er nur von diesen Aufenthalten, habe keine richtige Beziehung zu ihnen. Seine Kinder seien inzwischen alle verheiratet und keiner der Kinder wolle bei der Mutter im Dorf verbleiben. Herr A. habe früher nicht daran gedacht, seine eigene Familie zu sich zu holen, er habe immer nur an die Versorgung seiner Großfamilie gedacht. Nun sei er selbst auf Unterstützung durch die Familie angewiesen, aber es gebe keinen, der ihm helfe.

Durch die schwere körperliche Arbeit habe er bereits vor etwa 15 Jahren Rückenschmerzen, später Nackenschmerzen, Gelenkschmerzen und schließlich am ganzen Körper Schmerzen entwickelt. Er habe aufgrund der Schmerzen schließlich nicht mehr arbeiten können und sei inzwischen nach häufigen Fehlzeiten am Arbeitsplatz gekündigt worden und sei seit fünf Jahren arbeitslos. Herr A. habe all die Jahre in einem Männerwohnheim für Arbeitsmigranten gewohnt. Als er aufgrund seiner Beschwerden überlegt habe, seine Frau doch zu sich zu holen, habe er dazu keine Erlaubnis erhalten, da sein Einkommen für zwei Personen zu wenig gewesen sei. Zudem habe er eine eigene Wohnung nicht finanzieren können.

Als Herr A. von seinem jüngsten Bruder, dessen Schule und Studium er finanziert habe, vor etwa fünfzehn Jahren zu hören bekommen habe, dass er für ihn nicht hätte bezahlen müssen, hätte er seine Beschwerden bekommen. Herr A. habe kein Wort des Dankes gehört, auch von den anderen Geschwistern nicht. Nur die Mutter lobe ihn sehr. Sein „Rückgrat sei gebrochen", als seine eigene Tochter vor etwa zehn Jahren einfach mit einem Mann, den er nicht gewollt habe, durchgebrannt

sei. Herr A. sei über die Respektlosigkeit seiner Tochter empört gewesen und habe sogar seine Frau beschuldigt. Mit seiner Tochter bestehe kein Kontakt, er könne ihr nicht verzeihen. Danach sei es mit den Schmerzen schlimm geworden. Er könne nicht mehr arbeiten und habe daraufhin den Rentenantrag gestellt. Im Rahmen des Klageverfahrens beim Sozialgericht erfolgte die Begutachtung in der Muttersprache. Herr A. war sehr erfreut darüber, all seine Beschwerden in der Muttersprache schildern zu können. Der erste Gutachter habe sich mit seinen schlechten Deutschkenntnissen begnügt, keinen Dolmetscher hinzugerufen. Der orthopädische Gutachter konnte zahlreiche degenerative Veränderungen im Bereich der Wirbelsäule und der Gelenke feststellen. Die gesamte Wirbelsäule war in zwei Ebenen durchgeröntgt. Er befand Herrn A. für 6 und mehr Stunden für leichte Arbeiten belastbar. Die Sozial- und Familienanamnesen waren nur bruchstückhaft erhoben. Psychisch war Herr A. zum Untersuchungszeitpunkt deutlich depressiv, affektiv kaum schwingungsfähig, deutlich antriebsgemindert und latent suizidal. Er wirkte deutlich enttäuscht, gekränkt, verletzt und verbittert. Des Weiteren wirkte er hoffnungs- und perspektivlos. Zudem wirkte er erschöpft und ausgelaugt. Diagnostisch wurde neben einer schweren depressiven Episode (F32.2)
eine langanhaltende somatoforme Schmerzstörung (F45.4) diagnostiziert. Eine EU-Rente war zu befürworten. Zudem wurde eine psychiatrische Behandlung für dringend indiziert gehalten.

Literatur

Berg G (1998):Migranten. In: Schwartz FW, Badura B, Leidl R, Raspe H, Siegrist J (Hrsg.): Das Public Health Buch. München, Wien, Baltimore: Urban & Schwarzenberg

Bhugra D. (2005) Cultural identities and cultural congruency: a new model for evaluating mental distress in immigrants. Acta Psychiatr Scand. Feb; 111(2):84–93.

Dietzel-Papakyriakou M (1999): Altersprozesse und Migration als Herausforderungen für die Begutachtungspraxis – Vortrag auf der 3. Tagung zur transkulturellen Begutachtung: Migration Integration und Gesundheit, Aktuelle Aspekte der Problemlage – Fachtagung in Hannover 17.09.–18.9.1999.

Grüsser SM, Wolfling K, Morsen CP, Albrecht U, Heinz A. (2005) Immigration – associated variables and substance dependence. J Stud Alcohol; 66:98–104.

Güc F (1990) Die geteilte Familie. Auswirkungen des Wanderungsprozesses auf die Familien-Dynamik. In: Kenntenich H, Reeg P, Wehkamp K-H (Hrsg.): Zwischen zwei Kulturen. Frankfurt: Mabuse: 86–95.

Livingston G, Leavey G, Kitchen G, Manela M, Sembhi S, Katona C. (2001) Mental health of migrant elders – the Islington study. Br J Psychiatry. Oct; 179:361–6.

Porter M, Haslam N. (2005) Predisplacement and postdisplacement factors associated with mental health of refugees and internally displaced persons: a meta-analysis. JAMA. 294(5):602–12.

12 Die Posttraumatische Belastungsstörung (PTBS) als spezielles Problem

12.1 Migration und Trauma

Migration und Trauma sind nach Koptagel-Ilal (1999) eng miteinander assoziierte Lebensphänomene, die sich gegenseitig bedingen und zu tiefgreifenden Störungen führen können. Die Migration ist mehr als ein allgemeines Lebensphänomen. Sie geht einher mit dem Wandel der Existenzbedingungen. Sie stellt eine Art Gleichgewichtsstörung dar, sie ist ein Spannungsfeld, in dem auf Außenreize stärker reagiert wird. Fehlende Ressourcen, Verarbeitungsmechanismen oder Coping-Mechanismen können in diesem Spannungsfeld die Verarbeitung z. B. traumatisch erlebter Ereignisse und Konflikte wesentlich erschweren. Nach Koptagel-Ilal (1999) dauern Posttraumatische Belastungsstörungen in der Migration bedeutend länger an, sie äußern sich oft in Form von somatischen Beschwerden, die sich als therapieresistent erweisen und häufig zu vielfältigen invasiven Maßnahmen führen. Besonders bei Migranten unterer sozialer Schichten manifestieren sich somatische Krankheitssymptome schneller, da sie über geringere psychische Ressourcen verfügen sollen. Die stressvollen oder traumatischen Effekte der Migration betreffen jedoch Menschen aller Schichten gleichermaßen.

Trauma und Migration können in mehrfacher Hinsicht miteinander verknüpft sein. So sind Betroffene z. T. in ihren Heimatländern mit Ereignissen konfrontiert, die mit Krieg, Flucht, Vertreibung und sehr häufig mit sexualisierter Gewalt einhergehen. Häufig sind diese Erlebnisse Grund für die Auswanderung in ein anderes, oft völlig fremdes Land. Zum anderen sind Menschen, die ihre Heimat verlassen, auch in der Folge dieser Auswanderung mit einer Reihe belastender Ereig-

Begutachtung bei Menschen mit Migrationshintergrund. http://dx.doi.org/10.1016/B978-3-437-31624-1.00012-X

nisse konfrontiert (Gierlichs 2003, von Lersner et al. 2008). Gilgen et al. (2005) untersuchten verschiedene Migrantengruppen in der Schweiz und konnten zeigen, dass Bedingungen und Ereignisse nach der Migration einen schwerwiegenden Einfluss auf die psychische Befindlichkeit der Betroffenen haben. So gaben 50 % der befragten türkischen/kurdischen Migranten an nach der Migration Phasen extremer Verzweiflung und Suizidgedanken erlebt zu haben (Gilgen et al. 2005). Vor der Migration berichteten nur 12 % Belastungen dieser Art. Inzwischen liefern einige Studien Befunde dafür, dass Migranten ein höheres Risiko in Bezug auf traumatische Erlebnisse und die Ausbildung einer PTSD aufweisen. Al-Safar et al. (2001) untersuchten in Stockholm drei Migrantengruppen (Araber, Iraner, Türken) und verglichen diese mit schwedischen Staatsbürgern. Von allen Probanden haben 89 % mindestens ein Trauma erlebt. Es zeigte sich, dass die PTSD-Prävalenz in Abhängigkeit von der Gruppenzugehörigkeit variierte. Bei 69 % der iranischen Migranten, 59 % der Araber, 53 % der Türken und nur 29 % Schweden lag ein Verdacht auf PTSD vor (Al-Safar et al. 2001). Den Ergebnissen zufolge erhöhen nicht nur mehrfache traumatische Erlebnisse die Wahrscheinlichkeit eine PTSD auszubilden, sondern auch die Zugehörigkeit zu einer ethnischen Minderheit stellt einen Risikofaktor dar (Brewin et al. 2000; Ehlers et al. 1998; Breslau et al. 1991). Tagay et al. (2008) berichten, dass PTSD in der Primärversorgung häufig vorkommt, jedoch nur selten diagnostiziert wird. Stattdessen werden andere psychische Störungen diagnostiziert, die komorbid mit einer PTSD auftreten (Gomez-Beneyto et al. 2006; Katzman et al. 2005). Ein häufig genannter Grund für die schlechte Erkennungsrate der PTSD liegt wohl daran, dass die Patienten selbst den Zusammenhang zwischen einer Traumatisierung und ihrer Erkrankung nicht erkennen oder benennen können (Carey et al. 2003; Munro et al. 2004). Daher befinden sich laut Tagay et al. (2008) Hausärzte in einer Schlüsselposition. Eine geeignete Diagnostik und Behandlung der PTSD kann die Folgen für die Betroffenen deutlich verbessern (Carey et al. 2003). Unter Flüchtlingen wurde berichtet, dass eine Traumatisierungsrate von über 20 % bestehe (Gierlichs 2003). Von Lersner et al. (2008) berichteten dagegen sogar, dass bei Einreise in die Bundesrepublik unter den Flüchtlingen aus Bürgerkriegsregionen die Traumatisierungsrate bei etwa 40 % liege. Crumlish et al. (2010) stellten in einem systematischen Review fest, dass bei Flüchtlingen und Asylbewerbern im Vergleich zur Allgemeinbevölkerung die PTSD um eine 10 fach erhöhte Rate erhöht ist.

12.2 Epidemiologie

Allerdings entwickeln nicht alle Menschen, die ein traumatisches Erlebnis haben, eine Posttraumatische Belastungsstörung (PTBS bzw. PTSD). McFarlane und Yehuda (2000) betonen, eine Posttraumatische Belastungsstörung entwickelt sich „nicht als unmittelbare Folge eines Ereignisses; die Störung entsteht vielmehr aus dem Muster des akuten Dis-Stresses, der durch das Ereignis ausgelöst wird".

Die Prävalenz der Posttraumatischen Belastungsstörung hängt nach Ehlers (1999) von der **Häufigkeit traumatischer Ereignisse** und der Art des Traumas ab. Die Häufigkeit von PTBS ist abhängig von der **Art des Traumas:**

- ca. 50 % Prävalenz nach einer Vergewaltigung
- ca. 25 % Prävalenz nach anderen Gewaltverbrechen
- ca. 20 % Prävalenz bei Kriegsopfern
- ca. 15 % Prävalenz bei Verkehrsopfern.

Die Lebenszeitprävalenz wird kulturübergreifend zwischen etwa 1 % und 7 % angegeben (Flatten 2001).

12.3 Definition der PTBS (F 43.1) nach der ICD-10

Diese entsteht als eine verzögerte oder protrahierte Reaktion auf **ein belastendes Ereignis oder eine Situation außergewöhnlicher Bedrohung** oder katastrophenartigen Ausmaßes (kurz oder langanhaltend), die bei fast jedem eine tiefe Verzweiflung hervorrufen würde. Hierzu gehören eine durch Naturereignisse oder von Menschen verursachte Katastrophe, eine Kampfhandlung, ein schwerer Unfall oder Zeuge des gewaltsamen Todes anderer oder selbst Opfer von Folterung, Terrorismus, Vergewaltigung oder anderer Verbrechen zu sein. Prämorbide Persönlichkeitsfaktoren wie bestimmte Persönlichkeitszüge (z. B. zwanghafte oder asthenische) oder neurotische Erkrankungen in der Vorgeschichte können die Schwelle für die Entwicklung dieses Syndroms senken und seinen Verlauf verstärken, aber die letztgenannten Faktoren sind weder nötig noch ausreichend, um das Auftreten der Störung zu erklären.

Typische Merkmale sind das wiederholte Erleben des Traumas in sich aufdrängenden Erinnerungen (Nachhallerinnerungen, flashbacks), oder in Träumen, vor dem Hintergrund eines andauernden Gefühls von betäubt sein und emotionaler Stumpfheit, Gleichgültigkeit gegenüber anderen Menschen, Teilnahmslosigkeit der Umgebung gegenüber, Anhedonie sowie Vermeidung von Aktivitäten und Situationen, die Erinnerungen an das Trauma wachrufen könnten. Üblicherweise findet sich Furcht vor und Vermeidung von Stichworten, die den Leidenden an das ursprüngliche Trauma erinnern könnten. Selten kommt es zu dramatischen akuten Ausbrüchen von Angst, Panik oder Aggression, ausgelöst durch ein plötzliches Erinnern und intensives Wiedererleben des Traumas oder der ursprünglichen Reaktion darauf.

Gewöhnlich tritt ein Zustand vegetativer Übererregbarkeit mit Vigilanzsteigerung, einer übermäßigen Schreckhaftigkeit und Schlaflosigkeit auf. Angst und Depression sind häufig mit den genannten Symptomen und Merkmalen assoziiert und Suizidgedanken sind nicht selten. Drogeneinnahme oder übermäßiger Alkoholkonsum können als komplizierende Faktoren hinzukommen.

Die Störung folgt dem Trauma mit einer Latenz, die Wochen bis Monate dauern kann (doch selten mehr als 6 Monate nach dem Trauma). Der Verlauf ist wechselhaft, in der Mehrzahl der Fälle kann jedoch eine Heilung erwartet werden. Bei wenigen Patienten nimmt die Störung über viele Jahre hinweg einen chronischen Verlauf und geht dann in eine dauernde Persönlichkeitsstörung über (Definition nach der ICD-10).

Gutachterliche Auseinandersetzung mit der Diagnose einer PTBS von Bedeutung

- in Entschädigungs- und Haftpflichtverfahren
- bei sozialrechtlichen Begutachtungen, aber auch
- bei Begutachtungen in asyl- und ausländerrechtlichen Verfahren.

12.4 Definition der PTBS nach dem DSM-IV (American Psychiatric Association)

Die PTBS beinhaltet das direkte persönliche Erleben einer Situation, die mit dem Tod oder der Androhung des Todes, einer schweren Verletzung oder einer anderen Bedrohung der körperlichen Unversehrtheit zu tun hat, oder die Beobachtung eines Ereignisses, das mit dem Tod, der Verletzung oder der Bedrohung der körperlichen Unversehrtheit einer anderen Person zu tun hat, oder das Miterleben eines unerwarteten oder gewaltsamen Todes, schweren Leids, oder Androhung des

Todes oder Verletzung eines Familienmitglieds oder einer nahe stehenden Person *(Kriterium A1)*. Die Reaktion der Person auf das Ereignis muss intensive Angst, Hilflosigkeit oder Entsetzen umfassen – bei Kindern kann die Reaktion verwirrtes oder agitiertes Verhalten auslösen *(Kriterium A2)*. Charakteristische Symptome, die aus der Konfrontation mit der extrem traumatischen Situation resultieren, sind das anhaltende Wiedererleben des traumatischen Ereignisses *(Kriterium B)*, andauernde Vermeidung von Reizen, die mit dem Trauma assoziiert sind, und eine Abflachung der allgemeinen Reagibilität *(Kriterium C)* sowie anhaltende Symptome erhöhten Arousals *(Kriterium D)*. Das vollständige Symptombild muss länger als einen Monat anhalten *(Kriterium E)*, und die Störung muss in klinisch bedeutsamer Weise Leiden und Beeinträchtigungen in sozialen, beruflichen oder anderen wichtigen Funktionsbereichen verursachen *(Kriterium F)*.

12.5 Symptome der PTBS

Symptome, die eine **erzwungene Nähe zum Trauma herstellen** (Intrusion/Wiedererleben):
- Flashbacks
- Albträume
- Panikattacken
- zwanghaftes Erinnern
- Depression.

Symptome, die eine **Nähe zum Trauma vermeiden** (Konstriktio/Stimulusvermeidung):
- phobische Vermeidung von Ereignis – Triggern/Auslösereize
- Alkohol-, Drogen und Medikamentenmissbrauch
- dissoziative Phänomene.

Physiologische Reaktionen:
- Herzrasen, Atemnot, Beklemmungen
- Unruhe, Schlaflosigkeit
- übersteigerte Wachsamkeit
- Konzentrationsstörungen
- Schmerz-, Taubheits-, Starreempfindungen.

12.5.1 Risikofaktoren, die das Auftreten von PTBS begünstigen

Objektive Risikofaktoren:
- Art, Intensität, Dauer des traumatischen Ereignisses
- wiederholtes Ausgegrenztsein
- Ausmaß der physischen Verletzung
- durch Menschen verursachte Traumatisierung
- Intensionalität
- Irreversibilität der erlittenen Verluste
- Höhe der materiellen Schädigung
- ständiges Erinnertwerden an das Geschehen (Triggerung).

Subjektive Risikofaktoren:
- unerwartetes Eintreten des traumatischen Ereignisses
- geringer Grad der eigenen Kontrolle über das Geschehen
- Schulderleben
- Ausbleiben fremder Hilfe.

Individuelle Risikofaktoren:
- Jugendliches oder hohes Alter
- Zugehörigkeit zu einer sozialen Randgruppe
- niedriger sozioökonomischer Status
- mangelnde soziale Unterstützung
- psychische oder körperliche Vorerkrankungen
- familiäre Vorbelastung mit traumatischen Erfahrungen.

12.5.2 Diagnostik der PTBS

Die in ICD-10 und DSM-IV formulierten Kriterien decken nicht das gesamte Spektrum traumabedingter Störungen ab. So gibt es noch eine größere Anzahl von Störungsbildern, die im Zusammenhang mit traumatischen Einwirkungen entstehen können (Wöller et al. 2001). Nach Sack (2004) kann eine Fülle von Symptomen, die sonst als komorbide Störungsbilder zu klassifizieren wären, mit Hilfe der diagnostischen Kategorie auf ein einheitliches ätiologisches Modell bezogen werden. Die ergänzende Exploration durch einen erfahrenen Kliniker bildet daher einen wesentlichen Bestandteil des diagnostischen Prozesses. Für die Diagnostik der psychischen Reaktionen auf extreme Belastungen liegt inzwischen eine Reihe von bewährten Fragebögen und strukturierten Interviews vor, z. B. Impact of event scale revision (IES-R), Structured Clinical Interview for DSM-PTSD (SCID-PTSD) oder Fragebogen für dissoziative Störungen (FDS) (Hofmann et al. 2001; Schützwohl 1997). Diese psychometrischen Instrumente eignen sich im Allgemeinen für die Diagnostik bei Menschen aus anderen Kulturen in der Praxis nur eingeschränkt. Die wenigen Übersetzungen sind häufig nicht in den entsprechenden Kulturkreisen validiert. Diese sind in der Regel im Hinblick auf Begriffe wie Krankheit, Krankheitssymptome, Krankheitskonzepte, Mentalität spezifisch für die westliche Kultur und daher nur bedingt auf andere kulturelle Verhältnisse übertragbar. Dies macht das grundsätzliche Dilemma der Testdiagnostik im Bereich der interkulturellen Psychiatrie und Psychotherapie deutlich (Birck, 2001). Zusätzlich können diese Verfahren bei mangelnden Sprachkenntnissen nur eingeschränkt eingesetzt werden.

Traumainduzierte Phänomene werden mit den Diagnosen Posttraumatische Belastungsstörung (PTBS nach ICD-10 F 43.1), Angst- und Panikattacken, Borderline-Persönlichkeitsstörung, Depression, Somatoforme Störungen, Somatisierungsstörungen, dissoziative Störungen, Multiple Persönlichkeitsstörungen, psychogene Psychosen etc. beschrieben.

Vorweg sei erwähnt, dass von einer vertiefenden Exploration traumatischer Lebenserfahrungen dringend abzuraten ist. Nach Sachsse und Reddemann (1997) werden „traumatische Ereignisse nicht erinnert, sondern durch die Exploration getriggert und reaktiviert".

Die in ICD-10 und DSM-IV formulierten Kriterien decken nicht das gesamte Spektrum traumabedingter Störungen ab. Zur diagnostischen Abklärung sollte mindestens ein **psychometrisches Verfahren und ein spezifisches Interview** eingesetzt werden. Damit die geschilderten Symptome eingeordnet werden können, sollten diese durch einen ausgebildeten Kliniker durchgeführt wer-

den. Die **ergänzende Exploration durch einen erfahrenen Kliniker** bildet einen wesentlichen Bestandteil des diagnostischen Prozesses.
Für die Diagnostik der psychischen Reaktionen auf extreme Belastungen liegen inzwischen eine Reihe von bewährten Fragebögen und strukturierten Interviews vor, von denen einige im Folgenden kurz erwähnt werden sollen.

12.5.3 Psychometrische Messinstrumente

IES-R (Impact of event scale revision):
Diese Skala ist einer der gängigsten Selbstbeobachtungsverfahren und gibt einen Hinweis auf das Vorliegen einer PTBS. Der IES-R beinhaltet 22 Items, die die Subskalen Intrusion, Vermeidung und Übererregung bilden. Bisher gibt es nur wenige Studien zu den psychometrischen Werten. Insgesamt wurde diese Skala in den psychometrischen Werten für gut befunden, wobei die Möglichkeit der Verallgemeinerung noch eingeschränkt ist (Hoffmann et al 2001).

12.5.4 Diagnostische Interviews

SCID-PTBS (Structured Clinical Interview for DSM-PTSD):
Es werden Fragen zu dem im DSM-IV definierten Symptomkomplex der PTBS gestellt, die dann durch gezieltes Nachfragen überprüft werden können.
Die Validität und Reliabilität dieses Interviews ist sehr gut, bei einer geringeren Sensitivität von 81,2 %, sodass die Gefahr besteht eine PTBS-Diagnose zu übersehen, deswegen sollte im Grenzfall die Diagnose mit einem anderen Instrument überprüft werden (Hofmann et al. 2001).
Um dissoziative Symptome mit zu erfassen, werden folgende Verfahren empfohlen.

12.5.5 FDS (Fragebogen für dissoziative Störungen)

Dieser Fragebogen ist ein gut validiertes Screeninginstrument für dissoziative Symptome. Trotzdem liegen ca. 20 % der schwer dissoziativ gestörten Patienten unter dem Cut-off-Wert, deswegen sollte die Diagnose am besten durch ein Interview ergänzt werden. Es ist ein gutes Screening Verfahren, das einen Hinweis zum weiteren diagnostischen Vorgehen gibt (Hofmann et al. 2001).

12.5.6 SCID-D (Diagnostisches Interview zur Erfassung dissoziativer Störungen)

Für die Anwendung dieses Interviews ist eine gründliche Schulung notwendig. Hier werden systematisch alle relevanten klinischen Symptome abgefragt (Hofmann 2001).
Die aufgeführten psychometrischen Instrumente eignen sich im Allgemeinen für die Diagnostik bei Menschen aus anderen Kulturen in der Praxis nicht. Die wenigen vorliegenden Übersetzungen sind meist nicht in den entsprechenden Kulturkreisen validiert. Diese sind in der Regel im Hin-

blick auf Begriffe wie Krankheit, Krankheitssymptome, **Krankheitskonzepte spezifisch für die westliche Kultur** und daher nur bedingt auf andere kulturelle Verhältnisse übertragbar.
Dies macht das Dilemma der Testdiagnostik im Bereich der transkulturellen Psychiatrie und Psychotherapie deutlich (Birck 2002a, b). Zusätzlich können diese Verfahren bei mangelnden Sprachkenntnissen nicht eingesetzt werde. Auch Schouler-Ocak (1999) machte auf die Fallstricke bei der diagnostischen Vorgehensweise im interkulturellen Begutachtungsprozess aufmerksam.

Kasuistik
47-jährige Türkei-stämmige Frau, Frau B., wird zur Begutachtung vom Sozialgericht geschickt. Es geht um EU-Rente. Bislang Begutachtungen durch Orthopäden und Internisten erfolgt und von beiden Gutachtern für vollschichtig leistungsfähig erachtet worden. Ihr wurde sogar histrionisches Verhalten bescheinigt. Die Untersuchung erfolgte in türkischer Sprache, obwohl Frau B. gut Deutsch beherrschte. Frau B. war sehr erfreut darüber, insbesondere weil die Gutachterin eine Frau war. Beide Vorgutachter seien Männer gewesen. Unter Tränen schilderte sie, dass plötzlich alte Erinnerungen aus der Kindheit hochkämen und sie dann völlig neben sich stehe, Albträume habe, am ganzen Körper zittere, massive innere Unruhe, Anspannung und Ängste sowie Schlafstörungen und Schmerzen am Unterleib aufgetreten seien. Es seien plötzlich alte Bilder aufgetaucht, an die sie sich in den letzten Jahrzehnten kaum noch erinnert habe. Frau B. berichtete, dass alles aufgebrochen sei, als vor zwei Jahren ein Arbeitskollege ihre 19-jährige Tochter sexuell belästigt habe. Plötzlich seien bei ihr Bilder hochgekommen, Bilder von sexuellem Missbrauch durch einen Onkel. Es sei über Jahre gegangen, bis sie damals von ihren Eltern im Alter von 12 Jahren nach Deutschland geholt worden sei. Ihre Eltern seien damals in Deutschland gewesen, während sie in der Familie des Onkels gelassen worden sei und ihre beiden Brüder bei der Großmutter verblieben seien. Sie habe mit niemandem bislang darüber reden können. Zu der Familie des Onkels habe es danach ihrerseits keinen Kontakt mehr gegeben. Frau B. arbeitete bis vor zwei Jahren als Näherin in einer Textilfirma, sei in dem Betrieb beliebt gewesen. Doch inzwischen gehe nichts mehr. Zudem fühle sie sich bei jedem Beischlaf mit dem Ehemann vergewaltigt, könne sich ihm jedoch nicht entziehen und nicht öffnen. Es sei alles so schrecklich. Bei der Untersuchung war sie deutlich depressiv, weinte viel, affektiv nicht schwingungsfähig, unruhig, angespannt. Sie wirkte sehr gequält, wähnte sich sehr schmutzig und schuldig, sich nicht bewährt zu haben. Zudem teilte sie mit, ihre Mutter zu hassen. Die Mutter sei nie für sie da gewesen. Sie habe sie allein gelassen. Die diagnostischen Kriterien einer Posttraumatischen Belastungsstörung nach DSM-IV und ICD-10 trafen zu, es war eine PTBS (F43.1) zu diagnostizieren. Eine befristete EU-Rente wurde befürwortet. Zugleich wurde eine traumazentrierte Psychotherapie empfohlen.

Riskofaktoren sind niedrige Intelligenz, Neurotizismus, frühere psychische Erkrankung, positive psychiatrische Familienanamnese, Hypochondrie und Psychopathie (McNally 2003).

12.6 Traumazentrierte Psychotherapie

Im Rahmen der traumazentrierten Psychotherapie, die sich an einem Vier-Phasen-Modell orientiert, geht es in der **ersten Phase** um die Anamnese, die Diagnostik, den Beziehungsaufbau und die Entwicklung eines Behandlungsplans. In der **zweiten Phase** liegt der Schwerpunkt auf der Stabilisierung (Ressourcenaufbau, Entwickeln von Strategien zum Umgang mit Intrusionen) der Patienten, es ist eine Art Vorbereitungsphase für die **dritte Phase,** der Traumasynthese, eine dosierte und geschützte Re-Exposition mit der traumatischen Erfahrung. In der **letzten Phase** werden Themen wie die Reintegration, der Abschied und die Neuorientierung bearbeitet. Hierzu gehört auch die Integration der kognitiven Komponenten der traumatischen Erfahrung in die Lebensgeschichte.

In der Vorbereitungs- und Stabilisierungsphase erfolgt zunächst **Stabilisierung der äußeren Strukturen.** Ein weiteres wichtiges Element in dieser Phase ist die Informationsvermittlung und Entpathologisierung. Dazu zählt die **Aufklärung** über Symptome, über Therapiemöglichkeiten, über die Gefahr der Retraumatisierung und die Aufklärung über Trigger. Hierbei sollte die Normalität der Stressreaktion betont werden.
Nach dem die äußeren sozialen Bedingungen gesichert wurden, erfolgen **stabilisierende und ressourcenmobilisierende Übungen** wie „Innerer Sicherer Ort", „Innere Helfer", „Innerer Tresor", „Baumübung". Das wesentliche Element bei der Arbeit mit diesen Imaginationsübungen ist es, inneren Zuständen, Befindlichkeiten, Gefühlen eine Gestalt zu geben und sie dann aktiv zu beeinflussen. Dies geschieht mit dem Ziel wieder Kontrolle über das eigene innere Erleben zu bekommen und diese Übungen in Stresssituationen anwenden zu können (Reddemann & Sachsse 1997).
In der dritten Phase der Therapie finden die eigentlichen **traumabearbeitenden Sitzungen** statt. In dieser Phase kann auch mit der EMDR (Eye Movement Desensitization and Reprocessing)-Methode (Hoffmann 1999) gearbeitet werden. Hierbei wird ein traumatisches Ereignis bei gleichzeitiger bilateraler Stimulation bearbeitet. Die Traumakonfrontation kann auch mittels anderer Techniken wie der Bildschirmtechnik durchgeführt werden (Reddemann und Sachsse1997).
Die Traumaexpositionen müssen teilweise fraktioniert erfolgen, das heißt, dosiert und unter geschützten Rahmenbedingungen, da die Ereignisse zu belastend und zudem mit erheblichen Körpererinnerungen (Intrusionen von körperlichen Schmerzen während der traumatischen Ereignisse) wie z. B. Schmerzen einhergehen können.
In der vierten Phase geht es um **Abschied** nehmen von dem, was gewesen war. Hier geht es insbesondere um **Neuorientierung.** Fast alle Menschen, die eine PTBS erlitten, teilen mit „nichts ist mehr so wie es war".

12.7 Weitere traumainduzierte Störungen

Dass ein Trauma regelhaft eine PTBS bedinge, widerspricht der klinischen fachlichen Erfahrung und essenziellen wissenschaftlichen Erkenntnissen. Schwere Traumatisierungen lösen komplexe prozesshafte Vorgänge und individuelle Störungsverläufe mit zumeist chronischem Verlauf und unterschiedlichen Phänotypen und Diagnosen aus (Wirtgen 2002, Flatten 2004, Haenel und Wenk-Ansohn 2004). Auch wenn die Auswirkungen durch eine Behandlung reduziert werden können, wird dadurch die Traumatisierung an sich nicht ungeschehen gemacht (Gurris und Wenk-Ansorg 2003). Es handelt sich hier um einen reaktiven Prozess in der menschlichen Psyche. Die im Gedächtnis in Netzwerken organisiert und dadurch gespeicherten Erfahrungen beeinflussen ihn nachhaltig. Die wissenschaftlichen Erkenntnisse in der Hirnphysiologie sind komplex (Van der Kolk et al. 2000, Hüther 2002). Schematisch einfache Denkmodelle können nicht alle Facetten berücksichtigen.
Störungsbilder – neben oder anstelle von PTSD – mit traumatischen Einwirkungen:
- akute posttraumatische Belastungsreaktion
- dissoziative Störungen
- Somatisierungsstörungen bzw. Konversionsstörungen, insbes. somatoforme Schmerzstörungen
- posttraumatische Depression
- Zwangserkrankungen
- Borderline-Persönlichkeitsstörungen

- Angsterkrankungen
- Essstörungen
- Substanzmissbrauch
- andere traumabedingte Persönlichkeitsstörungen und Störungen durch Extrembelastung, die nicht anderweitig spezifiziert sind (**DESNOS: D**isorder of **E**xtrem **S**tress **N**on **O**therwise **S**pezified).

Aus den genannten Gründen sollte sich die diagnostische Abklärung keinesfalls nur auf eine PTBS beziehen.

12.8 Umgang in der Begutachtungssituation

Bei der Begutachtung von Menschen mit Migrationshintergrund ist die Anamnese vor dem jeweiligen Migrationshintergrund durch Einbeziehung migrationsspezifischer, kultureller, biografischer und kulturspezifischer Aspekte zu vervollständigen. Die Anamnese sollte kultursensibel gestaltet werden.

Durch eine Trauma-Anamnese, speziell bei Symptomen aus dem Spektrum der PTSD, sollte eine **gezielte Exploration** von traumatischen Ereignissen im Verlaufe des Lebens, der Migration, soweit erinnerbar, die Anamnese ergänzen.

Die Erhebung der traumatischen Vorgeschichte und die Abklärung der Diagnose erfordern häufig mehrere Sitzungen und insgesamt einen hohen Zeitaufwand. Dabei sollte von einer vertiefenden Exploration traumatischer Lebenserfahrungen allerdings abgeraten werden. Denn nach Sachsse und Reddemann (1997) werden „traumatische Ereignisse nicht erinnert, sondern durch die Exploration getriggert und reaktiviert". Dies kann in der Begutachtungssituation die Reaktivierung des traumatischen Prozesses zur Folge haben, indem die Betroffenen in dissoziative Phänomene geraten können, aus denen sie schwer wieder herausgeholt werden können. Die Betroffenen durchleben quasi das Trauma noch einmal. Aus diesen Gründen wird von einer zu detaillierten Exploration ohne eine vorherige Stabilisierung abgeraten. Aktuelle dissoziative oder psychotische Symptome können eine weiterführende Differenzialdiagnostik zeitweilig erschweren bzw. unmöglich machen. Auch die aktuelle Einnahme von Psychopharmaka kann sich gravierend auf emotionale Reaktionen auswirken und muss daher berücksichtigt werden.

Gerade bei der Begutachtung von Menschen mit Migrationshintergrund, bei der die interkulturelle Verständigung eingeschränkt ist, können die Folgen der zu detaillierten Exploration noch schwieriger erfasst werden. Der Prozess, der in Gang gesetzt wird, geht nach Beendigung der Begutachtung weiter.

Auch bei der Begutachtung von Menschen mit Migrationshintergrund mit einer PTBS ist zu fordern, dass die **interkulturelle Verständigung im Begutachtungsprozess** gewährleistet ist. Der einzelne Gutachter kann nicht in allen kulturrelevanten Fragen kundig sein und nicht alle Sprachen der Betroffenen beherrschen. Daher wird man mitunter vor der Notwendigkeit stehen, einen Kultur- und/oder Sprachmittler in den Begutachtungsprozess einzubeziehen. Auch wenn diese Begutachtung mit Erschwernissen behaftet ist, verdienen diese Menschen mit Migrationshintergrund die gleiche professionelle Behandlung wie sie für Betroffene des eigenen Kulturkreises zur Verfügung gestellt wird.

Zudem sollte darauf hingewiesen werden, dass bei der Arbeit mit traumatisierten Menschen mit oder ohne Migrationshintergrund, auch in der Begutachtungssituation, die Gefahr der sekundären Traumatisierung besteht, die auch als stellvertretende Traumatisierung oder indirekte Traumatisierung bezeichnet wird. Der Gutachter sollte sich selbst nicht vernachlässigen. Gut funktionierende Stabilisierungsmaßnahmen, Psychohygiene und Supervision und/oder Intervision können sehr wichtig bei der Arbeit mit traumatisierten Menschen sein, egal welcher Herkunft.

Kasuistik

47-jährige Türkei-stämmige Frau, Frau B., wird zur Begutachtung vom Sozialgericht geschickt. Es geht um EU-Rente. Bislang Begutachtungen durch Orthopäden und Internisten erfolgt und von beiden Gutachtern für vollschichtig leistungsfähig erachtet worden. Ihr wurde sogar histrionisches Verhalten bescheinigt. Die Untersuchung erfolgte in türkischer Sprache, obwohl Frau B. gut Deutsch beherrschte. Frau B. war sehr erfreut darüber, insbesondere weil die Gutachterin eine Frau war. Beide Vorgutachter seien Männer gewesen. Unter Tränen schilderte sie, dass plötzlich alte Erinnerungen aus der Kindheit hochkämen und sie dann völlig neben sich stehe, Albträume habe, am ganzen Körper zittere, massive innere Unruhe, Anspannung und Ängste sowie Schlafstörungen und Schmerzen am Unterleib aufgetreten seien. Es seien plötzlich alte Bilder aufgetaucht, an die sie sich in den letzten fast Jahrzehnten kaum noch erinnert habe. Frau B. berichtete, dass alles aufgebrochen sei, als vor zwei Jahren ein Arbeitskollege ihre 19-jährige Tochter sexuell belästigt habe. Plötzlich seien bei ihr Bilder hochgekommen, Bilder von sexuellem Missbrauch durch einen Onkel. Es sei über Jahre gegangen, bis sie damals von ihren Eltern im Alter von 12 Jahren nach Deutschland geholt worden sei. Ihre Eltern seien damals in Deutschland gewesen, während sie in der Familie des Onkels gelassen worden sei und ihre beiden Brüder bei der Großmutter verblieben seien. Sie habe mit niemandem bislang darüber reden können. Zu der Familie des Onkels habe es danach ihrerseits keinen Kontakt mehr gegeben. Frau B. arbeitete bis vor zwei Jahren als Näherin in einer Textilfirma, sei in dem Betrieb beliebt gewesen. Doch inzwischen gehe nichts mehr. Zudem fühle sie sich bei jedem Beischlaf mit dem Ehemann vergewaltigt, könne sich ihm jedoch nicht entziehen und nicht öffnen. Es sei alles so schrecklich. Bei der Untersuchung war sie deutlich depressiv, weinte viel, affektiv nicht schwingungsfähig, unruhig, angespannt. Sie wirkte sehr gequält, wähnte sich sehr schmutzig und schuldig, sich nicht gewährt zu haben. Zudem teilte sie mit, ihre Mutter zu hassen. Die Mutter sei nie für sie da gewesen. Sie habe sie allein gelassen. Die diagnostischen Kriterien einer posttraumatischen Belastungsstörung nach DSM-IV und ICD-10 trafen zu, es war eine PTBS (F43.1) zu diagnostizieren. Eine befristete EU-Rente wurde befürwortet. Zugleich wurde eine traumazentrierte Psychotherapie empfohlen.

Checkliste zur interkulturellen Begutachtung von psychisch reaktiven Traumafolgen

Der Gutachter sollte über spezielle Kenntnisse in der Psychotraumatologie sowie über interkulturelle Besonderheiten verfügen.

Übersicht zur Gliederung des Gutachtens

- Gutachtenauftrag
- Quellen
  - Aktenlage
  - eigene Anamneseerhebung und Exploration mithilfe eines professionellen Sprach- und Kulturmittlers
  - Fremdanamnese
  - evtl. psychometrische Testinstrumente
- Fragestellung
- Aktenlage

- Eigene Angaben:
  - aktuelle Beschwerden/Symptome
  - allgemeine (somatische) Anamnese
  - biografische Anamnese
  - Familienanamnese
  - Suchtanamnese
  - Arbeitsanamnese
  - Behandlungsanamnese/Medikamentenanamnese
  - Tagesablauf
  - spezielle Traumaanamnese
- Befunde:
  - psychopathologischer Befund
  - Verhaltensanalyse/Beziehungsanalyse
  - fakultativ:
  - neurologischer Untersuchungsbefund
  - apparative Untersuchungsbefunde
  - testpsychologische Untersuchungsbefunde
- Diagnose:
  - nach ICD-10 Kriterien
  - Interpretation und Einordnung der Untersuchungsergebnisse und deren Einordnung in den Gesamtzusammenhang
  - Differenzialdiagnosen
  - Beurteilung des kausalen Zusammenhangs
- Zusammenfassung und Beurteilung
- Beantwortung der Fragestellung
- Literaturangaben.

Häufige Probleme bei der Beguachtung:
- Sprachlich, kultur- und krankheitsbedingte Hemmnisse
- Vermeidungssymptomatiken, Konzentrations- und Gedächtnisstörngen,
- Dissoziationen, traumaspezifische Beziehungsaspekte sowie Schamgefühle
- Nicht lückenlos, zeitlich und logisch sowie detailreich
- (Gierlichs et al. 2005, 2006, 2009; Herlihy/Turner 2006)

Häufige Probleme nach Moehlecke (2009)
- Hohes Angstniveau – Begutachtung : es steht viel für die Zukunft auf dem Spiel
- Erhebliche Angst vor Provokation intrusiver Symptome durch unsachgemäße und invasive Anamneseerhebung
- Unvollständige Traumaanamnese
- Oft „Late Onset PTBS" nicht erkannt – nach Flatten und Hofmann (2004) 25 % der PTBS
- Zuwenig frühkindliche Traumatisierung erfragt: häufig sequenzielle Kette frühkindlicher Gewalt (physisch, psychisch, sex., Gewalt, Vernachlässigung) = erhöhte psychische Vulnerabilität = „Bagatelltrauma" = PTBS
- Überlagerungsphänomene: Oszillation zwischen den Phasen der Übererregung (Kriterium D) mit Intrusionen (Kriterium B) sowie Phasen der Vermeidung (Kriterium C)
- Alexithymie: können nicht über psychischen Schwächen sprechen bzw. dies überhaupt emotional und kognitiv wahrzunehmen

Gründe für die zu große Distanz des Gutachters/Behandlers
- Unzureichende Kenntnisse und Erfahrung in der Psychotraumatologie
- Unzureichende historische Kenntnisse

- Idealisiertes Weltbild
- Abwehr eigener traumatischer Erfahrungen (nach Haenel 2011)

Gründe für die zu geringe Distanz des Gutachters/Behandlers (Überidentifizierung)
- Überwältigt Sein von Empathie
- Schuld und Schamgefühle
- Furcht vor Identifizierung mit dem Täter
- Unbewältigte eigene traumatische Erfahrungen (Haenel 2011)

Leitlinien für „kultursensitive" Begutachtung

In vielen traditionellen Kulturen ist man es nicht gewohnt bzw. es ist nicht statthaft, intime Details außerhalb der Familie zu erzählen, dies gilt auch für die Begutachtungssituation

Das Verschweigen schambesetzter Erlebnisse und Empfindungen bedeutet nicht automatisch, dass etwas absichtlich verschwiegen wird und damit Unglaubwürdigkeit besteht.

Die Bedeutung des Sprach- und Kulturmittlers in der Explorationssituation ist nicht zu unterschätzen. Seine Anwesenheit kann aber auch Ängste fördern.

Die körperlichen „Präsentiersymptome" können via regia zum Verständnis psychosozialer Problematik sein, sie sollten ausführlich exploriert werden.

Somatische Abklärungen sind rasch und lege artis vorzunehmen, deren Ergebnisse sind dem Exploranden in geeigneter Form mitzuteilen.

Am Ende jeder Exploration dient das gemeinsame, reflektierende Gespräch mit dem Sprach- und Kulturmittler der Klärung auffälliger transkultureller Missverständnisse.

(Modifiziert nach Ebner, 2001)

„Begutachtungsstandards bei posttraumatischer Belastungsstörung" der DGPPN (2009)

1. Kompetenter Ansprechpartner für Gerichte und Behörden bei der Begutachtung einer posttraumatischen Belastungsstörung ist der Facharzt für Psychiatrie und Psychotherapie, der in Psychotraumatologie auf den aktuellen Stand der Forschung weitergebildet ist
2. Es gibt keine Hinweise dafür, dass Simulation und Aggravation bei der Begutachtung einer PTBS häufiger auftreten als bei anderen psychischen Störungen. Insofern gelten für die Begutachtung einer PTBS die gleichen Standards wie bei anderen psychischen Störungen. Eine „Objektivierung" der PTBS Symptomatik durch den grundsätzlichen Einsatz von Simulationstests ist bei der PTBS-Begutachtung weder möglich noch sinnvoll.
3. Aussagepsychologische Methoden, wie sie in Glaubhaftigkeitsgutachten angewandt werden, unterscheiden sich grundlegend vom klinisch-diagnostischen Vorgehen. Die besonders bei asyl- und ausländerrechtlichen Verfahren bestehende Gefahr einer Vermischung eines aussagepsychologischen mit einem klinisch-diagnostischen Ansatz führt zu unsicheren, spekulativen Resultaten und ist abzulehnen.

http://www.dgppn.de/aktuelles/detailansicht/browse/3/select/kongress-presseservice-2009/article/249/stellungnahm-7.html (letzter Zugriff 11.8.2013)

Literatur

Al-Saffar S, Borga P, Edman G, Hallstrom T. (2001) The aetiology of posttraumaticstress disorder in four ethnic groups in outpatient psychiatry. Soc Psychiatry Psychiatr Epidemiol; 38 (8): 456–462.

Birck A (2002a): Asylentscheidungen – zum Glaubhaftigkeitsverständnis von deutschen Behörden, Z. Politische Psychologie 10.

Birck A (2002b): Echte und vorgetäuschte Posttraumatischen Belastungsstörungen. Psychotraumatologie, 3 (26).

Birck A, Winter D, Koch F. (2001) Diagnostik psychischer Folgen. In: Richtlinien für die Untersuchung von traumatisierten Flüchtlingen und Folteropfer. Deutscher Psychologen Verlag, Bonn, 39–53.

Breslau N, Davis GC, Andreski P, Peterson E. (1991) Traumatic events and posttraumatic stress disorder in an urban population of young adults. Arch Gen Psychiatry.48(3):216–22.

Brewin CR, Andrews B & Valentine JD. (2000) Meta-analysis of risk factors for posttraumatic stress disorder in trauma-exposed adults. Journal of Consulting and Clinical Psychology 68, 748–766.

Carey PD, Stein DJ, Zungu-Dirwayi N, Seedat S. (2003) Trauma and posttraumatic stress disorder in an urban Xhosa primary care population: prevalence, comorbidity, and service use patterns. J Nerv Ment Dis;191: 230–236.

Crumlish N, O'Rourke K. (2010) A Systematic Review of Treatments for Post-Traumatic Stress Disorder Among Refugees and Asylum-Seekers. Journal of Nervous & Mental Disease; 198: 4; 237–251.

DGPPN (2009): http://www.dgppn.de/aktuelles/detailansicht/browse/3/select/kongress-presseservice-2009/article/249/stellungnahm-7.html (letzter Zugriff 11.8.2013)

Ebner G (2001): Grundlagen transkultureller Begutachtung. In: Hegemann T, Salman R (Hrsg.): Transkulturelle Psychiatrie. Bonn: Psychiatrie Verlag

Ehlers A, Mayou RA & Bryant B. (1998) Psychological predictors of chronic posttraumatic stress disorder after motor vehicle accidents. Journal of Abnormal Psychology, 107, 508–519.

Flatten G, Hofmann A., Liebermann P, Wöller W, Siol T, Petzhold E (2001): Posttraumatische Belastungsstörung. Stuttgart: Schattauer.

Fallten G et al. (2004): Posttraumatischen Belastungsstörung, Leitlinien und Quellentext, Schattauer

Gierlichs HW. (2003) Begutachtung psychotraumatisierter Flüchtlinge. Deutsches Ärzteblatt 100, ;Heft 34–35, 1.098.

Gierlichs HW. (2005) Grenzen und Möglichkeiten klinischer Begutachtung im Ausländerrecht, Zeitschrift für Ausländerrecht und Ausländerpolitik, 25, S. 158–163.

Gierlichs, H. W.: (2006) „Beziehungen in der Gutachtersituation", in: Praxis der Begutachtung traumatisierter Flüchtlinge, Loeper-Verlag,

Gierlichs, H. W.: (2009) „Begutachtung psychisch reaktiver Traumafolgen bei Flüchtlingen", in Buch (siehe unten): Furtmayr, H., Krása, K., Frewer, A. (Hrsg.) „Folter und ärztliche Verantwortung, Das Istanbul-Protokoll und Problemfelder in der Praxis"

Gilgen D, Maeusezahl D, Gross et al. (2005) Impact of migration on illness experience and help – seeking strategies of patients from Turkey and Bosnia in primary health care in Basel. Health Place; 11 (3):261–273.

Gurris N, Wenk-Ansorg M. (2003): Folteropfer und Opfer politischer Gewalt. In: Maercker (Hrsg.). Therapie der Posttraumatischen Belastungsstörung, Berlin: Springer

Haenel F, Wenk-Ansorg M (2004): Begutachtung psychisch reaktiver Traumafolgen in aufenthaltsrechtlichen Verfahren, Beltz PVU

Hanel F. (2011) Posttraumatische Belastungsstörung – psychotherapeutische Behandlung von Folter- und Bürgerkriegsüberlebenden. In: Machleidt W & Heinz A (Hrsg.). Praxis der interkulturellen Psychiatrie und Psychotherapie: Migration und psychische Gesundheit. München: Elsevier; S.307–319.

Herlihy J, Turner S. (2006) Should discrepant accounts given by asylum seekers be taken as proof of deceit? Torture. 16(2):81–92.

Hofmann A, Liebermann P, Flatten G. (2001) Diagnostik der Posttraumatischen Belastungsstörung. Flatten G, Hofmann A, Liebermann P, Wöller W, Siol T & Petzhold E (Hrsg.). Posttraumatische Belastungsstörung. Stuttgart: Schattauer.

Hoffmann, A. (1999). EMDR in der Therapie psychotraumatischer Belastungssyndrome. Stuttgart: Thieme

Hüther G (2002): Traumatische Erinnerungen. In: Asylpraxis Bd. 9, Bundesamt für Migration, Nürnberg.

Katzman MA, Struzik L, Vivian LL et al. (2005) Pharmacotherapy of posttraumatic-stress disorder: a familiy practitioners guide to management the disease. Expert Rev Neurother; 5: 129–139.

Koptagel-Ilal G (1999): Migration und Trauma. Zur Psychodynamik der Konflikte und Traumen in der Migrationssituation; Vortrag auf dem 2. Internationalen Kongress zumThema Körper – Seele – Trauma vom 11.3. bis 14.3.1999 in Göttingen.

McFarlane A C, Yehuda R (2000): Widerstandskraft, Vulnerabilität und der Verlauf posttraumatischer Reaktionen. In: Van der Kolk B, McFarlane C, Weisaeth L (Hrsg.): Traumatic Stress. 141–168. Paderborn: Jungfermann

McNally RJ, Foa EB. (1986) Preparedness and resistance to extinction to fear-relevant stimuli: a failure to replicate. Behav Res Ther; 24 (5):529–35.

Hoffmann, A. (1999). EMDR in der Therapie psychotraumatischer Belastungssyndrome. Stuttgart: Thieme

Moehlecke T. (2009) Die Problematik psychiatrischer Begutachtungen im Bereiche der Psychotraumatologie. Schweizerische Ärztezeitung ;90:34

Munro CG, Freeman CP, Law R. (2004) General practitioners' knowledge of posttraumatic stress disorder: a controlled study. Br J Gen Pract; 54: 843–847.

Reddemann L., Sachsse, U (1997): Traumazentrierte Psychotherapie. In: PTT – Persönlichkeitsstörungen, Heft 2/98. 11–45.

Sack M. (2004) Diagnostische und klinische Aspekte der komplexen posttraumatischen Belastungsstörung. Nervenarzt 75; 451–459.

Schützwohl M. (1997) Diagnostik und Differenzialdiagnostik. In: Maerker (Hrsg.). Therapie der posttraumatischen Belastungsstörungen. Berlin; Heidelberg: Springer,

Schouler-Ocak M (1999): Posttraumatische Belastungsstörung – Bedeutung in der Begutachtung im interkulturellen Feld. In: Collatz, J., Hackhausen, W., Salam, R. (Hrsg.). Begutachtung im interkulturellen Feld. Zur Lage der Migranten und zur Qualität ihrer sozialrechtlichen und sozialmedizinischen Begutachtung in Deutschland. Forum Migration Gesundheit Integration, Band 1, VWN-Verlag für Wissenschaft und Bildung, 233–242.

Tagay S, Zararsiz R, Erim Y, Düllmann S, Schlegl S, Brähler E, Senf W. (2008) Traumatische Ereignisse und Posttraumatische Belastungsstörung bei türkischsprachigen Patienten in der Primärversorgung. Psychother Psych Med; ;58: 155–161.

Van der Kolk B, McFarlane A, Weisaeth L (2000): Traumatic Stress. Grundlagen und Behandlungsansätze. Jungfermann.

Wilpert S (1980): Die Zukunft der zweiten Generation. Anton Hain Verlag.

Wöller W, Siol T, Liebermann P. Traumaassiziierte Störungsbilder neben der PTSD. In: Flatten G, Hofmann A, Liebermann P, Wöller W, Siol T & Petzhold E (Hrsg.). Posttraumatische Belastungsstörung. Stuttgart: Schattauer,2001.

13 Aspekte der forensischen Begutachtung

Im Rahmen der psychiatrischen Begutachtung können rechtliche Fragestellungen insbesondere betreffen:
§§ 20, 21 StGB: Schuldfähigkei von psychisch kranken Rechtsbrechern
§§ 63,64, 67 d StGB: Kriminalprognose von vermindert/nicht schuldfähigen Straftätern
§ 66: Gefährlichkeitsbeurteilung von langjährig untergebrachten Häftlingen, wenn eine Sicherungsverwahrung oder
§§ 57, 57a StGB i. V. m. § 454 Abs. 2 : eine Enlassung bei lebenslanger Freiheitsstrafe oder zeitiger Freiheitsstrafe von mehr als zwei Jahre bei bestimmten Strafttaten erwogen wird;
Glaubhaftigkeit von Zeugenaussagen (Kalus und Gallinat, 2010).
2001 besaßen aufgrund der Polizeilichen Kriminalstatistik (PKS) 24,9 % aller ermittelten Tatverdächtigen nicht die deutsche Staatsbürgerschaft (darin sind die Spätaussiedler nicht enthalten), dies bei einem Anteil von Menschen ohne deutsche Staatsbürgerschaft von damals 8,9 % der Gesamtbevölkerung (Hoffmann 2006). Dabei spielen Gewaltdelikte wie Raub, Mord und Totschlag sowie Vergewaltigung und sexuelle Nötigung eine beträchtliche Rolle. Unterdurchschnittlich sind dagegen Wettbewerbs-, Korruptions- und Amtsdelikte, Brandstiftung, Verletzung der Unterhaltspflicht, Sachbeschädigung, Veruntreuung u. a. Jugendliche Aussiedler aus Osteuropa zeigen eine hohe Prävalenzrate für delinquentes Verhalten.
Gutachten von forensisch-psychiatrischen Sachverständigen werden im Strafrecht zu Fragen der Schuldfähigkeit von Angeklagten, zur Prognose bei Tätern, zur Glaubhaftigkeit von Zeugenaussagen, zur Reife von Jugendlichen und Heranwachsenden u. a. angefordert.
Bei Probanden mit Migrationshintergrund stellt sich die Frage, welche Probleme dabei auf Grund der unterschiedlichen kulturellen Herkunft von Gutachter und Proband entstehen können und wie der Gutachter mit solchen Problemen in seiner Tätigkeit praktisch umgeht bzw. umgehen sollte.

13.1 Unterschiedliche Sichtweisen der jeweiligen Rechtsnormen

Die **kulturell geprägten subjektiven Wahrnehmungen** und Interpretationen im Rahmen des Rechtsstreits beruhen oft auf unterschiedlichen Sichtweisen der jeweiligen Rechtsnormen einer

Begutachtung bei Menschen mit Migrationshintergrund. http://dx.doi.org/10.1016/B978-3-437-31624-1.00013-1

Gesellschaft. Häufig entstehen daraus subjektive Vorstellungen des Betroffenen von ungerechter Behandlung.

Probleme dieser Art können im Kontext des gesamten Verfahrens auftreten, vom Delikt über die polizeiliche Vernehmung, der Beratung durch den Rechtsanwalt bis zu einer möglichen Strafe oder Unterbringung in einer psychiatrischen Klinik. Sämtliche Beteiligten des Verfahrens sind in diesem Zusammenhang relevant: Polizeibeamte, Rechtsanwälte, Staatsanwälte, Richter, Angestellte im Justizvollzug, Dolmetscher und besonders der psychiatrische oder psychologische Sachverständige.

Für den Sachverständigen ist es für die **Aufhellung der psychischen Situation** des Betroffenen von Bedeutung, welche Vorstellungen und Interaktionen in diesem rechtlichen Rahmen bestanden oder noch bestehen.

Es gilt dabei, im Einzelfall herauszufinden, welche Probleme die oben genannten Beteiligten, die den Staat im weitesten Sinne repräsentieren auf der einen Seite und der Betroffene auf der anderen Seite dabei haben.

13.2 Das Sprachproblem

In einer Studie von Karen Jahn (in Collatz et al. 1999) erfolgte eine Expertenbefragung. Als Hauptproblem wurde von den beteiligten Experten das **Sprachproblem** genannt, allerdings durchaus differenziert je nach Aufenthaltszeit in Deutschland und ethnischer oder Generationszugehörigkeit. Der Einsatz von Dolmetschern wird als problematisch erachtet. Schon die Anwesenheit einer dritten Person in der sensiblen psychiatrischen Begutachtungssituation wird als äußerst problematisch gewertet. Auch fallen bei der Übersetzung relevante Nuancen der wörtlichen Rede weg. Dies verhindert eine korrekte und vollständige Psychodiagnostik, wie sie bei deutschen Probanden selbstverständlich ist. Ein direktes Erkennen von Fehlern oder Missverständnissen bei der Dolmetschertätigkeit ist dem deutschen Gutachter nicht möglich – sonst würde er keinen Dolmetscher benötigen. Zudem erfolgt die Übersetzung meist nicht eins zu eins, sondern zeitungleich und kulturspezifisch unterschiedlich, häufig wertend und zusammenfassend. Die Qualifikation des Dolmetschers lässt sich überdies in der Regel vom Sachverständigen nicht überprüfen. Allein daraus resultieren beträchtliche Schwierigkeiten in der Kommunikation.

Ein weiteres Problem stellt die **Unklarheit der Rollensituation** der Verfahrensbeteiligten für den Betroffenen dar. Oft obliegt es erst dem Gutachter, im Rahmen der Vertrauensbildung die nötige Aufklärungsarbeit zu leisten, was einen erheblichen Zeitaufwand bedeuten kann.

Bezüglich des Einsatzes eines professionellen Sprach- und Kulturvermittlers sei hier auf die Ausführungen im Kapitel 5.8. (➤ Kap. 5.8) zum Einsatz von Dolmetscher (Sprach- und Kulturvermittlern) verwiesen.

13.3 Kulturell bedingte Aspekte

In Kapitel 5.5 (➤ Kap. 5.5) werden psychische Sörungen bei Menschen mit Migrationshintergrund genauer betrachtet. So ist festzustellen, dass die Prävalenzen sehr unterschiedlich sind und bei forensischen Fragestellungen beachtet werden müssen.

Problematisch ist auch die Differenzierung **kulturell bedingter Aspekte von persönlichkeitseigentümlichen Merkmalen.** Gerade für die Beurteilung etwa der Steuerungsfähigkeit ist dies von

Bedeutung und die Gefahr der Über- oder Unterbewertung kultureller Einflüsse ist nicht selten. Unterschiedliche Schicht- oder Subkulturzugehörigkeiten spielen hier ebenso eine Rolle wie Generation, Herkunftsregion oder Geschlecht. Dies ist in vergleichbarer Weise aber auch für die deutsche Bevölkerung zutreffend.

Daraus wird gefolgert, dass die Aneignung kulturspezifischen Hintergrundwissens als wichtige Forderung an den medizinischen, vor allem den psychiatrischen Sachverständigen angesehen wird, der Probanden mit Migrationshintergrund zu begutachten hat. Allerdings stehen bislang **keine entsprechenden Weiterbildungsmöglichkeiten** zur Verfügung. Die eigene Erfahrung des Sachverständigen ist dabei limitiert. Der Dolmetscher als Quelle für kulturbezogene Informationen steht nur sehr begrenzt zur Verfügung, da auch er einer umschriebenen Kultur oder Ethnie angehört und unter Umständen sehr subjektive, von der eigenen Erfahrung geprägte Betrachtungsweisen in seine Informationen einfließen lässt. Am ehesten ließe sich das Problem durch den Einsatz von muttersprachlichen Berufsexperten lösen, wobei dies derzeit an der geringen Zahl geeigneter Personen scheitert. Die Doppelrolle eines muttersprachlichen Gutachters als psychiatrischer Experte und zugleich „Kulturvermittler“ wird von den betroffenen Sachverständigen selbst durchaus kritisch gesehen.

Als Forderung resultiert aus der genannten Studie allein der interdisziplinäre Austausch zwischen Juristen, Ethnologen, Justizvollzugsangestellten, Dolmetschern, Psychiatern und Psychologen im Sinne einer **stärkeren Vernetzung aller beteiligten Institutionen.** Eine bessere Schulung der Beteiligten und weitere Forschung in Bezug auf diese Fragestellung würde allen Beteiligten zu Gute kommen.

Andere Autoren wie Hoffmann (2006) sehen allerdings den Übergang von einer in den Jahren um 1990 betonten Unterbewertung von Kulturdifferenzen zu einer heutigen Überbetonung. Bei der Entstehung psychiatrischer Krankheiten seien Migration und Ausländerstatus unter den allgemeinen psychosozialen Faktoren immer wieder als mögliche Bedingungsfaktoren herausgestellt worden, z. T. mit deterministischem Unterton. Jedoch habe sich z. B. für Jugendliche türkischer Herkunft ein Zusammenhang von Befindlichkeit, klassischen Risikofaktoren und Kontrollüberzeugungen nicht nachweisen lassen, ebenso wenig seien klassische Annahmen von kulturell unterlegten Pubertätskonflikten in Migrantenfamilien nicht haltbar.

13.4 Maßregelvollzug

Ein besonderes Problem stellen Menschen mit Migrationshintergrund als Patienten im Maßregelvollzug dar. Die gesellschaftlichen Prozesse der Abwertung und Ausschließung anderer spiegeln sich auf den forensischen Stationen in den Interaktionen zwischen den Patienten sowie zwischen Patienten und Mitarbeitern wider. Besonders die gegenwärtige Arbeitslosigkeit verleitet einheimische Patienten vermehrt zu ausländerfeindlichen Äußerungen und Verhaltensweisen. Nationale Stereotypien zeigen sich auch in den **Rollenverteilungen der Geschlechter.** Mit Verweis auf ihre Kulturen verweigern Patienten mit Migrationshintergrund nicht selten Küchen- und Putzdienste und lassen sich als Männer von Frauen als Mitarbeiterinnen nichts sagen.

Neuere Versorgungsstudien zeigen, dass Patienten mit Migrationshintergrund im Vergleich zur deutschen Bevölkerung weniger häufig psychiatrisch hospitalisiert sind, wobei die forensischen Behandlungen in diesen Erhebungen eingeschlossen waren. Für die einzelnen Generationen der Menschen mit Migrationshintergrund ergeben sich dabei unterschiedliche Gründe für eine stationäre Behandlung.

Eine **versorgungsepidemiologische Erhebung** aus Baden-Württemberg neuesten Datums (Hoffmann 2006) ergab, dass der Ausländer- und Aussiedleranteil im Maßregelvollzug deutlich höher

ist als in der Allgemeinpsychiatrie, jedoch niedriger als im Strafvollzug. Die Unterschiede in der Länderreihenfolge lassen den Schluss zu, dass die italienischen Mitbürger deutlich besser in das psychosoziale Netz integriert sind als die türkischen und die polnischen. Bei den Aussiedlern aus Russland spielen Abhängigkeitserkrankungen, vor allem von Alkohol eine große Rolle. Die Therapiefähigkeit wird dieser Gruppe wegen mangelnder Deutschkenntnisse und einer vielleicht höheren Gewaltbereitschaft eher abgesprochen. Häufige schwere Delikte gegen Leib und Leben wiesen zusammen mit dem hohen Anteil an Psychosekranken mit Migrationshintergrund auf gravierende psychosoziale Versorgungsmängel hin. Der relativ geringere Anteil von Persönlichkeitsstörungen könnte auf unterschiedliche Begutachtungen zurückzuführen sein. Es wurde darauf verwiesen, dass korrekt behandelte psychisch Kranke seltener schwerwiegend delinquieren. Suchtkranke Menschen mit Migrationshintergrund seien mit speziellen Programmen zu therapieren, die bislang noch nicht zum Tragen gekommen seien.
In einer Pilotstudie in 12 psychiatrischen Krankenhäusern mit über 2.211 Betten stellte sich heraus, dass in den befragten Institutionen insgesamt 17,4 % der stationär psychiatrisch – psychotherapeutisch behandelten Patienten einen Migrationshintergrund aufwiesen. Menschen mit Migrationshintergrund wurden in den antwortenden Kliniken demnach ihrem Bevölkerungsanteil von 18,6 % (Mikrozensus 2005) annähernd stationär behandelt. Überraschend war der geringere Anteil von Patienten mit Migrationshintergrund in der Kinder- und Jugendpsychiatrie und Psychotherapie mit 11,4 %. Zudem zeigten sich lokale und regionale Unterschiede, Unterschiede bei den Diagnosen (schizophrene Störungen waren z. B. bei Migranten überrepräsentiert) und ein Überwiegen von Migranten aus der Türkei und aus Osteuropa mit deutlichen Diagnoseunterschieden. Patienten mit türkischer Herkunft erhielten mehr Diagnosen aus dem Spektrum der Schizophrenie, schizotypen und wahnhaften Störungen (F2) und der Affektiven Störungen (F3), bei Patienten aus Osteuropa wurden dagegen signifikant häufiger Störungen durch psychotrope Substanzen (F1) festgestellt. Interessant war auch der Befund, dass Patienten mit Migrationshintergrund mit 27,2 % in der forensischen Psychiatrie deutlich überrepräsentiert waren (Koch et al. 2008).
Dass Migranten in der Forensik überrepräsentiert sind, könnte darauf zurückzuführen sein, dass sie offenbar leichter in der Forensik untergebracht werden. Zukünftige Untersuchungen sollten angestrebt werden, um die näheren Umstände für diese Daten zu erfassen. Dabei könnte der Fokus auch darauf gelenkt werden, ob auch in der Dauer der Unterbringung zwischen Migranten und einheimische Pateinten Unterschiede zu eruieren sind. Auch in anderen Untersuchungen wurde berichtet, dass überproportional viele Migranten im Maßregelvollzug und nach Psych KG in Psychiatrischen Kliniken untergebracht sind (Hill und Röhl, 2002; Koch et al., 2008; Leidinger, 2010). Es handelt sich hier aber nur um einzelne Berichte, eine systematische Untersuchung fehlt bislang. Diese Ergebnisse lassen jedoch vermuten, dass Migranten offenbar häufiger unter Anwendung von Zwangsmaßnahmen stationär untergebracht werden. Gründe dafür könnten in sprach- und kulturgebundenen Verständigungsproblemen, Fehldiagnosen und Missverständnissen liegen. Auch die Ausschöpfung der ambulanten Ressourcen kann ein Grund dafür sein, dass Migranten häufiger untergebracht werden.

Literatur

Collatz J, Hackhausen W, Salman R (1999; Hrsg.): Begutachtung im interkulturellen Feld. Berlin: Verlag für Wissenschaft und Bildung.

Hill J, Röhl M. (2002) Muss sich unser Gesundheitssystem auf die Betreuung von Migranten einstellen? In: Dettmers C, Albrecht NJ, Weiller C (Hrsg.) Gesundheit, Migration, Krankheit. Sozialmedizinische Probleme und Aufgaben in der Nervenheilkunde. Bad Honnef, S.113–121.

Hoffmann K (2006): Migranten als Patienten im Maßregelvollzug. Eine versorgungsepidemiologische Erhebung aus Baden-Württemberg. Nervenarzt 77;50–57

Kalus P, Gallinat J. (2012) Juristische Aspekte in der Psychiatrie und psychiatrische Begutachtung. In: Facharztprüfung Psychiatrie und Psychotherapie. Gallinat J, Heinz A (Hrsg.).S. 371–394.

Koch E, Hartkamp N, Siefen RG, Schouler-Ocak M. (2008) Patienten mit Migrationshintergrund in stationären-psychiatrischen Einrichtungen – Pilotstudie der Arbeitsgruppe „Psychiatrie und Migration" der Bundesdirektorenkonferenz. Nervenarzt ;79 (3):328–339.

Leidinger F. (2010) Migrationssensible Datenerhebung in den LVR-Kliniken für Psychiatrie und Psychotherapie. In: Beauftragte der Bundesregierung für Migration, Flüchtlinge und Integration (Hrsg.) Migrationssensible Datenerhebung für die Gesundheits- und Pflegeberichterstattung. Dokumentation. Berlin, S.65–75.

Statistisches Bundesamt 2006: Leben in Deutschland – Ergebnisse des Mikrozensus 2005.

14 Spezielle Probleme bei der Begutachtung von Asylbewerbern

Der Gesetzgeber hat im Asylbewerberleistungsgesetz deutlich abgesenkte Maßstäbe bis zum Entscheid über die Aufenthaltsgenehmigung verfügt, wonach eine den deutschen Standards entsprechende Basisversorgung nicht möglich ist.
Asylsuchende sind verpflichtet, in Gemeinschaftsunterkünften zu leben. Das Recht auf freie Wahl des Wohnorts ist ganz erheblich eingeschränkt.
Seit der Einführung der §§ 53.6 und 55.2 AuslG (§§ 60.7 und 60a.2 Zuwanderungsgesetz) setzt sich die Rechtsprechung zunehmend mit dem Thema „Traumatisierung" auseinander. Es handelt sich hier um eine komplexe medizinisch-psychologische Thematik, der der juristische Umgang bislang nicht ausreichend gerecht wurde (Gierlichs 2002, 2003).
Die **Frage des Bleiberechts** stellt sich besonders dann, wenn geltend gemacht wird, dass in Zusammenhang mit der Rückkehr gesundheitliche Risiken bis hin zu Folter und Todesstrafe bestünden. Auch in diesem Zusammenhang wird die Frage nach der Reisefähigkeit gestellt.
Die Ankunftsphase im Gastland, besonders für Flüchtlinge, tendenziell aber auch für andere Menschen mit Migrationshintergrund, kann mit einer hohen existentiellen Verunsicherung verbunden sein.
Nach epidemiologischen Studien muss damit gerechnet werden, dass etwa 30–45 % der Asylbewerber und Bürgerkriegsflüchtlinge traumatisiert sind (Kessler 1995, Flatten 2004).
Vorbehaltlich der diagnostischen Unschärfen kann man davon ausgehen, dass zwischen 5 und 30 % der Asylsuchenden an **behandlungsbedürftigen posttraumatischen Störungen** leiden. Erschwerend und die Symptomatik verschlimmernd wirken die Trennung von Familienangehörigen, die Unsicherheit über deren Schicksal sowie Isolation, Zukunftsunsicherheit in Bezug auf das Bleiberecht, fehlender Zugang zu Arbeit und Bildung, Leben in Gemeinschaftsunterkünften und die Erfahrung von Diskriminierung und Fremdenfeindlichkeit im Asylland (Burnett 2001).

14.1 Beschleunigung der Asylverfahren

Die Asylverfahren werden durch die Abschaffung des Bundesbeauftragten für Asylangelegenheiten und der Weisungsunabhängigkeit der Einzelentscheider beschleunigt.

Begutachtung bei Menschen mit Migrationshintergrund. http://dx.doi.org/10.1016/B978-3-437-31624-1.00014-3

Die Bekämpfung der unerlaubten Einreise wird durch eine **verbesserte Datenerfassung und -übermittlung** intensiviert. Neben dem Asylverfahren werden eine Reihe von Koordinierungsaufgaben zur Information über die Arbeitsmigration sowie die Führung des Ausländerzentralregisters beim Bundesamt für Migration und Flüchtlinge gebündelt.

14.2 Problematisches Denkmodell

Bei behördlichen und juristischen Entscheidungsträgern ist häufig das Denkmodell anzutreffen, dass ein Trauma regelhaft als einzige Störung eine PTBS auslöse und per Behandlung zu reparieren sei. Die Konsequenz davon sei, dass der Therapie die Abschiebung folgen könne. Wie im Kapitel über die PTBS erläutert, können je nach Risikofaktoren, unterschiedliche Prozesse in Gang gesetzt werden, die zu unterschiedlichen Störungsverläufen führen können.

Durch die Fokussierung der **PTBS als quasi „Rettungsanker" im Asylverfahren** sind Rechtsanwälte und andere Unterstützer dazu übergegangen, undifferenziert empirische psychotraumatologische Erkenntnisse auf Einzelfälle zu übertragen, sodass eine hohe Zahl von ähnlichen Bescheinigungen, Attesten und Stellungnahmen sowie Gutachten das ohnehin existierende Misstrauen gegenüber Ärzten untermauert.

Ein weiteres Problem stellt die Tatsache dar, dass immer wieder rein aussagepsychologische Fragestellungen an den Gutachter gerichtet werden.

In diesem Zusammenhang soll kurz erläutert werden, dass **aussagepsychologische Gutachten** sich zur Aussage über Geschehen äußern. Diese Methode wurde entwickelt, um zu klären, inwieweit die Schilderungen einer Person **glaubhaft** und zuverlässig sind. Dabei werden mit Hilfe der Inhaltsanalyse einer Aussage und unter Berücksichtigung der Entstehungsgenese, der Kompetenz und der Motivation der untersuchten Person verschiedene Aussagen zu unterschiedlichen Zeiten auf ihre Konstanz hin analysiert. Diese Untersuchungsmethodik wurde ausschließlich für die Anforderungen im Strafverfahren entwickelt und ist nicht auf Asylverfahren übertragbar. Die aussagepsychologische Methodik verfügt nicht über seriöse, validierte Kriterien bei der Auswertung von Aussagen von Menschen aus anderen kulturellen Hintergründen, da hier andere Mitteilungs-, Erlebens- und Beziehungsaspekte eine wichtige Rolle spielen, wie auch an anderer Stelle bereits aufgeführt. Möglicherweise ist diese Methodik auch auf traumatisierte Menschen nicht anwendbar, da hier Aspekte wie Vermeidung, Reaktionen auf Trigger, veränderte Gedächtnisleistung in den Kriterien nicht erfasst sind (Koch 2002).

Die aussagepsychologische Methodik unterscheidet sich vom **klinisch diagnostischen Vorgehen.** Eine Vermischung wird nach Leonhardt (2004) nicht empfohlen. Während bei der klinischen Untersuchung das vorliegende Störungsbild im Blickpunkt steht, steht bei der strafrechtlich beauftragten Untersuchung die Aussage im Vordergrund.

Trotz aller Bemühungen wird nach wie vor emotionalisiert über das Thema „Gutachten" und „Trauma" diskutiert, was die Situation der Betroffenen noch immer nicht leichter macht (Gardemann 2005).

14.3 Begutachtung im Asylverfahren

Die klinische Begutachtung geht der Frage nach, ob jemand erkrankt ist und welche Erkrankung vorliegt. Dabei steht das semistrukturierte Interview im Mittelpunkt zur Erfassung der aktuellen Beschwerden und der Vorgeschichte.

Nach Ebner (2001) dienen psychiatrische Gutachten im Asylverfahren in der Regel dazu, die medizinischen Grundlagen für die gerichtliche Beurteilung der Reisefähigkeit, der Therapiemöglichkeiten im Herkunfts- bzw. Aufnahmeland, der Glaubwürdigkeit des Asylsuchenden sowie der Beurteilung der Notwendigkeit von Familienzusammenführungen zu liefern.
Die wichtigsten Elemente eines Gutachtens sind

- demografische Angaben (Herkunftsland, Aufenthaltsstatus)
- Kontext der Behandlung (Beginn, Dauer, Frequenz)
- aktuelle Situation und Problemstellung
- Anamnese (Selbst- und Fremdanamnese trennen)
- subjektive Beschwerden
- klinische Untersuchungsbefunde
- Zusatzuntersuchungen (Labor, Röntgen)
- Behandlung und Verlauf
- Diagnose (ICD-10)
- Beurteilung, Beantwortung spezieller Fragen, Prognose.

Die Bundesweite Arbeitsgemeinschaft der Psychosozialen Zentren gab 1999 erstmals Richtlinien für die Untersuchung von Flüchtlingen heraus (BAFF 2001). 2001 wurden die SBPM (**S**tandards zur **B**egutachtung **p**sychotraumatisierter **M**enschen) Qualitätsstandards für die Begutachtung psychoreaktiver Traumafolgen entwickelt (Gierlichs 2004). Infolge der bundesweiten Unterstützung der Ärzte- und Psychotherapeutenkammer werden den Beschlüssen der Deutschen Ärztetage 2002–2004 entsprechend curriculäre Fortbildungen zur Begutachtung von Menschen mit psychoreaktiven Traumafolgen in aufenthaltsrechtlichen Fragen bereits umgesetzt (Haenel und Wenk-Ansorg 2004). Die Bundesärztekammer erkannte 2005 die SBPM-Qualitätsstandards als offizielles Fortbildungsmaterial an.
Die SBPM-Projektgruppe fordert, dass für die Begutachtung zur Klärung, ob entsprechende Störungsbilder vorliegen, nur entsprechend **qualifizierte Psychiater/Psychotherapeuten** eingesetzt werden, die in ihrer Urteilsbildung unabhängig sind, und ärztlicher Fachaufsicht unterstehen (z. B. im Gesundheitsamt). Zudem fordert sie, dass bei der Entscheidung über eine Abschiebung fachliche Kriterien berücksichtigt werden und die Fragestellung ergebnisoffen formuliert wird.
Die aktuelle Version der SBPM-Standards zur Begutachtung psychisch reaktiver Traumafolgen (in aufenthaltsrechtlichen Verfahren) sieht folgende fachliche Voraussetzung der Gutachter:

- Approbierte ärztliche, psychologische Psychotherapeuten oder Kinder- und Jugendpsychotherapeuten,
- Nachweis von mindestens 5 Jahren klinischer Tätigkeit im Bereich Psychiatrie, Psychotherapie, Psychosomatik in Praxis, Beratungsstelle oder Klinik
- Nachweis spezifischer Fortbildung:
- 1. Spezielle Kenntnisse in der Psychotraumatologie sowie interkultureller und
- aufenthaltsrechtlicher Besonderheiten in der Begutachtung
- 2. Drei supervidierte Gutachten/ausführliche Stellungnahmen
- Rechtliche Rahmenbedingungen von Flüchtlingen in aufenthaltsrechtlichen
- Verfahren; Traumafolgen; Traumaspezifische Aspekte in der Diagnostik
- Transkulturelle Aspekte in der Begutachtung
- Einsatz von Dolmetscher/innen in der Begutachtung
- Spezielle Aspekte in der Begutachtung in aufenthaltsrechtlichen Verfahren

(Gierlichs et al. 2012, überarbeitete Version; 1. Fassung 2001)
Bei der Begutachtung ist die Erstellung der Diagnose ein komplexer Vorgang, der sachgerecht nur vom dafür **ausgebildeten und darin erfahrenen Fachmann** seriös geleistet werden kann. Die zur

Verfügung stehenden aussagepsychologischen Methoden im interkulturellen Kontext sind aufgrund der bislang fehlenden Validierung für andere Kulturen, wie bereits oben erläutert, nicht anwendbar (Birck 2002a, Volbert 2004).

Untersuchungen im interkulturellen Bereich bergen vielfältige Fallstricke. Diese sind bereits an anderer Stelle dargestellt, sodass hier auf nur einige wenige eingegangen werden soll. **Das Problem der interkulturellen Verständigung** kann nicht dadurch gelöst werden, dass Familienangehörige, Bekannte oder Freunde als Übersetzer eingesetzt werden. Dies ist aus fachlicher Sicht abzulehnen. Es sollte bei dem **Einsatz von professionellen Sprach- und Kulturvermittlern** die politische, religiöse, sexuelle und ethische Zugehörigkeit der übersetzenden Person beachtet werden. Der Gutachter sollte möglichst mit der jeweiligen Kultur Erfahrung haben. Gespräche mit den professionellen Übersetzern vor und nach den Untersuchungen können ihm helfen, sich in die jeweilige Kultur hineinzuarbeiten. Die therapeutische Erfahrung im Auffangen psychischer Belastungen unter der Exploration kann oft erst den Zugang zu den traumaassoziierten Erlebnissen, die häufig schwer zu verbalisieren sind, erleichtern. Damit können auch Belastungsgrenzen, die mit dem Risiko einer Verschlechterung durch Retraumatisierung einhergehen können, besser erkannt werden. Zur Gefahr der Retraumatisierung im Rahmen einer zu vertieften Exploration ohne eine vorherige Stabilisierung sind ausführliche Ausführungen im Kapitel PTBS zu finden.

Unter Flüchtlingen wurde berichtet, dass eine Traumatisierungsrate von über 20 % bestehe (Gierlichs 2003). Von Lersner et al. (2008) berichteten dagegen sogar, dass bei Einreise in die Bundesrepublik unter den Flüchtlingen aus Bürgerkriegsregionen die Traumatisierungsrate bei etwa 40 % vorliege. Crumlish et al. (2010) stellten in einem systematischen Review fest, dass bei Flüchtlingen und Asylbewerbern im Vergleich zur Allgemeinbevölkerung die PTSD um eine 10 fach erhöhte Rate erhöht ist.

Die **Posttraumatische Belastungsstörung (PTBS)** lässt sich bei Vorliegen von spezifischen Symptomkomplexen wie dissoziative Abspaltungsreaktionen, Angst- und Vermeidungsreaktionen auf bestimmte Reize hin und Intrusionen wie szenisches Wiedererleben und Flashbacks einfacher stellen. Aus einer posttraumatischen Symptomatik kann nicht linear auf ein bestimmtes auslösendes Trauma zurückgeschlossen werden (Leonhardt 2004, Volbert 2004). Die klinische Untersuchung kann allerdings indizienhaft Hinweise auf ein Krankheit auslösendes Trauma, sein Vorhandensein und seine Beschaffenheit liefern (Leonhardt 2004, Haenel und Wenk-Ansohn 2004). Es ist nicht die Aufgabe des Gutachters, nachzuweisen, dass die vom Betroffenen angegebenen Erfahrungen tatsächlich so stattgefunden haben, wie bei der Untersuchung von ihm geschildert. Vielmehr ist von Interesse, ob die gemachten Angaben und der erhobene psychopathologische Befund darauf hinweisen, dass das geschilderte traumatische Ereignis ursächlich zur Entstehung der vorliegenden Erkrankung beigetragen hat.

Der Gutachter sollte sich ebenfalls dazu äußern, ob der Untersuchte krankheitsbedingt in der Lage ist, über bestimmte Erfahrungen wie z. B. traumatische Ereignisse zu sprechen oder inwieweit diese ihn in seinem Aussagevermögen beeinträchtigen.

Bei der klinischen Methodik nimmt der Gutachter in Diagnostik und Therapie zwei Positionen ein. Die Empathie bildet dabei die Basis für die professionelle Beziehungsgestaltung und stellt die Voraussetzung dar, um Zugang zum Betroffenen zu erhalten. Die kritische Distanz bildet die Voraussetzung für eine diagnostische und differentialdiagnostische Einschätzung und für therapeutische Interventionen (Haenel und Wenk-Ansorg 2004). Geht ein Untersucher mit **Empathie und Einfühlungsvermögen** vor, bedeutet dies nicht, dass er alle Angaben des Betroffenen unkritisch übernimmt. Im Hinblick auf mögliche Traumatisierungen ist empathisches Vorgehen hoch einzustufen, da Gedächtnisleistungen und damit die Verbalisierungsfähigkeiten in erheblichem Ausmaß von dem aktuellen Stimmungszustand abhängig sind. Eine angstfreie Atmosphäre ermöglicht den Zugang zu bestimmten Erinnerungen. Diese Ausführungen zeigen, dass die Beziehungsgestaltung nicht mit einer unkritischen Übernahme der Angaben der Betroffenen gleichzusetzen ist.

Wird eine fachliche Beurteilung angezweifelt, ist grundsätzlich eine erneute Untersuchung und ein qualifiziertes Zweitgutachten zu fordern.

Als häufige Fehler in ärztlichen Zeugnissen und Gutachten im Asylverfahren gelten:

- ein zu wenig ausführlicher Bericht ohne spezifische Diagnose und ohne Aussage, ob die Beschwerden mit der Anamnese vereinbar sind
- fehlende Trennung von subjektiven Schilderungen und objektiven Fakten
- fehlende Beschränkung auf medizinische Sachverhalte
- Äußerung von persönlichen politischen Meinungen
- Verwendung von Informationen von Drittpersonen, ohne sich über deren Einverständnis versichert zu haben
- das bewusste Verschweigen von medizinischen Sachverhalten.

Klinische Gutachten und Stellungnahmen aus Sicht der Experten können dazu beitragen, qualitativ hochwertige Antworten auf komplexe Fragestellungen zu erhalten. Fragen, die die Verantwortung verlagern, sollten nicht beantwortet werden.

14.4 Prognostische Überlegungen

Für die Auftraggeber der Gutachten im Asylverfahren spielen prognostische Überlegungen keine große Rolle, da Flüchtlinge keinen Anspruch auf eine möglichst gute Behandlung haben. Nur schwerwiegende Gesundheitsgefahren sind von juristischem Interesse. Diese können z. B. im Falle der Abschiebung eintreten.

Menschen mit **Traumastörungen** haben infolge ihrer krankheitsbedingten hohen Vulnerabilität auch in symptomarmen Phasen **reduzierte Belastbarkeit.** Der klinische Hintergrund für diese reduzierte Belastbarkeit ist in der unzureichenden Unterscheidungsfähigkeit zwischen gefährlichen und ungefährlichen Situationen zu finden. Während gesunde Menschen zwischen einer bedrohlichen Vergangenheit und einer ungefährlichen aktuellen Realität unterscheiden können, kommt es bei traumatisierten Menschen zu einer Aktivierung von mit dem Trauma im Zusammenhang stehenden Auslösereizen und damit zu einer Überflutung mit Bildern der traumatischen Erinnerungen. Dadurch sind diese Betroffenen nicht in der Lage, eine realistische Wahrnehmung der aktuellen Situation vorzunehmen und erleben starke Panikgefühle, Unruhe, Herzrasen oder Erstarrung. Das heißt, es kommt bei diesen Betroffenen zu einem Verlust der affektiven Modulation und einer undifferenzierten „fight-or-flight"-Reaktion (Le Doux 1998). Somit kommt es zur **Reaktualisierung oder Retraumatisierung.** Wissenschaftlich sind die komplexen hirnphysiologischen Ursachen dafür bekannt (Van der Kolk 2000, Birck et al. 2002).

Aus diesem Zusammenhang heraus lässt sich auch nachvollziehen, dass bereits die Androhung einer gewaltsamen Abschiebung als Trigger für „Gewalterfahrung" alte Gefühle von Ohnmacht und Ausgeliefertsein und Bilder traumatischer Erfahrungen aktiviert und unkontrollierte Angst freisetzt.

Nach einer Abschiebung fühlen sich viele Betroffene in der für sie unkontrollierbar wahrgenommenen Situation schutzlos und am Ort des Traumas oder mit Personen aus dem Kreise der Täter konfrontiert ausgeliefert, sodass Reaktualisierung und damit weitere Destabilisierung stattfindet. Auf diesem Wege kann es zu einer dauerhaften Verschlimmerung und Chronifizierung der Posttraumatischen Belastungsstörung kommen. Auch bei Vorhandensein von Behandlungsmöglichkeiten kann demnach eine Abschiebung infolge des subjektiven Erlebens zu einer akuten und anhaltenden Gefahr von Leib und Leben führen. Im Einzelfall müssen im Rahmen der prognostischen Einschätzung diese Konsequenzen im Gutachten entsprechend gewürdigt werden.

Häufige Probleme bei traumatisierten Asylbewebern

- Aufenthalt in Sammelunterkünften
- Aufenthalt nur in zugeteilten Städten und Gemeinden – beim Verstoß keine Sozialleistungen und damit Krankenversicherungsschutz
- Häufig keine Arbeitserlaubnis – Abhängigkeit von Sozialleistungen (Existenzminimum – Armut)
- Unklarer Aufenthaltsstatus „Asyl oder Duldung"
- Kurzfristige Duldungen – ohne Zukunftsperspektive
- Drohende Abschiebung trotz langjährigem Aufenthalt
- Kinder und Jugendliche ohne längere Aufenthaltsstatus kaum Chancen auf Ausbildungsplatz
- Schwierigkeiten im Umgang mit Behörden wegen sprachlicher Barrieren
- Wiederholte Ausstellung von Bescheinigungen/Attesten für Behörden

14.5 Reisefähigkeit

Die eingeschränkte Untersuchung auf Reisefähigkeit bei traumatisierten Menschen aus Sicht der wissenschaftlichen Fachgesellschaften (Stellungnahme der wissenschaftlichen Fachgesellschaften 2003), der Arbeitsgruppe Rückführung (Informations- und Kriterienkatalog 2004) und der Deutschen Ärztetage 2002–2004 ist obsolet.

Literatur

BAFF 2001: http://www.refugio-muenchen.de/pdf/zur-begutachtung-von-fluechtlingskindern-in-aufenthaltsrechtlichen-verfahren.pdf (letzter Zugriff 11.8.2013)

Birck A (2002a): Asylentscheidungen – zum Glaubhaftigkeitsverständnis von deutschen Behörden, Z. Politische Psychologie 10.

Birck, A., Winter, D., Koch, F (2001): Diagnostik psychischer Folgen. In: Richtlinien für die Untersuchung von Trauma.

Burnett A, Peel M. (2001): Health needs of asylum seekers and refugees. BMJ: 322, 544–547

Crumlish N, O'Rourke K. (2010) A Systematic Review of Treatments for Post-Traumatic Stress Disorder Among Refugees and Asylum-Seekers. Journal of Nervous & Mental Disease; 198: 4; 237–251.

Ebner G (2001): Grundlagen transkultureller Begutachtung. In: Hegemann T, Salman R (Hrsg.): Transkulturelle Psychiatrie. Bonn: Psychiatrie Verlag

Fallten G et al. (2004): Posttraumatischen Belastungsstörung, Leitlinien und Quellentext, Schattauer

Gardemann J (2005): Begutachtung durch den Öffentlichen Gesundheitsdienst im Spannungsfeld der Aufgaben und Ziele verschiedener Auftraggeber. In: Elling P, Gardemann J, Koch E, Salman R (Hrsg.). Transkulturelle Begutachtung. VWB Verlag für Wissenschaft und Bildung, Berlin

Gierlichs H W (2002): Psychologische Gutachten: Wissen über Traumata mangelhaft, Deutsches Ärzteblatt 99, Ausgabe 33.

Gierlichs H W (2003): Begutachtung psychotraumatisierter Flüchtlinge. Deutsches Ärzteblatt 100, Heft 34–35, 1.098

Gierlichs HW. (2003) Begutachtung psychotraumatisierter Flüchtlinge. Deutsches Ärzteblatt 100, Heft 34–35, 1.098.

Gierlichs H W et al. (2004): Standards für die Begutachtung psychoreaktiver Traumafolgen in aufenthaltsrechtlichen Verfahren. In: Haenel F, Wenk-Ansorg M. (Hrsg.) Begutachtung psychisch reaktiver traumafolgen in aufenthaltrechtlichen Verfahren, Beltz PVU

Gierlichs et al. 2012, überarbeitete Version;1. Fassung 2001

Haenel F, Wenk-Ansorg M (2004): Begutachtung psychisch reaktiver Traumafolgen in aufenthaltsrechtlichen Verfahren, Beltz PVU

Haenel F, Wenk-Ansorg M (2004): Begutachtung psychisch reaktiver Traumafolgen in aufenthaltsrechtlichen Verfahren, Beltz PVU

Informations- und Kriterienkatalog 2004. Ärztekammer Nordrhein 22.11.2004 online

Kessler R C et al. (1995) : Posttraumaitc Stress disorder in the National Comorbidity Survey. Archives of General Psychiatry, 52, 1.048–1.060.

Koch D (2002): Verifizierung von psychischen Folgeschäden nach Extremtraumatisierung, Feststellung und Behandlungsmöglichkeiten, Glaubhaftigkeit von Ereignisberichten, Glaubhaftigkeitskriterien der forensischen Psychologie versus neue wissenschaftliche Befunde zum traumaspezifischen Gedächtnis und die Implikationen für den Umgang mit traumatisierten Menschen. In: Asylpraxis Bd. 9, Bundesamt für Migration.

LeDoux, J. E. (1998) Fear and the Brain: Where have we been and where are we going? Biological Psychiatry 44:1.129–1.238.

Leonhardt M (2004): Psychiatrische Begutachtung bei asyl- und ausländerrechtlichen Verfahren. In: Venzlaff, Foerster K (Hrsg.). Psychiatrische Begutachtung. München: Urban und Fischer

Leonhardt M (2004): Psychiatrische Begutachtung bei asyl- und ausländerrechtlichen Verfahren. In: Venzlaff, Foerster K (Hrsg.). Psychiatrische Begutachtung. München: Urban und FischerStellungnahme der wissenschaftlichen Fachgesellschaften 2003. ZPPM,4,41

Van der Kolk B, McFarlane A, Weisaeth L (2000): Traumatic Stress. Grundlagen und Behandlungsansätze. Jungfermann.

Volbert R (2004): Beurteilung von Aussagen über Traumata. Hans Huber

Von Schlippe A, El Hachimi M. (2000) Konzepte interkultureller systemischer Therapie und Beratung. In: Heimannsberg B, Schmidt-Lellek, C. J. (Hrsg.): Interkulturelle Beratung und Mediation. Konzepte, Erfahrungen, Perspektiven. Köln: Ed. Humanist. Psychologie,S. 87–114.

15 Spätfolgen traumatisierender Erlebnisse deutscher Staatsangehöriger in Krieg, Nachkriegszeit und DDR

15.1 Bedeutung von Krieg und Nachkriegszeit

Migration fand nicht nur aus ost- und südeuropäischen Staaten statt. Sie erfolgte in großem Stil durch **Flucht und Vertreibung** von Deutschen aus dem Osten im Rahmen des Zweiten Weltkriegs und der Nachkriegszeit. Mehr als 12 Millionen Deutsche verloren mit dem Ende des Zweiten Weltkriegs ihre Heimat, flüchteten vor der Roten Armee, wurden systematisch vertrieben oder zur Zwangsarbeit in die Sowjetunion deportiert. Allein in Bayern fanden fast drei Millionen Sudetendeutsche zwangsweise eine Bleibe.

Eine große Zahl von Flüchtlingen verließ auch unter oft schwierigen, gefährlichen und lebensbedrohenden Umständen zwischen 1949 und 1989 die ehemalige DDR.

Seelische Störungen als Folge ungünstiger sozialer Umstände sind daher nicht nur bei Menschen mit Migrationshintergrund zu beobachten und auch zu begutachten, sie sind gleichermaßen in der deutschen Bevölkerung über Jahrzehnte hinweg von Bedeutung gewesen bzw. immer noch von Relevanz, obgleich durch den zunehmenden zeitlichen Abstand allmählich gemildert. Betroffen waren von den z. T. schrecklichen Erlebnissen große Teile der Bevölkerung im Zweiten Weltkrieg mit seinen schwerwiegenden Folgen mit Bombenkrieg, Verlust naher Angehöriger, gerade auch der Zivilbevölkerung, oft in unmittelbarem eigenen Erleben, danach dem Ausgeliefertsein durch die Besatzungsmächte mit vielfältigen, z. T. brutalen Übergriffen der siegreichen Soldaten und nicht zuletzt der erzwungenen Migration von Millionen von Menschen aus den ehemaligen von Deutschen besiedelten Ostgebieten. Das **Schicksal von Flucht und Vertreibung** ist also einem großen Teil der deutschen Bevölkerung nicht fremd, heute zumindest aus den Erzählungen der älteren Generation. Nicht zu vernachlässigen und in der Begutachtungssituation immer wieder thematisiert sind die Spätfolgen dieser Erlebnisse, die man heute mit dem Begriff der „Post-

Begutachtung bei Menschen mit Migrationshintergrund. http://dx.doi.org/10.1016/B978-3-437-31624-1.00015-5

traumatischen Belastungsstörung" beschreibt und die sich noch in höherem Lebensalter durchaus krankheitswertig darstellen. Vergleiche mit den Verfolgungen und Vertreibungen von Menschen aus den verschiedenen Bürgerkriegsgebieten auf der ganzen Welt sind sehr naheliegend.
Auf die unvergleichbar schwersten seelischen Traumata, die die **jüdische Bevölkerung** in Deutschland unter dem Terror der Nazidiktatur zu erleiden hatte, kann hier nur nachdrücklich verwiesen werden. Hierzu existiert eine umfangreiche Literatur. Darauf einzugehen würde den Rahmen dieses Buches sprengen. Begutachtungen hierzu standen in den ersten Jahrzehnten nach dem Zweiten Weltkrieg im Vordergrund. Sie sind heute eher selten geworden.
Dagegen sind nach der Wiedervereinigung in großem Umfang seelische und körperliche **Traumatisierungen durch das DDR-Regime** Gegenstand der Begutachtung geworden, wobei die Folgen bei den Geschädigten bis heute anhalten.

15.2 Historische Entwicklung der Bewertung seelischer Traumen

Seelische Folgen einer traumatischen Einwirkung wurden im Laufe des letzten Jahrhunderts unterschiedlich benannt und bewertet.

15.2.1 Traumatische Neurose

Der Begriff „traumatische Neurose" oder „Unfallneurose" wurde 1889 von Oppenheim im Rahmen der Begutachtung und Behandlung von Unfallfolgen eingeführt und in primäre und sekundäre Formen eingeteilt.
Als primäre Formen galten **direkte und unmittelbare Unfallfolgen** im Sinne von „Emotionsneurosen", d.h. Schreck- und Angstneurosen, „Kommotionsneurosen", etwa nach Kopfkontusion, Gehirnerschütterung oder Rückenmarkserschütterung, „Neurosen ohne sonstige örtliche Traumen" wie Quetschung von Gliedmaßen und Weichteilen, aber auch „Intoxikations-, Elektro- und Thermoneurosen".
Als sekundäre Unfallneurosen wurden **Rentenkampf- und Abfindungsneurosen,** auch **Begehrungsneurosen** ohne primäre Schädigung des Nervensystems angesehen.
Bei diesem Konzept wurde begrifflich nicht scharf genug unterschieden zwischen primär körperlicher Traumatisierung und daraus resultierender seelischer Reaktion sowie psychischen Reaktionen auf extreme Belastungen. Eine organische Komponente in Form molekularer Veränderungen im zentralen Nervensystem wurde postuliert.
Die Hauptschwierigkeit bestand in der Beantwortung der Frage, ob Krankheit oder Simulation vorliege und als ebenso schwierig wurde es gewertet, den Grad der verbliebenen Erwerbsfähigkeit festzustellen. Übertreibung sei bei diesen Zuständen nach Oppenheim (1908) häufig im Spiel.
Horn verwies 1918 auf eigene Erfahrungen mit Eisenbahnunfällen, denen zufolge das Entschädigungsverfahren nach örtlicher Gewalteinwirkung in ⅔ aller Fälle selbst bei belangloser lokaler Verletzung zu einem langwierigen Beschwerdebild mit hohen Ersatzansprüchen im Sinne einer „Begehrungs-, Rentenabfindungs- oder Entschädigungskampfneurose" führe. Er schreibt dazu: „Sehen wir doch immer wieder, dass primäre Unfallneurosen bei Nichtentschädigungsberechtigten oder bei rechtzeitig Abgefundenen in kürzerer oder längerer Frist zum Abklingen oder doch

vielfach zu weitgehender Rückbildung kommen und zumeist eine volle Wiederherstellung der Erwerbsfähigkeit erhoffen lassen, bei Weiterbestehen des Entschädigungskampfes nicht nur in ihrer Heilungstendenz oft völlig stocken, sondern auch in einer ganzen Reihe von Fällen noch eine Weiterbildung und Modifikation nach hypochondrisch-querulatorischer Richtung erfahren ..."
Früh wies Horn (1918) auch auf die Bedeutung der Krankheitsbereitschaft im Sinne einer **individuellen Disposition zu Unfallneurosen** hin, ohne dies näher prognostisch festlegen zu können. Er bemerkte: „Nur fiel auf, dass die Haftpflichtfälle (Eisenbahnunfallverletzte) im Durchschnitt häufiger simulierten als sonstige Unfallkranke, was meines Erachtens sicher zum größten Teil auf dem Anreiz der in Aussicht stehenden hohen Entschädigungssummen beruhte." Er fasste seine Erfahrungen zusammen: „Die Eisenbahnunfallneurosen bieten beim Fehlen ernsterer Komplikationen in der Regel durchaus günstige Heilungsaussichten, sofern die Entschädigungsansprüche rasch und endgültig durch einmalige Abfindung erledigt werden. Rentenzahlung, langwierige Verhandlungen und Prozesse hemmen die Heilung. ... Das beste Heilmittel ist neben Erledigung der Entschädigungsfragen Ablenkung durch allmähliche Wiederaufnahme geregelter Tätigkeit ..."
Diese damaligen Erfahrungen haben sich bis heute voll bestätigt und sind so aktuell wie vor einem Jahrhundert.
Lange Zeit bestanden heftige Kontroversen über eine vermeintlich organische oder seelische Ursache, die erst 1916 auf dem Münchener Neurologentag mit einer Ablehnung der postulierten organischen Komponente und später des Begriffs „traumatische Neurose" entschieden wurde.
Schon wenig später hatten sich auch die Vorstellungen in der Begutachtungspraxis gewandelt. Im Standardwerk „Der Unfallmann" wird in der zweiten Auflage 1930 von Liniger und Molineus festgestellt: „Eine traumatische Neurose gibt es nicht ... Die sog. Unfallneurose kam und kommt auch jetzt noch nur dann zustande, wenn irgendwelche Vorteile materieller Art in Aussicht standen. ... Besonders auffallend war, dass die sog. Neurose nicht entstand, wenn durch den Unfall schwere körperliche Verletzungen verursacht waren. Es waren im Gegenteil immer Fälle, bei denen keine wesentlichen Verletzungsspuren gefunden wurden. Die geringen Verletzungen heilten glatt aus. Es blieben aber auffallenderweise Beschwerden zurück, die durch den Befund nicht zu erklären waren und die statt geringer immer stärker wurden ..." Parallelen zum heute so häufig zu begutachtenden „HWS-Schleudertrauma" oder leichten Schädelverletzungen drängen sich immer wieder auf.
Im ersten Weltkrieg manifestierten sich die **„Kriegsneurosen" bei den Soldaten,** die den seelischen Belastungen des Stellungskrieges nicht gewachsen waren in erster Linie in körperlichen Beschwerden. Es wurden nicht nur die „Kriegszitterer" mit bizarrem Tremor beobachtet, sondern auch Dämmerzustände, Konvulsionen, Lähmungen, Muskelkrämpfe, Gang- und Sprachstörungen und vieles andere mehr. Anfangs wurde diesen Kranken sehr viel Mitleid und Fürsorge zuteil, später – als sich die Funktionsstörungen häuften – sah man sie zunehmend als seelisch bedingt im Sinne eines „minderwertigen Nervensystems" an und ging zu rigoroseren Behandlungsmaßnahmen über. Die „Nervenlazarette" arbeiteten vor allem mit Elektroschocktherapie, auch mit Suggestion und Psychotherapie. Die Erfolge waren eklatant.
In den folgenden Jahrzehnten dominierte eine ablehnende Haltung bezüglich der seelischen Folgen eines Unfalls. Neben anderen Autoren betonten auch Bonhoeffer und Reichardt (zusammengefasst in Ritter und Kramer 1991), dass entsprechende Reaktionen aus dem Wunsch nach einem materiellen Gewinn resultierten. Damals schlossen die privaten Unfallversicherungen psychische Unfallfolgen ausdrücklich aus ihrem Versicherungsschutz aus, was bis heute beibehalten wurde.
Im zweiten Weltkrieg lag eine andere Konstellation vor. Hier war von Anfang an die **Zivilbevölkerung** durch den Luftkrieg in erheblichem Umfang betroffen, nicht nur die kämpfende Truppe. Die ausgeprägten hysterischen Reaktionen, die für den ersten Weltkrieg so charakteristisch waren, traten zugunsten der „Organneurosen" deutlich zurück. Der **Zwang zum Überleben,** der Soldaten und Zivi-

listen in gleicher Form erfasste und die fehlende Hoffnung auf Mitleid und Entschädigung, besonders bezogen auf seelische Reaktionen mit dem Vorwurf der „Minderwertigkeit“, vielleicht auch die Angst vor „Schockmethoden“ durch Strom ließ grob-demonstrativ anmutende hysterische Verhaltensweisen nicht aufkommen. Das „mit eingezogenem Kopf in sich Hineinfressen“ von Schmerz und Verzweiflung förderte sehr viel mehr diffuse Organbeschwerden. Auch bei der Zivilbevölkerung schienen Wünsche, sich in Krankheit zu flüchten, keinen Sinn zu haben. Die später in großer Zahl betroffenen Vertriebenen reagierten häufig mit Verbitterung und Depression (Thomann 1994).

Nach dem zweiten Weltkrieg erfolgte eine etwas differenziertere Betrachtung bzw. wandelten sich allmählich die Vorstellungen hinsichtlich einer Entschädigung. Zunächst wurden Entschädigungsansprüche nach seelischen Traumata zurückgewiesen. Letztlich standen auch nicht ausreichende finanzielle Mittel zur Verfügung, um eine riesige Zahl von potenziell psychisch geschädigten Menschen zu versorgen. **Die körperlich Kriegsbeschädigten und die Hinterbliebenen** standen im Vordergrund der Versorgungsüberlegungen nach dem BVG (Bundesversorgungsgesetz). Man wollte einen „sekundären Krankheitsgewinn“ nicht fördern und eine Flucht in die Krankheit nicht bahnen.

Venzlaff (1957) schlug schließlich vor, lediglich von psychoreaktiven Störungen nach entschädigungspflichtigen Ereignissen zu sprechen. Eine Berentung von Neurosen sei allerdings nur in Sonderfällen schwerer therapieresistenter und chronischer Störungen angebracht.

Eine ganz andere Problematik ergab sich dann aus der Erfordernis der Entschädigung der schwerst körperlich und psychisch geschädigten **KZ-Opfer und vergleichbarer Opfer des Nationalsozialismus.** Hier gewann das Konzept des „erlebnisbedingten Persönlichkeitswandels“ an Bedeutung, welches bisher in dieser Form nicht in größerem Umfang bekannt gewesen war.

Raestrup (1962) empfahl ursprünglich, nur psychische Störungen anzuerkennen, die auf eine organische Schädigung des Nervensystems zurückzuführen seien – ein Konzept, welches in Deutschland bis heute bei der privaten Unfallversicherung Anwendung findet.

Bezogen auf den zivilen Bereich der Unfallversicherung hat sich heute die Vorstellung durchgesetzt, dass der Rentenwunsch nur als Symptom einer schon zuvor bestehenden seelischen Störung zu betrachten ist. Nach der Rechtsprechung des Bundesgerichtshofes gilt, dass eine Entschädigungsleistung vom Wesen der Neurose abhängig zu machen ist. Für Wunsch- oder Entschädigungsreaktionen und psychopathische Reaktionen komme eine Entschädigung nicht in Betracht. Neurosen im eigentlichen Sinne seien zu entschädigen, soweit das neurotische Verhalten nicht Zweck- oder Begehrensvorstellungen diene. Auch ein erlebnisbedingter Persönlichkeitswandel sei eindeutig zu entschädigen.

15.2.2 PTBS (ICD-10: F 43.1)

Das Konzept der „Posttraumatischen Belastungsstörung“ (PTBS) sei hier nur kurz erwähnt. Darauf wird an anderer Stelle ausführlich eingegangen. Der Begriff ist zwar relativ neu, nicht jedoch die **Auseinandersetzung mit Gewalt und Lebensbedrohung** jeglicher Art und deren Bewältigung. Sie unterliegt naturgemäß in erheblichem Umfang dem herrschenden Zeitgeist, den gesellschaftlichen Strömungen und den philosophischen Vorstellungen der jeweiligen Epoche.

Ähnlich wie vor 100 Jahren ist auch heute die Mitverantwortung des behandelnden Arztes an der Entstehung einer „Rentenneurose“ aktuell. Dies gilt durchaus auch für die Problematik bei Menschen mit Migrationshintergrund. Aus Unkenntnis oder übertriebener (vermeintlicher) Fürsorge

für den Patienten werden ärztlicherseits nicht selten finanzielle Erwartungshaltungen geweckt, die später nicht befriedigt werden können und zu langwierigen Rechtsstreitigkeiten führen. Großzügige und ungerechtfertigte Krankschreibungen, Gefälligkeitsatteste und gutachtliche Stellungnahmen, die einer Überprüfung nicht standhalten, sind an der Tagesordnung. Rigler (1879) hat schon vor 120 Jahren auf eine entsprechende Problematik hingewiesen.
Vieles hat sich in den zurückliegenden 100 Jahren geändert, die **Gratwanderung zwischen Anspruchs- und Erwartungshaltung** der Betroffenen und einer angemessenen, von der Solidargemeinschaft der Versicherten zu tragenden und über deren Beiträge zu finanzierenden Entschädigung ist geblieben. Ein medizinhistorischer Rückblick lohnt sich daher durchaus auch in unserer Zeit.

15.3 Vertreibung

Die gewaltsame Vertreibung aus der Heimat im Rahmen kriegerischer Auseinandersetzungen oder durch die herrschende politische Klasse stellt zweifellos eine **außergewöhnlich hohe psychische Belastung** dar. Sie ist mit der selbst gewählten Migration aus ökonomischen Gründen und zur Verbesserung der Lebenschancen in keiner Weise vergleichbar, zumal sie mit direkter Lebensbedrohung und mit Verlust der gesamten wirtschaftlichen Existenz einherging bzw. auch heute noch in vergleichbaren Fällen einhergeht.
Die Vorstellung, durch den Aufbau ethisch reiner Nationalstaaten und durch die dafür erforderliche Vertreibung von nationalen Minderheiten dauerhaft Frieden schaffen zu können, wurde bereits in der zweiten Hälfte des 19. Jahrhunderts öffentlich diskutiert. Realität wurde sie erstmals im griechisch-türkischen Krieg 1920–1922 und in großem Umfang nach dem 2. Weltkrieg in Bezug auf die deutschen Minderheiten in den osteuropäischen Ländern. Die so genannten **Spätaussiedler aus Russland** in unserer Zeit sind sozusagen die Nachhut dieser Bevölkerungsanteile. In jüngerer Vergangenheit kam es zu entsprechenden Vertreibungen in Kambodscha, Ruanda und am Balkan und in anderen Regionen der Welt. An kambodschanischen Vertriebenen konnte gezeigt werden, dass 10 Jahre nach der Vertreibung noch über 90 % an relevanten psychischen Störungen litten. An Kriegsgefangenen des 2. Weltkriegs wurde nachgewiesen, dass über 40 Jahre nach schweren psychotraumatisierenden Erlebnissen bis zu 19 % an chronischer PTBS litten.
Die **Spätfolgen der Vertreibung der deutschen Bevölkerung nach dem 2. Weltkrieg** mit gewalttätigen Übergriffen, Vergewaltigungen, Tötungen, Internierungen, Krankheit und Unfällen ohne adäquate ärztliche Versorgung wurden bislang nur unzureichend systematisch erfasst und untersucht (Nawratil 2007, Douglas 2012).
Fischer et al. (2006) hatten die langfristigen Folgen traumatischer Ereignisse bei Vertriebenen untersucht und fanden über 50 Jahre danach bei 9,8 % die Diagnosekriterien einer chronischen PTBS erfüllt, in einer altersentsprechenden Kontrollgruppe nur bei 1,8 % der Probanden. Vertreibung aus der Heimat stellt also eine Psychotraumatisierung dar, die über 50 Jahre danach noch relevante Auswirkungen auf die somatische und psychische Gesundheit hat.
In unserer Zeit erleben wir zunehmend die Spätfolgen jahrzehntelang verdrängter traumatisierender Erlebnisse, wenn im Alter kompensierende Faktoren entfallen (Jachertz 2013).

15.4 Posttraumatische Verbitterungsstörung (PTED)

Ein neues, in diesem Rahmen gutachtlich interessantes Konzept wurde von Linden (2003, 2004) vorgestellt:

Die „Posttraumatische Verbitterungsstörung" („posttraumatic embitterment disorder" PTED) ist durch die folgenden diagnostischen Kriterien charakterisiert:

A. Kernkriterien:

- einmaliges schwerwiegendes negatives Lebensereignis, in dessen Folge sich die psychische Störung entwickelt hat
- dem Patienten ist dieses Lebensereignis durchaus bewusst
- der Patient erlebt das kritische Lebensereignis als „ungerecht"
- beim Ansprechen des kritischen Ereignisses reagiert der Pat. mit Verbitterung und emotionaler Erregung
- es werden wiederholt intrusive Erinnerungen berichtet
- die emotionale Schwingungsfähigkeit ist nicht beeinträchtigt, bei Ablenkung normale Affekte
- keine manifeste psychische Störung im Jahr vor dem kritischen Lebensereignis, gegenwärtig kein Rezidiv einer vorbestehenden psychischen Erkrankung.

B. Zusatzsymptome:

- der Patient nimmt sich als Opfer und hilflos wahr und nicht in der Lage, das Ereignis zu bewältigen
- der Patient macht sich selbst Vorwürfe, das Ereignis nicht verhindert zu haben
- der Patient meint, es sei ihm „egal" wie es ihm gehe
- der Patient kann Suizidgedanken äußern
- die emotionale Grundstimmung ist dysphorisch – aggressiv-depressiv getönt
- eine Reihe unspezifischer Symptome sind möglich
- es wird eine phobische Symptomatik berichtet, die eng mit dem Ort und dem Urheber des kritischen Ereignisses verbunden ist
- der Antrieb ist reduziert und wirkt blockiert, subjektiv weniger antriebsgehemmt als antriebsunwillig.

Auslöser ist ein außergewöhnliches, wenn auch lebensübliches **negatives Lebensereignis,** wie z. B. eine Kündigung, das einschneidende negative Konsequenzen für den Betroffenen hat und regelhaft mit einer persönlichen Kränkung und einer Verletzung zentraler Lebenswerte einhergeht. In der Folge entwickeln die Betroffenen einen ausgeprägten und **lang anhaltenden Verbitterungsaffekt,** weshalb von einer Posttraumatischen Verbitterungsstörung gesprochen wird. Parallelen zur Posttraumatischen Belastungsstörung bestehen auch hier mit Intrusionen, Vermeidungshaltungen und emotionalen Entgleisungen, die bei Erinnerung an das kritische Ereignis auftreten können. Im Gegensatz zur Depression ist die affektive Modulation erhalten.

Das Krankheitskonzept ist erstmals **nach dem Zusammenbruch der DDR und den sozialen Umwälzungen in Ostdeutschland entstanden,** als viele Menschen nach Verlust ihrer beruflichen und sozialen Identität in einen Zustand der Verbitterung gerieten. Es kann aber auch bei lang dauernden beruflichen Konflikten im Sinne des „Mobbing" beobachtet werden. Letztlich liegen subjektiv kränkende, gleichwohl lebensübliche Ereignisse zugrunde. Dadurch unterscheidet sich die Posttraumatische Belastungs- von der Verbitterungsstörung. Ähnlichkeiten bestehen mit der Anpassungsstörung (F 43.2). Manche Autoren sehen daher dieses Syndrom als eine spezifische Form der Anpassungsstörung an.

Von Bedeutung für die Begutachtung ist, dass die Betroffenen die Tendenz haben, sich zu verkriechen und Hilfe abzulehnen. Sie lassen sich meist vom Hausarzt krankschreiben, ohne jedoch gezielte Hilfestellung zu akzeptieren. Die **Prognose** ist schlecht. Krankheitswertigkeit ist gegeben, wenn eine Mindestschwere vorliegt, bedeutsame Zusatzsymptome hinzutreten und wenn die Erfüllung von Alltagsaufgaben nicht mehr möglich ist. Die sozialmedizinischen Konsequenzen resultieren aus der Art, der Schwere und dem Verlauf der Psychopathologie. Geprägt wird dies naturgemäß auch über die zugrunde liegende Persönlichkeitsstruktur. Ausgeprägte aggressive und Wiedergutmachungsphantasien spielen in der sozialgerichtlichen Auseinandersetzung oft eine große Rolle (Linden 2004).

15.5 Begutachtung psychischer Störungen nach politischer Haft in der ehemaligen DDR

In der damaligen Sowjetischen Besatzungszone waren nach Kriegsende 1945 122.671 Menschen als politische Häftlinge in Speziallagern interniert, weitere 180.000 Männer und Frauen waren nach Schätzungen des Bundesministeriums für Justiz zwischen 1949 und 1989 in der DDR aus politischen Gründen inhaftiert (Denis, Bauer und Priebe in Collatz et al. 1999). In den ersten Jahren nach Kriegsende waren diese Häftlinge physischer Folter ausgesetzt, später entsprachen die Verhörmethoden nach den Entschließungen der UNO gegen Folter einer psychischen Folter.

In mehreren empirischen Studien an der Freien Universität Berlin konnte nachgewiesen werden, dass die Betroffenen noch Jahrzehnte nach der Inhaftierung an ausgeprägten psychischen Störungen litten. Neben Symptomen der Posttraumatischen Belastungsstörung wurden am häufigsten Angsterkrankungen, somatoforme und depressive Störungen festgestellt.

Die Inhaftierten wurden nach 1973 überwiegend **psychischen Druckmitteln bis hin zur psychischen Folter** – auch unter Einbeziehung von Familienangehörigen – ausgesetzt, um Geständnisse zu erpressen, sie zu bestrafen oder sie dazu zu bringen, für den Staatssicherheitsdienst zu arbeiten.

Ehemalige politische Häftlinge aus der DDR mit **psychischen Haftfolgeschäden** haben einen Anspruch auf eine finanzielle Entschädigung nach dem Häftlingshilfegesetz (HHG), bzw. nach dem nach der Wiedervereinigung geschaffenen Strafrechtlichen Rehabilitierungsgesetz (StrRehaG). Gemäß § 21 Absatz (5) kommt es dabei darauf an, dass „die Wahrscheinlichkeit des ursächlichen Zusammenhangs zwischen Freiheitsentziehung und Gesundheitsstörung nachgewiesen ist". Überwiegen die haftabhängigen Faktoren oder sind sie mit anderen Einflüssen annähernd gleichwertig, dann ist der gesamte zu beurteilende Gesundheitsschaden auf die Haft zurückzuführen. Überwiegen schädigungsfremde Noxen, so kann die psychische Störung nicht als Schädigungsfolge angesehen werden. Eine teilweise Anerkennung von Haftschäden ist nicht vorgesehen. Dagegen wird eine nachgewiesene Verschlimmerung einer vorbestehenden Erkrankung durch die Inhaftierung anerkannt.

Daher sind immer wieder psychiatrische Gutachten erforderlich, um eine adäquate Bewertung zu ermöglichen.

Die Begutachtung psychischer Schäden nach politischer Haft ganz allgemein und auch in der DDR war in den ersten Jahren nach dem 2. Weltkrieg auf Grund der damals herrschenden Lehrmeinung schwierig und aus heutiger Sicht nicht akzeptabel, da psychische Erkrankungen nicht als durch äußere Ereignisse auslösbar angesehen wurden. Erst nach 1965 änderte sich die Begutachtungspraxis zugunsten der Betroffenen.

Dem Nachweis einer Posttraumatischen Belastungsstörung kommt auch hier besondere Bedeutung zu.

Die Begutachtung wird **durch verschiedene Faktoren erschwert.** Den Betroffenen fällt es oft schwer, das so dringend erforderlich Vertrauen zum begutachtenden Psychiater zu finden, gerade weil die Psychiatrie und ihre Exponenten häufig in das Regime und den Staatssicherheitsdienst verstrickt waren. Es bedarf seitens des Gutachters einer besonderen Feinfühligkeit, um diese Situation zu entschärfen. Auch anhaltende Scham- und Schuldgefühle erschweren oft die Exploration. Die Hafterfahrungen müssen detailliert exploriert werden, wobei u. U. wieder alte Wunden aufbrechen könnten. An die Fähigkeit des Gutachters, die **Balance zwischen eingehender Exploration und Vermeidung einer Retraumatisierung** zu halten, werden hohe Anforderungen gestellt. Schließlich kann auch nicht der „Durchschnittsmensch" als Maßstab gelten, sondern der einzelne Mensch mit seiner individuellen Vulnerabilität und seinen ganz persönlichen Erfahrungen und Reaktionsweisen. Es sind also nicht nur die objektiven Haftbedingungen, sondern das subjektive Erleben des Einzelnen, die in die Beurteilung eingehen müssen. Die andauernde Persönlichkeitsänderung nach Extrembelastung (ICD-10 F 62.0) ist bei lang dauernden Störungen zu bedenken. Typisch dafür ist eine feindliche oder misstrauische Haltung der Welt gegenüber, sozialer Rückzug, Gefühl der Leere, Hoffnungslosigkeit, Entfremdung und ein chronisches Gefühl der Nervosität wie bei ständigem Bedrohtsein.

Die einzelnen Symptome können sich verstärken, wenn Situationen bestehen, die irgendwie an die früheren Belastungen erinnern, etwa Fernsehfilme über die DDR oder autoritär auftretende Mitarbeiter von Behörden. Die zeitliche Dynamik der Symptomatik ist vom Gutachter eingehend darzustellen, ggf. auch unter **Berücksichtigung von Brückensymptomen.** Fehlen solche, so spricht dies allerdings keinesfalls gegen die Haftbedingtheit, denn psychische Störungen können durchaus auch mit einiger zeitlicher Latenz auftreten, gerade, wenn bisherige Kompensationsmöglichkeiten wie Beruf oder Ehe weggefallen sind. Zudem ist auch an die dissoziative Amnesie zu denken. Die Betroffenen können sich an einige schlimme Erlebnisse nicht mehr erinnern und diese nicht abrufen. Bei den dissoziativen Phänomenen wie **Derealisation, Depersonalisation oder Amnesien** handelt es sich um protektive Schutzmechanismen, die von Art, Schwere, Dauer, verwandtschaftlichem Verhältnis zum Täter etc. abhängen können. Das bedeutet, dass ein Betroffener sich z. B. nicht an alle Ereignisse erinnern kann oder die zeitliche Folge der Ereignisse nicht wiedergeben kann.

Es existieren bisher keine Belege dafür, dass Abhängigkeitserkrankungen oder Psychosen auf eine politische Inhaftierung in der DDR zurückgeführt werden können, obgleich Isolation und Reizdeprivation in der Einzelhaft zu vorübergehender Wahnsymptomatik führen können. Ein Beleg für eine überdauernde Psychose ist derzeit jedoch nicht gegeben. Gesicherte Erkenntnisse liegen allerdings dazu nicht vor.

Besonders problematisch ist bei der Begutachtung, dass durch inadäquate Gutachten dem Betroffenen gleichsam doppeltes Unrecht geschieht.

Grundlage der Begutachtung

Maßgeblich für die Begutachtung nach dem sozialen Entschädigungsrecht sind die „Versorgungsmedizinischen Grundsätze" der Anlage zu § 2 Versorgungsmedizin-Verordnung vom 10. Dezember 2008.

Danach wird als Schädigungsfolge jede Gesundheitsstörung bezeichnet, die in ursächlichem Zusammenhang mit einer Schädigung steht die nach dem entsprechenden Gesetz zu berücksichtigen ist. Zu den Fakten, die vor der Beurteilung eines ursächlichen Zusammenhangs geklärt („voll

Tab. 15.1 Die reinen Folgen psychischer Traumen werden wie folgt bewertet.

Erkrankung/Störungen	Beispiele/Symptome	GdS bzw. GdB
Leichtere psychovegetative oder psychische Störungen		GdS 0–20
Stärker behindernde Störungen mit wesentlicher Einschränkung der Erlebnis- und Gestaltungsfähigkeit	z. B. ausgeprägtere depressive, hypochondrische, asthenische oder phobische Störungen, Entwicklungen mit Krankheitswert, somatoforme Störungen	GdS 30–40
Schwere Störungen mit mittelgradigen sozialen Anpassungsschwierigkeiten	z. B. schwere Zwangskrankheit	GdS 50–70
Schwere Störungen mit schweren sozialen Anpassungsschwierigkeiten		GdS 80–100

bewiesen“) sein müssen, gehören **der schädigende Vorgang, die gesundheitliche Schädigung und die zu beurteilende Gesundheitsstörung** (➤ Tab. 15.1).
Als schädigender Vorgang wird u. a. auch die rechtsstaatswidrige Haft in der ehemaligen DDR angesehen. Zwischen dem schädigenden Vorgang und der Gesundheitsstörung muss eine nicht unterbrochene Kausalkette bestehen, die mit den Erkenntnissen der medizinischen Wissenschaft und den ärztlichen Erfahrungen im Einklang steht. Dabei sind Brückensymptome oft notwendige Bindeglieder. Gesundheitsstörungen, bei deren Auftreten schädigende Einwirkungen nicht mitgewirkt haben, können in ihrem Verlauf in einen ursächlichen Zusammenhang mit schädigenden Einflüssen kommen, wenn durch dienst- oder hafteigentümliche Verhältnisse oder Schädigungsfolgen eine fachgerechte und wahrscheinlich erfolgreiche Behandlung nicht oder zu spät durchgeführt wurde.
Bei der Begutachtung seelischer Störungen ist zunächst zu klären, inwieweit eine organische Ursache, etwa durch Schädel-Hirntraumen oder Mangelernährung vorliegt.

Kasuistik

Herr W. S., geboren 1948, 1999 Antrag auf Beschädigtenversorgung: PTBS, Panikattacken, psychosomatische Beschwerden nach Dunkel-Einzelhaft 1971–1972 in der DDR. Keine Vorerkrankungen. In der DDR-Haft 1971 zusammengeschlagen worden. Biografie: Ehe der Eltern geschieden, Vater 1960 allein in den Westen geflohen, habe erfolgreich ein Malergeschäft aufgebaut. Er sei bei der Mutter aufgewachsen, sie sei fürsorglich gewesen. Beruflich Malerlehre mit Abschluss. Schon in der Jugend regime-kritische Äußerungen, daraufhin vom Staatssicherheitsdienst überwacht worden. Als der Vater krank wurde, habe dieser ihm angeboten, sein Malergeschäft zu übernehmen. Daher Planung einer Flucht nach Westdeutschland über Rumänien mit seiner Ehefrau zusammen. In Rumänien beim Versuch der Ausreise gefasst und 9 Monate inhaftiert worden. Schlechte Haftbedingungen, jedoch keine körperlichen oder psychischen Repressalien. Danach in die DDR überstellt worden. Anfangs zusammengeschlagen worden, Kieferbruch. Dann 273 Tage in Einzelhaft und Dunkelarrest, da er schon früher durch regime-kritische Äußerungen aufgefallen sei. Keine massiven körperlichen Attacken mehr, nur „Tritte, Nackenschläge mit dem Schlüsselbund, mit hochgezogenen Händen am Gitter angekettet u. a.“, jedoch völliges Sprechverbot mit Ausnahme der Verhöre, totale Isolation, nicht gewusst, ob Tag oder Nacht. Völlige Ungewissheit über die Zukunft, habe mit dem Leben abgeschlossen. Dann von der BRD mit der Ehefrau freigekauft worden, Abschiebung in den Westen. Hier Übernahme des Malergeschäftes des Vaters, habe mit niemandem über sein Schicksal reden wollen, auch nicht mit der Ehefrau, die Ähnliches durchgemacht habe. Zunehmende psychosomatische Beschwerden, tiefes Misstrauen allen Menschen gegenüber, immer wieder Intrusionen von den

Hafterlebnissen, Ängste, Panikattacken. Nach der Wiedervereinigung sei „alles mit Gewalt wieder hochgekommen" und er habe dies nicht mehr steuern können. Für eine Kontenklärung für die BfA habe er seine Stasi-Unterlagen anfordern und einsehen müssen, daraufhin sei er völlig dekompensiert, stationär in Psychiatrischem Fachkrankenhaus, anschließend ambulante Psychotherapie, die er ambivalent empfinde, das Reden über die Vergangenheit bereite auch jetzt noch Angst. Bei der Untersuchung hier Schweißausbrüche, Herzklopfen, innere Unruhe. Diagnose: PTBS mit bereits anhaltender Persönlichkeitsänderung nach Extrembelastung. Empfohlene GdS 60.

Kasuistik

Frau P. P., geboren 1962, 1999 Antrag auf Beschädigtenversorgung wegen PTBS und „psychosomatischer Störungen". 1982–1983 Haft in der DDR wegen illegalem Grenzübertritt. Keine Vorerkrankungen. Unehelich geboren, Stiefvater überzeugtes SED-Mitglied. In der Schule in der im Freiraum der evangelischen Kirche in der Bürgerrechtsbewegung engagiert. Konflikt mit dem Stiefvater, die Mutter habe sich „herausgehalten". Vom Staatssicherheitsdienst überwacht, Verweigerung einer Berufsausbildung durch die staatlichen Organe, Hilfskraft in einer Fabrik. Nachdem ihr zugetragen wurde, dass die Verhaftung bevorstehe, Versuch einer Flucht in den Westen, der scheiterte. 12 Monate im Gefängnis, endlose Verhöre, sei angekettet worden, Einzel- und Dunkelhaft, Demütigungen, habe stundenlang in kaltem Wasser stehen müssen, man habe Namen von Beteiligten von ihr erfahren wollen. Stets erniedrigt und gedemütigt worden, habe auch vor Verhören Medikamente injiziert bekommen, um sie gefügig zu machen. Nach der Haftentlassung kein Pass, habe sich regelmäßig bei der Polizei melden müssen, habe nur eine untergeordnete Tätigkeit erhalten, dort von regimetreuen Vorgesetzten wieder unterdrückt und abgelehnt worden. 1989 habe sie sich trotzdem der Bürgerrechtsbewegung angeschlossen, die alten Ängste seien wieder aufgetreten. Die ganze Zeit hindurch Albträume, Intrusionen, Ängste, Wiedererleben der Haftsituation. Nach der Wiedervereinigung habe sie das damalige Gerichtsurteil der DDR erfolgreich angefochten, jedoch sei „alles wieder hochgekommen", mit verstärkten Beschwerden. Sei nach Westdeutschland gezogen und habe über das Arbeitsamt eine Berufsausbildung als Krankenschwester genehmigt bekommen, die sie mit Begeisterung begonnen habe – allerdings in einem psychiatrischen Landeskrankenhaus mit geschlossener Abteilung. Dort sei sie massiv an die Haft erinnert worden, obwohl sie jetzt die „Schlüsselgewalt" gehabt habe. Die Ausbildung musste abgebrochen werden, konnte aber als Altenpflegehelferin vollschichtig tätig werden. Auch hier in einem Altenheim mit geschlossener Abteilung, was sie als immer noch extrem belastend und als „Stress auf Arbeit" empfinde. Den Ratschlag, ihre Stasi-Akten einzusehen, habe sie bis heute nicht befolgt aus Angst, ihre Beschwerden zu verstärken. Ambulante Psychotherapie habe sie lange abgelehnt, um nicht darüber sprechen zu müssen, seit einigen Monaten empfinde sie diese als ambivalent, habe immer noch Angst vor der Therapie, gleichzeitig aber doch „irgendwie besser". In den letzten Jahren fühle sie sich „allmählich stabilisiert" und komme mit ihrer Lebenssituation besser zurecht, nachdem auch die Erinnerungen an die Zeit allmählich abblassen. Es genügten aber manchmal einzelne Worte, Geräusche „die Wachhunde damals" oder Gerüche, um wieder angsterfüllt Erinnerungen auszulösen.
Diagnose: PTBS, empfohlene GdS 40.

Literatur

Bundesministerium für Arbeit und Soziales (2009) Versorgungsmedizin-Verordnung – VersMedV – Versorgungsmedizinische Grundsätze, Bonn

Douglas R M (2012) „Ordnungsgemäße Überführung" Die Vertreibung der Deutschen nach dem Zweiten Weltkrieg. 2. Aufl. München C H Beck

Fischer CJ, Struwe J, Lemke MR (2006): Langfristige Auswirkungen traumatischer Ereignisse auf somatische und psychische Beschwerden. Nervenarzt 77:58–63

Freytag H, Krahl G, Krahl C, Thomann K-D (Hrsg.) (2012): Psychotraumatologische Begutachtung. Frankfurt/M, Referenz Verlag

Horn P (1918): Über nervöse Erkrankungen nach Eisenbahnunfällen mit besonderer Berücksichtigung von Verlauf und Entschädigungsverfahren. Bonn, Marcus und Webersverlag

Jachertz N (2013) Erst im Alter wird oft das Ausmaß der Traumatisierung sichtbar. Dt. Ärztebl 110;A 656–658

Linden M (2003): The Posttraumatic Embitterment Disorder. Psychother Psychosom 72:195–202

Linden M, Schippan B, Baumann K et al. (2004): Die posttraumatische Verbitterungsstörung (PTED). Nervenarzt 75:51–57

Nawratil H (2007) Schwarzbuch der Vertreibung 1945 bis 1948. 14. Aufl. München Universitas Verlag

Oppenheim H (1908): Lehrbuch der Nervenkrankheiten. 5. Aufl. Berlin, S. Karger

Raestrupp (1962) Neurosen und Privathaftpflicht aus der Sicht der Versicherungsmedizin. Med Sach 58;214–215

Rigler J (1879): Über die Folgen der Verletzungen auf Eisenbahnen, insbesondere des Rückenmarks. Mit Hinblick auf das Haftpflichtgesetz. Berlin, Reimer

Ritter G, Kramer J (1991): Unfallneurose, Rentenneurose, Posttraumatic Stress Disorder (PTSD). Erlangen, Perimed

Thomann K-D (1994): 100 Jahre Kontinuität und Wandel sozialmedizinischer Begutachtung am Beispiel der gesetzlichen Unfallversicherung. Med Sach 90;184–191

Thomann K-D, Losch E, Nieder P (2012): Begutachtung im Schwerbehindertenrecht. Frankfurt Referenz Verlag

Venzlaff U (1957): Die Entschädigungspflicht von Neurosen im Zivilrecht. Nervenarzt 28:415–418

16 Praktische gutachtliche Konsequenzen

Der Sachverständige ist grundsätzlich weder Anwalt des Probanden noch des Auftraggebers bzw. der Versicherung. Diese **Verpflichtung zur Neutralität und Objektivität** kann nicht hoch genug eingeschätzt werden, sonst verliert die Begutachtung ihren Sinn und könnte den behandelnden Ärzten einerseits oder den Sachbearbeitern der Versicherung andererseits überlassen werden.

Eine einseitige Haltung des Gutachters mit Nachgiebigkeit in die eine oder die andere Richtung ist mit der erforderlichen Neutralität und Objektivität seiner Position nicht zu vereinbaren. Seine **emotionale Unbestechlichkeit** ist ein entscheidendes Kriterium. Weder emotionale Kälte oder Zynismus, noch „überschießendes Mitleid", sondern empathisch geprägte Sachlichkeit sind von essenzieller Bedeutung. Die Gegenübertragung sollte vom Gutachter stets reflektiert werden. Es ist erforderlich, die Einzelschicksale neutral und objektiv, gleichzeitig aber auch einfühlend zu werten. Weder eine unsensibel ablehnende Haltung, noch kritiklose Empathie im Sinne der „Mitleidsfalle" sind angebracht.

Die sozialmedizinische und sozialpsychiatrische Begutachtung muss die transkulturellen, ethnomedizinischen, migrationsspezifischen und krankheitsspezifischen Hintergründe kritisch-abwägend erfassen, werten und adäquat in die Beurteilung einbauen.

Bei der Begutachtung von Menschen mit Migrationshintergrund ist zu beachten, dass eine solche, allein auf westeuropäische Standards ausgerichtete Beurteilung dem Probanden mit Migrationsherkunft nicht gerecht wird. Die **Einbeziehung von kulturellen Prägungen,** wie Schmerzempfinden, Somatisierungen psychosozialer Konfliktsituationen und Motivationskonstellationen ist unbedingt erforderlich. Dabei kann der Gutachter selbst nicht in allen Kulturen der Exploranden kundig sein, er sollte jedoch „kultursensitiv" sein. Das heißt, er sollte in der Lage sein, seinen eigenen Standpunkt kritisch zu hinterfragen und bereit sein, Fremdes nicht Vertrautes unterzuordnen. Verdeutlichungstendenzen finden sich bei Menschen mit Migrationshintergrund ebenso wie in der deutschen Bevölkerung und sind vom Gutachter in beiden Fällen angemessen und realistisch zu bewerten.

Begutachtung bei Menschen mit Migrationshintergrund. http://dx.doi.org/10.1016/B978-3-437-31624-1.00016-7

Bei der Bedeutung transkulturell-migrationsspezifischer Aspekte spielen nach Ebner (2001) in der Diagnostik die Faktoren Sprachschwierigkeiten, Erschwerung des Arbeitsbündnisses, Präsentiersymptomatik, individuelles Krankheitserleben und -verständnis und **fehlende Validität** in der **psychometrischen Untersuchung** eine wichtige Rolle. Diese Faktoren haben auch Relevanz auf die **neurologisch-psychiatrische Beurteilung,** die wiederum Relevanz vor Gericht in Bezug auf Beweiswürdigung „normalpsychologischer" Aspekte hat.

Für die Therapie- und Prognosebeurteilung sollten Sprachschwierigkeiten, Erschwerung des Arbeitsbündnisses, vorhandene Ressourcen, erschwerter Zugang zu geeigneten Therapieeinrichtungen, das Vorliegen von sekundärem Krankheitsgewinn, transkulturelles Krankheits- und Therapieverständnis und Chronifizierungsgrad herangezogen werden.

Bei der sozialmedizinischen Begutachtung geht es auch bei Menschen mit Migrationshintergrund letztendlich nicht darum, eine Diagnose i. S. von Schädigung = Impairment zu stellen, sondern die sich daraus ergebenden Fähigkeitsstörungen (Disabilities) und vor allem die sich wiederum daraus ergebenden sozialen Beeinträchtigungen (Handicaps) zu quantifizieren, Stellung zur Arbeitsfähigkeit zu nehmen, den Erfolg therapeutischer Maßnahmen und die Prognose zu beurteilen (Ebner 2001).

Der Gutachter muss sich dabei eines **dreifachen Widerstandes** bewusst sein:
- erstens des eigenen Widerstandes im Sinne der Xenophobie, die oft genug nicht realisiert wird
- zweitens des Widerstandes des Probanden mit seinen eigenen Ängsten und unterschiedlichen Wertvorstellungen
- drittens des sozialpolitischen Widerstandes der Gesellschaft, der vielfältig in Entscheidungen hineinspielen kann (Hackhausen 2003).

An den Gutachter sind **folgende konkreten Forderungen** zu stellen:
- Berücksichtigung des kulturellen Hintergrundes
- Sensibilität und Empathiefähigkeit
- Planung einer längeren Begutachtungsdauer
- Kenntnis der rechtlichen Grundlagen des Aufenthaltes der Menschen mit Migrationshintergrund.

Im Gutachten müssen krankmachende Faktoren in der individuellen Biografie herausgearbeitet und bewertet werden.

Hackhausen hat ein Modell zur gutachterlichen Urteilsbildung beschrieben: Er geht von „harten" und „weichen" Daten aus, die in unterschiedlichem Maße das Votum des Gutachters beeinflussen. Als **harte Daten** gelten die unmittelbar messbaren und objektivierbaren Funktionsstörungen, etwa nach der Neutral-Null-Methode oder der apparativen Diagnostik. Als **weiche Daten** oder Indizien gelten der allgemeine klinische Gesamteindruck, konvergierende anamnestische Hinweise auf konkrete Einschränkungen im Alltagsablauf (Eigen- und Fremdanamnese, in den Akten dokumentiert), auch Verhaltens- und Bewegungsmuster in scheinbar unbeobachteten Situationen. Überwiegen die harten Daten, so kommt den Indizien geringere Bedeutung zu. Im umgekehrten Falle wird man die weichen Daten in ihrer Gesamtheit werten und ggf. als entscheidend für die Annahme einer Leistungsminderung ansehen müssen.

16.1 Gefahr von Fehldiagnosen

Mögliche Fehldiagnosen sollten bedacht werden: Körperliche Erkrankungen können aufgrund der Beschwerdepräsentation als **Aggravation** oder gar **Simulation** verkannt werden oder –

umgekehrt – das organische Beschwerdeangebot wird möglicherweise zu einseitig betrachtet, die dahinterliegende **seelische Störung wird nicht wahrgenommen,** sondern ausgeblendet. Dies gilt für den behandelnden Arzt ebenso wie für den Gutachter.

Die Berücksichtigung spezifischer Aspekte, die mit Migration und Integration verknüpft sind, eine differenzierte Anamnese mit Arbeitsbiografie und Exploration der sozialen Situation sind unerlässliche Bestandteile der gutachtlichen Beurteilung. Psychiatrische Gutachten sollten in einem eigenen Passus auf „transkulturelle und migrationsspezifische Überlegungen" sowie auf krankheits- und kulturspezifische Aspekte eingehen.

16.2 Hoher Stellenwert der Anamnese

Nur eine sorgfältige biografische Anamnese, die neben den krankheitsspezifischen auch die kulturspezifischen und die speziellen Aspekte der Migration einschließt, wird dem Gesamtbild des Probanden gerecht. Es gilt dabei, die schematische und oberflächliche Zuordnung des Beschwerdebildes zu einem psychogenen Krankheitskomplex ohne Krankheitswert ebenso zu vermeiden wie die gleichfalls schematische Etikettierung als „Entwurzelungsdepression". Beides ist zwar möglich, muss aber im Einzelfall sorgfältig und individuell geprüft und kritisch abgewogen werden. Auch die Migration als solche ist nicht grundsätzlich von pathologischer Bedeutung. Sie ist ja überwiegend freiwillig zur Verbesserung der Lebenssituation erfolgt und die Verwirklichung des angestrebten Lebensziels war in den meisten Fällen auch erfolgreich.

Weiterhin gilt es zu bedenken, dass gesellschaftliche, sozial- und geopolitische Konflikte nicht vor dem Hintergrund unseres sozialen Systems gelöst werden können. Diese Probleme zu „medikalisieren", d. h. als medizinische Probleme aufzufassen, ist verhängnisvoll – eine Lösung, die letztlich nicht befriedigen kann.

Natürlich kommt der Arbeits- und Berufsanamnese im Sinne des „Arbeitsschicksals" wesentliche Bedeutung zu. Oft gingen in früheren Jahren schadstoffexponierte und stark belastende Tätigkeiten voraus und es wurden möglicherweise erst in der letzten Zeit weniger belastende Tätigkeiten angenommen. Ohne eine genaue Anamnese würden die entscheidenden vorausgehenden Arbeitsbelastungen nicht erfasst werden.

> !
> Bei seelischen Störungen hat stets die biografische Anamnese besondere Bedeutung.

Bei Menschen mit Migrationshintergrund sind vor allem **folgende Aspekte** zu beachten:

- Die frühe Biografie in Kindheit und Jugend – in Heimat oder Aufnahmeland, welche Werte, Traditionen oder Traumata wirkten fort?
- Trennungs- und Verlusterlebnisse in Zusammenhang mit der Migration
- der eigentliche Migrationsprozess mit seinen Etappen, Verlusten und Gewinnen
- das aktuelle Stadium der Migrationsphase mit Anpassung, Isolierung, Marginalisierung, Diskriminierung, Fluchtgedanken u. a.
- Lebenszufriedenheit und Lebensqualität, Erwartungen, neue Identität, Zukunftsvorstellungen (nach Machleidt in Dettmers et al. 2002).

16.3 Aggravation und Simulation

Aggravation wird als **Übertreibung von Krankheitserscheinungen** gewertet, um in den Genuss der mit der Krankheit verbundenen Vorteile zu gelangen. Simulation ist wohl selten, der Begriff taucht in Gutachten so gut wie nie auf, vielleicht auch aus der Furcht des Gutachters heraus, dies nicht hinreichend beweisen zu können.

Weil die Betroffenen mit Migrationshintergrund in vielen Fällen sich nicht verstanden, schlecht beurteilt und/oder benachteiligt fühlen, können sie dazu neigen, beim nächsten Gutachter ihre Beschwerden in verstärkter Form vorzubringen, was ihnen den Vorwurf des histrionischen Verhaltens oder der Aggravation/Simulation bringen kann.

Schwierig ist die Abgrenzung bewusster oder bewusstseinsnaher Verhaltensweisen von unbewussten krankheitswertigen Neurosen.

Viele Probanden – egal welcher Herkunft – nehmen geringe Verletzungen zum Anlass, um länger bestehenden latenten Gefühlen von Hilflosigkeit und Schwäche endlich in einer gesellschaftlich akzeptierten Form Ausdruck geben zu können.

16.4 Kommunikationsprobleme

Ziel des Gutachtens muss es sein, dem Auftraggeber ein möglichst plastisches Bild des Probanden, seiner körperlichen, psychischen und auch seiner soziokulturellen Situation zu übermitteln. Gerade bei seelischen Störungen hat Letztere erhebliche Bedeutung, um die vorgebrachten Beschwerden richtig einschätzen zu können. Testpsychologische Untersuchungen sind hier kaum hilfreich, da sie im Allgemeinen für andere Populationen validiert sind, das Sprachproblem nicht adäquat berücksichtigen und die Probanden aufgrund ihrer anders gearteten Sozialisation und Schulbildung den Umgang mit Zahlen und Symbolen kaum geübt haben.

Die Kommunikation zwischen Betroffenem mit Migrationshintergrund und deutschem Arzt – als Behandler und Gutachter – ist oft durch Missverständnisse, Irritationen und Konflikte gekennzeichnet (Tab. 17.1). Allerdings ist hier auch an die oft ungünstige Rolle des Hausarztes zu erinnern, der teils aus Ratlosigkeit, teils aus Überfürsorglichkeit großzügig und langfristig krankschreibt, ohne zu bedenken, dass dadurch an sich harmlose Befindlichkeitsstörungen auch in den Augen des Betroffenen zu schwerwiegenden Erkrankungen hochstilisiert werden. Eine **iatrogen gebahnte Fehlentwicklung** ist nicht selten. Durch die Krankschreibung ändern sich die Beschwerden erwartungsgemäß nicht. Zudem bestätigt eine Untersuchung, dass insbesondere türkeistämmige Patientinnen und Patienten in der allgemeinmedizinischen Versorgung oft sehr lange im Einverständnis zwischen Arzt und Patient symptombezogen mit Medikamenten behandelt werden (Ferber et al. 2003).

In diesem Prozess sieht sich der Patient einerseits als schwer krank, weil arbeitsunfähig und medikamentös behandelt, andererseits ohne Besserung, was dann zur Konsultation einer Fülle weiterer Organspezialisten führt und die psychosomatische Störung noch weiter fixiert.

In diesem Zusammenhang haben zwar Sprachprobleme einen Einfluss auf die psychiatrische Diagnostik, der jedoch in der fachwissenschaftlichen Diskussion überbewertet wird. Wichtiger für die Diagnostik und die rechtzeitige angemessene Therapie ist es, dass für Menschen mit Migrationshintergrund infolge mangelnden Wissens über den Umgang mit psychischen Störungen, aber auch einer spezifischen Fehldiagnostik in der ambulanten allgemeinmedizinischen Versorgung Zugangsbarrieren zu psychiatrischen Versorgungseinrichtungen bestehen (Haasen et al. 2000).

Tab. 16.1 Kontrollfragen, ob ein Gutachter einen ausländischen Probanden verstanden hat (aus: Zeit, Psychiatrische Anamnese im Gutachten. Gentner, Stuttgart 1997).

1. Welche Erklärung hat der Proband für seine Krankheiten?
2. Welche Vorstellungen über Krankheitsentstehung hat der Proband?
3. Hängen diese mit seinen kulturellen Vorstellungen zusammen?
4. Welche Vorstellungen über anatomische Funktionen des Körpers liegen vor?
5. Welche Normvorstellungen gelten für die biografische Entwicklung?
6. Welche Rollenverteilung gilt in seinem Kulturkreis für Mann und Frau?
7. Welche infrastrukturelle Umgebung prägte den Probanden in seiner Entwicklung?
8. Welche hierarchischen Strukturen liegen im Herkunftsland vor?
9. Welche Sozialversorgungsstrukturen kennt der Patient?
10. Welche religiösen Bedingungen haben die Entwicklung geprägt?
11. Kann ich als Arzt die Andersartigkeit des Probanden in der Biografie richtig einordnen?

16.5 Krankheitskonzept der Migranten berücksichtigen

Tief verwurzelt ist eine **magische Auffassung von Krankheit** bis hin zum „bösen Blick“, dem „nazar“, ohne Berücksichtigung der in Westeuropa seit der Aufklärung üblichen Zweiteilung in körperlich und seelisch. Krankheit wird dabei immer als etwas von außen Kommendes gewertet. Dies führt zu einer weitgehenden Negierung psychodynamischer Vorstellungen, die zumindest in gebildeten Schichten Westeuropas Allgemeingut geworden sind. Daher bleibt meist nur die körperliche Ausdrucksform für seelisches Leiden, bei mangelnder sprachlicher Ausdrucksfähigkeit eben oft nur die Bezeichnung „alles kaputt, keine Kraft“. Diese Organchiffren werden von den behandelnden und begutachtenden Ärzten oft genug missverstanden. Die volksmedizinischen Heilmethoden und die magischen Heiler stellen ein meist nicht erwähntes und doch relevantes Faktum in der Krankheitsbewältigung dar.

Am Rande ist zu erwähnen, dass jedes Land und jede Kultur **bestimmte Krankheiten als Erklärung für Befindlichkeitsstörungen** bevorzugt. In Frankreich lautet die weitaus häufigste Diagnose „crise de foie“, also Leberfunktionsstörung, in England „stomach and intestinal disease“, also gastrointestinale Erkrankungen, in den USA werden Bakterien und Viren gerne als Erklärung herangezogen mit der Tendenz zu eher aggressiveren medizinischen Maßnahmen und in Deutschland werden Herzkreislaufprobleme, besonders der niedrige Blutdruck überproportional häufig diagnostiziert (Payer 1989). Chinesen klagen dagegen besonders über Kopfschmerzen und Schwindel. In den südeuropäischen und kleinasiatischen Kulturen werden Beschwerden vor allem im Kopf und im Bauch lokalisiert. Für die Frauen hat der Uterus eine herausragende Bedeutung, da davon die Fortpflanzung und damit ein zentrales Lebenselement abhängt.

Der entscheidende Unterschied zu unserer westeuropäischen Krankheitsauffassung liegt in der **ganzheitlichen Vorstellung von Krankheit,** die von außen eindringend stets den ganzen Menschen erfasst. Sie geht daher nicht nur mit lokalen Organbeschwerden, sondern mit einem allgemeinen Gefühl des „Nicht-mehr-Könnens“, eines Vitalitätsverlustes einher, der mit der Chiffre „alles kaputt, alles krank“ ausgedrückt wird. Als weitere Stereotypie werden „Schmerzen im ganzen Körper“ angegeben, für die sich erwartungsgemäß kein organischer Befund ergibt und die dem deutschen Arzt die Vorstellung von Aggravation oder gar Simulation nahe legen. **Psychoso-**

matische Zusammenhänge der geklagten Beschwerden werden von den meisten Menschen mit Migrationshintergrund zwar erahnt, dennoch nicht erkannt oder gar akzeptiert. Sie sind in ihrer Vorstellungswelt nicht verankert und auch kaum später im Gespräch plausibel zu machen. Es werden stattdessen beharrlich somatische Beschwerden vorgebracht. Werden diese dann noch von den behandelnden Ärzten aus welchen Gründen auch immer unterstützt, so kommt es zu einer kaum mehr beeinflussbaren Fixierung und Chronifizierung und schließlich zum Rentenantrag. Der Gutachter steht dann am Ende einer langen Entwicklung, die nicht mehr korrigierbar ist.

16.6 Im Spannungsfeld zwischen verschiedenen Kulturen

Man muss sich die ungeheure Spannung klar machen, unter der die Betroffenen stehen. Sie sind teils in der traditionellen Kultur verhaftet, teils in der Umgebung und über die Medien täglich mit den modernen westlich deutsch-anglo-amerikanisch orientierten Lebensvorstellungen konfrontiert. Der **Generationenkonflikt** verstärkt dies noch zusätzlich. Die traditionell gekleidete türkeistämmige Mutter mit entsprechenden Moralvorstellungen, deren Tochter Jeans trägt, die Pille nimmt und abends wie ihre Schulkameradinnen aus der Hauptschule in die Disko will, ist keine Ausnahme. Die familiären Spannungen und die daraus resultierenden seelischen Konflikte liegen auf der Hand. Nicht selten ist dann die unbewusste „Flucht in die Krankheit" der einzige Ausweg. Der „Ehre" kommt dabei eine besondere Bedeutung zu. Sie ist streng familienbezogen und wird oft über Generationen hinweg bei entsprechenden Kränkungen als kompensationsbedürftig und Genugtuung fordernd gewertet. Nach außen kommt dem Vater oder dem ältesten Sohn die Rolle des Familienoberhauptes zu, nach innen hat allerdings oft die Mutter die tonangebende Position (➤ Kap. 8).

16.7 Umstände und Auswirkungen der Migration

Bei der Begutachtung von Arbeitsmigranten sollte stets auf die **Umstände der Migration** eingegangen werden:

- Wann und wie erfolgte sie?
- In welchem Alter?
- Kam es zu einer Integration?
- Wurde sie gewünscht?
- Kam es zu einem sozialen Statusverlust oder zu einer Verbesserung des Sozialstatus?
- Wie ist die weitere Lebensperspektive?
- Wie ist die Situation der Ehefrau, der Kinder, der oft noch zuhause gebliebenen Großfamilie?
- Wieweit bestehen Kontakte zu Landsleuten oder zu Deutschen?
- Welche Bewältigungsstrategien und welche soziale Unterstützung bei belastenden Lebenssituationen stehen dem Probanden zur Verfügung?
- Wie wird diese Erkrankung in dem jeweiligen kulturellen Kontext gesehen und eingestuft?

Diese Fragen sind zusätzlich zu der sonst erforderlichen Krankheits- und biografischen Anamnese zu stellen und entsprechend zu berücksichtigen. Sie sind zeitraubend, jedoch essenziell, um dem Probanden mit Migrationsherkunft gerecht zu werden.

Die **gutachtlichen Konsequenzen** sind:
- Berücksichtigung spezifischer Aspekte der Migration
- differenzierte Anamnese und Arbeitsbiografie mit Exploration der sozialen Situation
- eingehende biografische Anamnese
- eingehende spezifische krankheitsspezifische Anamnese
- Beurteilung von Bewältigungsstrategien und einer sozialen Unterstützung
- keine schematische Zuordnung „alles psychogen" ohne Krankheitswert
- auch nicht schematisch „Heimwehreaktion und Entwurzelungsdepression"
- Migration nicht grundsätzlich pathogen!
- gesellschaftliche, sozial- und geopolitische Konflikte können nicht durch unser soziales System gelöst werden.

16.8 Schwierigkeit des objektiven Krankheitsnachweises

Schröder und Täschner (1989) stellen bei der Begutachtung zunächst die Frage, ob das Beschwerdebild objektivierbar ist und ob eine relevante Krankheit vorliegt. Auf **Diskrepanzen zwischen Beschwerdeschilderung und objektiven Befunden** sei zu achten. Liege eine Krankheit vor, stelle sich die Frage, ob sie behandelbar sei. Dies gelte auch für Angst und Depressionen. Liege ein objektiv fassbarer Krankheitszustand vor und seien alle Versuche der Behandlung gescheitert, so werde der Versicherte auf nicht absehbare Zeit eine Erwerbstätigkeit in gewisser Regelmäßigkeit nicht mehr ausüben können. Wenn ein Proband nur immer hartnäckig behaupte, nichts helfe gegen seine nicht objektivierbaren Schmerzen, dann habe er in der Regel noch lange keine chronische psychische Krankheit. An die Diagnose einer derartigen Krankheit seien hohe Ansprüche zu stellen. Erlenkämper (2003) betont dazu **aus juristischer Sicht,** dass auch für die Migrationsproblematik dieselben Grundsätze gelten wie bei anderen neurotischen und psychotischen Störungen. Zum einen seien wegen der Schwierigkeit, reine Rentenbegehrenstendenzen abzugrenzen, und wegen der Nähe zur Simulation strenge Anforderungen an den Nachweis eines bestehenden krankhaften, die weitere Erwerbsfähigkeit ausschließenden oder doch erheblich beeinträchtigenden Prozesses zu stellen. Zum anderen sei hier auch zu prüfen, ob diese Störungen durch eine zumutbare Willensanstrengung – ggf. mit therapeutischer Hilfe – aus eigener Kraft noch überwunden werden können, oder ob sie so eingeschliffen, so fixiert sind, dass sie sich einer Steuerung durch den Willen entziehen.

> !
> Es ist zu berücksichtigen, dass sich der Gutachter zur Beantwortung der jeweiligen Beweisfragen auf den Längsschnitt der lebensgeschichtlichen Daten und den Querschnitt der diagnostisch erhobenen medizinischen wie psychopathologischen Befunde stützen muss.

Dreifacher Widerstand bei der Begutachtung:
- eigener Widerstand im Sinne der Xenophobie
- Widerstand des Probanden mit seinen eigenen Ängsten und unterschiedlichen Wertvorstellungen
- sozialpolitischer Widerstand der Gesellschaft (Hackhausen 2003).

Aus juristischer Sicht gilt:

- für die Migrationsproblematik gelten dieselben Grundsätze wie bei anderen neurotischen Störungen
- Schwierigkeit der Abgrenzung zu Rentenbegehrungstendenzen
- an den Nachweis eines krankheitswertigen Prozesses sind strenge Anforderungen zu stellen
- stets ist zu prüfen, ob durch zumutbare Willensanspannung überwindbar
- oder ob bereits so fixiert, dass dem Willen entzogen (Erlenkämper 2000).

16.9 Die zwölf Sonnenberger Leitlinien

Von Seiten der psychiatrisch-psychotherapeutische Fachgesellschaften wurden **„Die zwölf Sonnenberger Leitlinien“** (Machleidt 2002) zur Verbesserung der Versorgung von Menschen mit Migrationshintergrund mit psychischen Erkrankungen erarbeitet, die die Verbesserung der psychiatrisch-psychotherapeutischen Versorgung und die Förderung der Integration von Menschen mit Migrationshintergrund mit psychischen Erkrankungen in die Gesellschaft erleichtern sollen. Die zwölf Sonnenberger Leitlinien bilden die Grundlage für eine nationale Initiative zur Verbesserung der psychiatrisch-psychotherapeutischen Versorgung und zur Integration von Menschen mit Migrationshintergrund mit psychischen Erkrankungen in die bundesdeutsche Gesellschaft. Die TeilnehmerInnen der Fachtagung zur Migration vom 8.11.–10.11.2002 im Internationalen Haus Sonnenberg/Harz formulierten und verabschiedeten diese Leitlinien. Sie sollen den Professionellen im Gesundheitswesen zur Orientierung und Umsetzung dienen. Veranstalter waren das Referat für Transkulturelle Psychiatrie der Deutschen Gesellschaft für Psychiatrie, Psychotherapie und Nervenheilkunde (DGPPN), die Deutsch-Türkische Gesellschaft für Psychiatrie, Psychotherapie und psychosoziale Gesundheit e. V. (DTGPP), die Abteilung Sozialpsychiatrie und Psychotherapie, Medizinische Hochschule Hannover, und das Ethno-Medizinische Zentrum e. V., Hannover. Diese Leitlinien wurden im Nervenarzt 12/2002, Band 73, S. 1.208–1.209, bereits veröffentlicht.

Die zwölf Sonnenberger Leitlinien

1. Erleichterung des Zugangs zur psychiatrisch-psychotherapeutischen und allgemeinmedizinischen Regelversorgung durch Niederschwelligkeit, Kultursensitivität und Kulturkompetenz.
2. Bildung multikultureller Behandlerteams aus allen in der Psychiatrie und Psychotherapie tätigen Berufsgruppen unter bevorzugter Einstellung von Mitarbeitern mit Migrationshintergrund und zusätzlicher Sprachkompetenz.
3. Organisation und Einsatz psychologisch geschulter Fachdolmetscher als zertifizierte Übersetzer und Kulturmediatoren „Face-to-Face“ oder als Telefondolmetscher.
4. Kooperation der Dienste der Regelversorgung im gemeindepsychiatrischen Verbund und der Allgemeinmediziner mit den Migrations-, Sozial- und sonstigen Fachdiensten sowie mit Schlüsselpersonen der unterschiedlichen Migrantengruppen, -organisationen und -verbänden. Spezielle Behandlungserfordernisse können Spezialeinrichtungen notwendig machen.
5. Bereitschaft aller in der Psychiatrie und Psychotherapie tätigen Berufsgruppen zur Beteiligung der Betroffenen und ihrer Angehörigen an der Planung und Ausgestaltung der versorgenden Institutionen.
6. Verbesserung der Informationen durch muttersprachliche Medien und Multiplikatoren über das regionale gemeindepsychiatrische klinische und ambulante Versorgungsangebot und über die niedergelassenen Psychiater und Psychotherapeuten sowie Allgemeinärzte.

7. Aus-, Fort- und Weiterbildung für in der Psychiatrie und Psychotherapie und in der Allgemeinmedizin tätige Mitarbeiter unterschiedlicher Berufsgruppen in transkultureller Psychiatrie und Psychotherapie unter Einschluss von Sprachfortbildungen.
8. Entwicklung und Umsetzung familienbasierter primär und sekundär präventiver Strategien für die seelische Gesundheit von Kindern und Jugendlichen aus Migrantenfamilien.
9. Unterstützung der Bildung von Selbsthilfegruppen mit oder ohne professionelle Begleitung.
10. Sicherung der Qualitätsstandards für die Begutachtung von Menschen mit Migrationshintergrund im Straf-, Zivil- und Sozialrecht.
11. Aufnahme der transkulturellen Psychiatrie und Psychotherapie in die Curricula des Unterrichts für Studierende an Hochschulen.
12. Initiierung von Forschungsprojekten zur seelischen Gesundheit von Menschen mit Migrationshintergrund und deren Behandlung.

Eine **korrekte und einfühlsam-sachliche Haltung des Gutachters** muss gefordert werden, allerdings auch ein ebenso korrektes Auftreten des Probanden mit Migrationshintergrund, was durchaus nicht immer gewährleistet ist.
Die auf der Basis der freien Beweiswürdigung gefundene Überzeugung des Gerichtes ist im Rechtsstreit allein ausschlaggebend. Der Gutachter hat aber die Aufgabe, **das Gericht bei der Wahrheitsfindung zu unterstützen** und die notwendige Sachkenntnis zu vermitteln.

!
Nicht die Migration als solche macht krank, sondern vielmehr, wie sie erfolgte, in wieweit eine adäquate Integration gelang und welche sozioökonomischen Konsequenzen daraus resultieren.

16.10 Ziel eines Gutachtens

Das entscheidende **Ziel eines Gutachtens** muss sein:
- dem Auftraggeber ein möglichst plastisches Bild des Probanden, seiner körperlichen, psychischen und soziokulturellen Situation zu übermitteln
- vor diesem Hintergrund zu versuchen, das bestehende Leistungsvermögen kritisch abwägend individuell zu beurteilen.

In der **sozialmedizinischen Begutachtung** geht es nicht darum eine Diagnose bezüglich einer vorliegenden Schädigung (impairment) zu stellen, sondern die sich daraus ergebenden Fähigkeitsstörungen (disabilities) und die wiederum daraus resultierenden sozialen Beeinträchtigungen (handicaps) begründet darzustellen und zu quantifizieren. Bei der finalen Begutachtung ist auf das **Vorliegen eines positiven und eines negativen Leistungsbildes** abzustellen und damit die Einschätzung des beruflichen Leistungsvermögens durch den Juristen bzw. den juristisch geschulten Sachbearbeiter der Versicherung zu ermöglichen. Bei der kausalen Begutachtung ist der Zusammenhang einer bestehenden Funktionsstörung mit einem versicherten Unfall abzuklären. Normative Begriffe, wie Erwerbsminderung, zumutbare Willensanspannung, Kausalität, Simulation oder Aggravation, Glaubhaftigkeit u. a. werden grundsätzlich vom Gericht im Rahmen der Beweiswürdigung abschließend beurteilt. Trotzdem werden wir als Gutachter häufig explizit nach diesen Begriffen gefragt. Der Gutachter hat jedoch die Aufgabe, dem Juristen die medizinischen Fakten zu liefern, auf denen er seine Entscheidung aufbauen kann.

Zu Einzelheiten der Begutachtung darf auf die Kapitel 3 und 4 verwiesen werden (➤ Kap. 3; ➤ Kap. 4).
Bei vielen Rentenantragstellern bestehen nur geringe körperliche Befunde, jedoch relevante soziobiografische Faktoren und erhebliche psychosoziale Probleme im Beruf und im privaten Bereich. Ob die vorzeitige Berentung dann wirklich eine Lösung oder eher eine Kapitulation des Antragstellers oder unserer Gesellschaft darstellt, lässt sich im Einzelfall oft nicht entscheiden.

Literatur

Ebner G (2001): Grundlagen transkultureller Begutachtung. In: Hegemann T, Salman R (Hrsg.): Transkulturelle Psychiatrie. Bonn, Psychiatrie Verlag

Erlenkämper A (2000): Rechtliche Grundlagen. In: Venzlaff U, Foerster K (Hrsg.): Psychiatrische Begutachtung – Ein Handbuch für Ärzte und Juristen. 3. Aufl. München, Urban & Fischer

Erlenkämper A (2003): Arzt und Sozialrecht. Rechtliche Grundlagen der Sozialmedizin und der sozialmedizinischen Begutachtung. Darmstadt, Steinkopff

Ferber L v, Köster I, Celayir-Erdogan N (2003): Türkische und deutsche Hausarztpatienten. Erkrankungen, Arzneimittelerwartungen und Verordnungen. Das Gesundheitswesen 65:304–311

Foerster K, Dreßing H (Hrsg.) (2009): Psychiatrische Begutachtung – Ein praktisches Handbuch für Ärzte und Juristen. 5. Aufl. München, Elsevier Urban & Fischer

Haasen C, Yagdiran O, Lambert M (2000): Psychose. In: Haasen C, Yagdiran O (Hrsg.): Beurteilung psychischer Störungen in einer multikulturellen Gesellschaft. Freiburg, Lambertus Verlag

Hackhausen W (2002): Arbeitsmigration und soziale Absicherung in Deutschland. In: Dettmers C, Albrecht NJ, Weiller C (Hrsg.): Gesundheit Migration Krankheit – Sozialmedizinische Probleme und Aufgaben in der Nervenheilkunde. Bad Honnef, Hippocampus

Hackhausen W (2003): Sozialmedizin und ärztliche Begutachtung – Kompendium für Ärzte und Juristen. Landsberg, Ecomed

Machleidt W (2002): Die 12 Sonnenberger Leitlinien zur psychiatrisch-psychotherapeutischen Versorgung von MigrantInnen in Deutschland. Nervenarzt 73:1.208–1.209

Payer L (1989): Andere Länder, andere Leiden. Frankfurt/M, Campus

SchröderS, Täschner KLK (1989): Ein psychogener Symptomkomplex bei südländischen Rentenbewerbern. Med Sach 85:174–177

Zeit T (1997): Psychiatrische Anamnesen im Gutachten. Stuttgart, Gentner

Index